U0266910

臀部形体脂肪雕塑

Gluteal Fat Augmentation
Best Practices in Brazilian Butt Lift

臀部形体脂肪雕塑

Gluteal Fat Augmentation
Best Practices in Brazilian Butt Lift

原　著　Alvaro Cansanção
　　　　Alexandra Condé-Green

主　译　任学会　孟克那舜　黄安华

副主译　王永书　王琪海　钟杰光

译　者（按姓名汉语拼音排序）
　　　　柴　宁（内蒙古一韩医疗美容门诊部）
　　　　关几梦（北京禾美嘉医疗美容门诊部）
　　　　管绍飞（成都高新忠爱美成医疗美容门诊部）
　　　　韩宝三（上海交通大学医学院附属新华医院）
　　　　贺天遥（北京禾美嘉医疗美容门诊部）
　　　　黄安华（湖南长沙凯莱纯真医疗美容门诊部）
　　　　李伟民（北京新星靓京广医疗美容医院）
　　　　刘　峰（江西峰范美学设计咨询有限公司）
　　　　刘　萌（青岛西岸华颜美医疗美容医院）
　　　　刘　攀（深圳聚美博悦医疗美容门诊部）
　　　　鲁兴明（四川宜宾颜值医疗美容诊所）
　　　　孟克那舜（大连医科大学博士后工作站）
　　　　任学会（北京禾美嘉医疗美容医院）
　　　　王琪海（广西南宁爱玛莎医疗美容医院）
　　　　王　欣（成都华生铂悦医疗美容医院）
　　　　王永书（南京维多利亚医疗美容医院）
　　　　许占群（杭州联合丽格第六医院）
　　　　杨方亮（杭州萧山臻颜颂医疗美容门诊部）
　　　　余乐平（晋安久植因美医疗美容门诊部）
　　　　钟杰光（广州博研医疗美容医院）

北京大学医学出版社

TUNBU XINGTI ZHIFANG DIAOSU

图书在版编目（CIP）数据

臀部形体脂肪雕塑 / (巴西) 阿尔瓦罗·坎桑欧(Alvaro Cansanção)，
(美) 亚历山德拉·康德-格林(Alexandra Condé-Green)原著；任学会，
孟克那舜，黄安华主译. —北京: 北京大学医学出版社，2024.1
书名原文: Gluteal Fat Augmentation：Best Practices in
Brazilian Butt Lift
ISBN 978-7-5659-2974-8

Ⅰ. ①臀… Ⅱ. ①阿… ②亚… ③任… ④孟… ⑤黄…
Ⅲ. ①臀—整形外科手术 Ⅳ. ①R622

中国国家版本馆CIP数据核字(2023)第173872号

北京市版权局著作权合同登记号：图字：01-2023-3756

First published in English under the title
Gluteal Fat Augmentation: Best Practices in Brazilian Butt Lift
edited by Alvaro Cansanção and Alexandra Condé-Green
Copyright © Springer Nature Switzerland AG, 2021
This edition has been translated and published under licence from
Springer Nature Switzerland AG.

臀部形体脂肪雕塑

主　　译：任学会　孟克那舜　黄安华
出版发行：北京大学医学出版社
地　　址：（100191）北京市海淀区学院路38号　北京大学医学部院内
电　　话：发行部 010-82802230；图书邮购 010-82802495
网　　址：http：//www.pumpress.com.cn
E-mail：booksale@bjmu.edu.cn
印　　刷：北京金康利印刷有限公司
经　　销：新华书店
责任编辑：李　娜　　责任校对：靳新强　　责任印制：李　啸
开　　本：889 mm×1194 mm　1/16　　印张：15.5　　字数：460千字
版　　次：2024年1月第1版　2024年1月第1次印刷
书　　号：ISBN 978-7-5659-2974-8
定　　价：188.00元
版权所有，违者必究
（凡属质量问题请与本社发行部联系退换）

原著者名单

Marwan H. Abboud Department of Plastic and Reconstructive Surgery, CHU Tivoli, Brussels, Belgium

Nicolas M. Abboud Department of Plastic and Reconstructive Surgery, CHU Tivoli, Brussels, Belgium

José Horácio Aboudib Departamento de Cirurgia da UERJ (Universidade do Estado do Rio de Janeiro), Hupe – Hospital Universitário Pedro Ernesto, Rio de Janeiro, RJ, Brazil

Katarina Andjelkov Department of Plastic Surgery, University of Belgrade, Belgrade Medical School and BelPrime Clinic, Belgrade, Serbia

Bernardo Nogueira Batista Department of Plastic Surgery, Hospital Sírio-Libanês, São Paulo, Brazil

Jorge Enrique Bayter-Marin Private Practice, Bucramanga, Colombia

Alvaro Cansanção Hospital da Plástica, Rio de Janeiro, RJ, Brazil

Lázaro Cárdenas-Camarena INNOVARE, Specialized Plastic Surgery, Division of Plastic Surgery at the Jalisco Institute of Reconstructive Surgery Dr. José Guerrerosantos, Zapopan, Jalisco, Mexico

Robert F. Centeno Columbus Institute of Plastic Surgery/The Ohio State University, Columbus, OH, USA

André Cervantes Private Practice, São Paulo, SP, Brazil

Luiz Charles-de-Sá Department of Plastic, Reconstructive and Aesthetic Surgery, Estate University of Rio de Janeiro – UERJ, Rio de Janeiro, Brazil

Alexandra Condé-Green Private Practice, Delray Beach, FL, USA
Private Practice, Boca Raton, FL, USA

Taciana Dal'Forno Dini Cosmetic Dermatology in the Dermatology Residence Program of Pontifícia Universidade Católica do Rio Grande do Sul (PUCRS), Porto Alegre, RS, Brazil
Department of Laser and Technologies, Brazilian Society of Dermatology, Rio de Janeiro, Brazil

Joshua A. David Department of Plastic Surgery, University of Pittsburgh Medical Center, Pittsburgh, PA, USA

Jose Abel de la Peña Salcedo Hospital Ángeles Lomas, Instituto De Cirugía Plástica, Huixquilucan, MX, Mexico

Héctor César Durán-Vega Private Practice, Merida, Yucatan, Mexico

Hiba El Hajj Department of Plastic and Reconstructive Surgery, CHU Tivoli, Brussels, Belgium

Ana Paula Camargo Ferreira Pigment Structuration in Breast Reconstruction, Hospital Sirio Libanes, Jundial, SP, Brazil

Lydia Masako Ferreira Universidade Federal de Sao Paulo, Department of Surgery, São Paulo, SP, Brazil

Marco Antonio Garambone Filho Department of Anesthesiology, Plastic Hospital of Rio de Janeiro, Rio de Janeiro, Brazil

Murillo Fraga Department of Plastic Surgery, Hospital Sírio-Libanês, São Paulo, Brazil

Guillermo J. Gallardo Hospital Ángeles Lomas, Instituto De Cirugía Plástica, Huixquilucan, MX, Mexico

Shaili Gal Division of Plastic Surgery, University of California Davis Medical Center, Sacramento, CA, USA

Pietro Gentile Department of Biomedicine and Prevention, University of Rome, Tor Vergata, Rome, Italy

Natale Ferreira Gontijo-de-Amorim Plastic Surgery, Verona University-Italia, Verone, Italy

Eduardo Gonzalez Hansjörg Wyss Department of Plastic Surgery, New York University, New York, NY, USA

Raul Gonzalez, MD Clinica Raul Gonzalez, Ribeirão Preto, SP, Brazil

David E. Guarin Plastic and Reconstructive Surgery, Hospital Universitario del Valle/Universidad Del Valle, Cali, Colombia

Camile L. Hexsel Department of Mohs Surgery, Madison Medical Affiliates, Glendale, WI, USA
Medical College of Wisconsin, Milwaukee, WI, USA
Brazilian Center for Studies in Dermatology, Porto, Alegre, Brazil

Doris Hexsel Brazilian Center for Studies in Dermatology, Hexsel Dermatologic Clinics, Porto Alegre, RS, Brazil

Alfredo Hoyos Private Practice, Bogotá, Colombia

Eliane Hwang Hospital Heliopolis-Sao Paulo, Department of Plastic Surgery, Sao Paulo, SP, Brazil

Felipe Contoli Isoldi Surgery Department, Translational Surgery Graduate Program, Plastic Surgery Division, Universidade Federal de São Paulo – UNIFESP, São Paulo, SP, Brazil

Amin Kalaaji Oslo Plastic Surgery Clinic, Oslo, Norway

Samuel Kogan Rutgers Robert Wood Johnson Medical School, Piscataway, NJ, USA

Ramon Llull Department of Plastic and Reconstructive Surgery, Hospital Quironsalud Palmaplanas/Plastica Mallorca, Palma De Mallorca, Spain

Bárbara Helena Barcaro Machado Department of Plastic Surgery, Ivo Pitanguy Institute, Rio de Janeiro, Brazil

Guy Magalon Department of Plastic Surgery, Aix-Marseille University, Marseille, France

Jeremy Magalon Department of Cell Therapy, Hopital de la Conception, Marseille, France

Flavio Henrique Mendes Plastic Surgery Division, Botucatu Medical School Paulista State University, São Paulo, SP, Brazil

Beatriz Nicaretta Department of Plastic and Reconstructive Surgery, Metropolitan General Hospital, Athens, Greece

Bianca Ohana Department of Plastic and Reconstructive Surgery, Hospital Barata Ribeiro, Rio de Janeiro, RJ, Brazil

Luiz Haroldo Pereira Department of Plastic Surgery, Luiz Haroldo Clinic, Rio de Janeiro, Brazil

Mauricio Pérez Plastic Surgery, Private Practice, Jackson Heights, NY, USA

Joao Henrique Spagolla Pontello Private Practice, Maringa, PR, Brazil

Lee L. Q. Pu Division of Plastic Surgery, University of California Davis Medical Center, Sacramento, CA, USA

Vanessa Leao Pedrozo Rajo Department of Plastic Surgery, Hospital da Plástica, Rio de Janeiro, Brazil

Guillermo Ramos-Gallardo School of Medicine, Universidad de Guadalajara, Centro Universitario de la Costa, Puerto Vallarta, Jalisco, Mexico

Marina J. F. Rosique Department of Plastic Surgery, Junqueira Rosique Plastic Surgery, Ribeirão Preto, Brazil

Rodrigo G. Rosique Ribeirão Preto, Brazil

Marcelo Sampaio Department of Plastic Surgery, Hospital Sírio-Libanês, São Paulo, Brazil

Fernando Serra-Guimarães Pedro Ernesto University Hospital/University of Rio de Janeiro State, Plastic Surgery Division, Rio de Janeiro, RJ, Brazil

Michele A. Shermak Johns Hopkins Department of Plastic Surgery, Lutherville, MD, USA

José Ricardo Simões, MD Department of Plastic Surgery, Private Practice, Rio de Janeiro, RJ, Brazil

Aditya Sood Private Practice, Chicago, IL, USA

Douglas S. Steinbrech Gotham Plastic Surgery, New York, NY, USA

Aris Sterodimas Department of Plastic and Reconstructive Surgery, Metropolitan General Hospital, Athens, Greece

Eric Swanson Private Practice, Swanson Center, Leawood, KS, USA

Luiz S. Toledo Hospital Saint Louis, Lisbon, Portugal

Denis Souto Valente, MD, PhD Pontifical University Catholic of Rio Grande do Sul, School of Medicine, Graduate Program in Medicine and Health Sciences, Porto Alegre, RS, Brazil

Mauricio S. S. Viaro Private Practice, Santa Maria, RS, Brazil

Rafael A. Vidigal Hospital da Plástica, Rio de Janeiro, RJ, Brazil

Fausto Viterbo Plastic Surgery Division, Botucatu Medical School Paulista State University, São Paulo, SP, Brazil

Mario J. Warde Filho Department of Plastic Surgery, Instituto de Infectologia Emilio Ribas, São Paulo, SP, Brazil

中文版序言：安全臀部皮下脂肪注射身体塑形

20世纪90年代，美国医师Sydney R. Coleman以低负压抽吸、离心纯化、多通道注射等技术，有效解决了脂肪移植的体积保留率问题，其方法和理论在国际上被定为脂肪移植的"金标准"。21世纪，整形行业发展迅猛，脂肪移植领域处于百家争鸣、百花齐放的时期。脂肪注射移植在美容临床上的应用包括：面部填充、隆乳、丰臀等躯干及四肢部位填充、皮肤年轻化等，与传统手术相比，其具有创伤小、恢复快等优势，已成为整形美容界的前沿技术之一。

通过臀部脂肪注射进行身体塑形包括两个联合手术：吸脂术去除臀大肌周围的脂肪，以改善轮廓和形状；在臀部注射脂肪让臀部体积增大，从而获得理想的臀部外形。大多数整形医生会使用小剂量（150～300 ml）的脂肪对大转子凹陷和臀部上极进行注射移植，矫正臀部凹陷；与此同时，对臀部周围组织吸脂，减小腰线，减少臀部脂肪堆积和鞍袋，增加臀部凸度，以达到协同效果，改变整体形状和比例，着眼于整体身体的三维塑造，效果比简单地增加臀部体积好得多。

尽管吸脂和臀部脂肪注射手术取得了良好的效果，但是随之而来的并发症风险不容小觑。近年来，脂肪栓塞综合征（fat embolism syndrome）的报道逐渐增多，甚至成了该类手术固有的并发症。如果操作不当，脂肪进入血液并阻塞血管，例如在肺部，它会阻止氧气进入血液；而在大脑中，它会导致卒中——两者都可能是致命的。2019年，全球最大的委员会认证整形外科医生组织——美国整形外科医师协会（American Society of Plastic Surgeons，ASPS）就肌肉内臀部脂肪移植发出了紧急警告，称其死亡率惊人，估计高达1∶3000，远远高于任何其他整形手术。

在肌肉内注射脂肪是最常见的脂肪栓塞原因，因为有损伤臀部大血管的风险。在臀部区域的解剖图上，臀静脉位于内侧深层。这些臀部大血管位于臀大肌和臀小肌深面，与梨状肌相邻。这种创伤不一定是由吸脂管造成的静脉或者静脉分支完全离断或者撕裂，在手术过程中吸脂管刮伤、撕裂静脉也足够造成问题的产生。当臀静脉被撕裂时，巨大的腔静脉负压使得臀静脉周围的脂肪被吸入臀静脉中。当在臀部深层肌肉内进行脂肪注射时，容易导致梨状肌周边的臀静脉损伤。有许多因素可以促使脂肪进入血液，包括：针管的位置不当、注射时的压力过大、针管尖端锐利、针管的直径小于3 mm，以及注射时的动作粗暴等。然而，决定静脉损伤最重要的因素是注射的定位。因此，注射的定位尤其是在肌肉内侧深层注射脂肪，是损伤血管和造成问题的决定性因素。

在国内，臀部被多数整形外科医生认为塑形难度较大。致死性脂肪栓塞综合征的高发生率为不断增长的臀部脂肪注射身体塑形手术带来了隐忧。对于该问题，我作为中国整形美容协会脂肪医学分会会长，牵头各位专家共同论证、反复修订及完善后，一致确认臀部脂肪移植手术级别为三级手术，且注射层次仅限皮下层，适量均匀注射，严禁臀部深层及肌肉内注射，以期提高注射过程中手法和操作的规范化。这些原则被写入中国整形美容协会发布的《脂肪注射移植标准》（T/CAPA 001-2019）。越来越多的国内业界同仁认识到了臀部肌肉内注射是脂肪栓塞的主要原因，因此应避免在臀部深层肌肉内的脂肪注射。

我欣喜地看到国内首部臀部脂肪整形译作——任学会等医生主译的《臀部形体脂肪雕塑》出版。该书对臀部脂肪注射手术安全操作进行了系统而全面的总结，并再一次强调了重要的业界共识：只在皮下平面上注射脂肪，以避免任何脂肪进入血管。这种兼顾"体积"和"面积"方法的并发症发生率低，安全性大大提高。

在成为整形外科医生之前，我们都是内科医生。我们都曾宣誓遵守《希波克拉底誓言》："首先不伤害他人。"我们必须始终把患者安全和公众健康放在首位。

"安全臀部皮下脂肪注射身体塑形"——当我们对业内的整形外科医生进行培训时，早就应该为这项新的安全手术技术正名了。

宋建星
中国整形美容协会脂肪医学分会会长

中文版前言：腰－臀－腿一体化轮廓塑形

我在从事脂肪塑形专科的 20 多年间，亲历了脂肪塑形从单纯针对面部轮廓的改善直至现如今的广泛发展。近年来，美观的臀部形态成为对优美形体追求的聚焦点。结合全球化的大背景，求美者的审美标准也在进一步趋同演化，丰满、曲线优美的臀部成为更多求美者理想的审美追求，臀部轮廓塑形手术的需求量也在不断增长。国际美容整形外科协会（International Society of Aesthetic Plastic Surgery, ISAPS）的数据显示，2018 年度得到明确统计的臀部相关美容手术例数已高达 45 000 例。

我于 2017 年拜访了迈阿密丰臀大家 Mendieta 并聆听了他的臀部塑形讲座，我被他的精美案例讲解与高超的技术分析深深震撼。自此，我广泛查阅文献及书籍，在解剖理论指导下实践并获得了大量临床经验，总结了一套适合东方人的臀部美学方案和临床操作经验。在吸收了广泛的理论知识与积累临床实践经验后，我认为对于臀部形态的改善，单纯以丰臀术来概括是有失偏颇的。臀部塑形与常规的丰臀术应该被区分为两个完全不同的概念，而对于这两种类型手术适应证的判断是至关重要的。丰臀术是根据患者的要求增加臀部局部区域的体积，而不考虑美学特点。但整形外科医生几乎不可能在使用大量填充物的同时不损失臀部特定区域的形状。并且，当增加臀部体积的时候，精细的外形可能会丢失，和谐的轮廓也会受到影响。而臀部塑形的目的是突出臀部轮廓，让其成为和身体与其他部分完美结合后更具美感的部位。对于塑形手术来说，需要在臀部的某些特定区域增加一些容量，或者从其他区域例如臀部下极 1/3 或者近臀沟上移除一些多余下垂脂肪，或者巨臀整体移除一些脂肪。臀部塑形更适合偏好体型更加凹凸有致、意欲展现身体曲线的人士。为此，也应适当对臀部特定的区域少量增加脂肪，例如填充大转子区域和坐骨区域的凹陷，填充臀部上极会提升臀部。因久坐而失去臀部突度者，希望重塑她们年轻的臀部外形。对于这些求美者来说，选择臀部塑形可能是替代单纯性增大臀部的首选方案。

我国针对臀部塑形的术式与效果长期缺乏统一的理论基础与实践总结。部分同仁或年轻医生缺少利用脂肪进行臀部塑形的基础知识与审美，频频出现术后效果不尽如人意的情况；加之臀部解剖结构的特殊复杂性，令不少医生对于臀部塑形手术的安全性充满顾惮。尤其当面临臀肌挛缩与臀部外伤术后瘢痕挛缩等臀部条件时，往往在选择术式时望而却步。与此同时，我也发现国内以臀部塑形为专题的专著十分缺乏。巧合的是，百特美文化发展有限公司的雷建武先生向我推荐了由 Cansanção 和 Condé-Green 医生主编的 *Gluteal Fat Augmentation* 一书，我惊喜地发现书中的理念与我的不谋而合，随即萌生了翻译此书的想法。

这部专著内容涵盖了改善臀部外观的手术发展史、臀部解剖结构、臀部塑形术式的选择，以及如何在安全手术的前提下与美学有机地结合，重点关注了应用脂肪美化臀部的形体美学融合概念，即腰-臀-腿一体化轮廓塑形的基础原理与临床应用。本书以"巴西提臀术"（Brazilian Butt Lift，BBL）利用脂肪注射移植技术进行臀部改善作为引入，展开叙述了实现腰-臀-腿一体化轮廓塑形的理念。这一术式巧妙地解决了早年间硅胶假体丰臀的塑形困境——无法对臀部周围相邻组织进行塑形（不对称和假体显型是常见的硅胶假体丰臀并发症）。在中文语境中，将"Brazilian Butt Lift"（BBL）表述为"臀区及相邻组织皮下脂肪塑形"或更为准确——这是一种特殊的臀部形体脂肪雕塑手术技术，可以在不植入假体的情况下增加臀部的体积，重塑臀部轮廓。通过脂肪抽吸，从臀部、腹部、下背部或大腿处取出脂肪，然后将这部分脂肪的一部分艺术地注入臀部。并且，塑形的范围不限于臀部，更确切地说，这是一种形体美学单位的融合——下背部、侧腰部、骶骨三角区、臀大肌区、臀大肌和臀中肌过渡区、大腿后侧区等区域的重塑。这一过程将通过经验丰富的医生卓越的双手，完成个性化的形体脂肪雕塑审美洞察和创造，实现臀周及相邻组织脂肪的容量转移与再分配，完全可以做到帮助求美者实现腰 - 臀 - 腿一体化轮廓塑形，改善上下身比例，增强下半身曲线，减少腰部、臀部、大腿的脂肪堆积，同时增加臀部的饱满感和挺翘度，让扁平臀变得更加精致有型，带来更强的形体审美愉悦。

本书对于广大同道尤其是刚开始接触臀部塑形的整形外科医生是一本不可多得的参考书，使他们能够在臀部解剖、审美、术前设计、临床操作上有章可循，对于补充臀部整形相关知识空缺大有裨益。期望本书能够改变部分医生对自体脂肪移植丰臀惯有的偏颇印象，提供臀部塑形技术的参考和指导，促进臀部塑形临床操作的规范化，真正将美学意识融入每位求美个体的术中设计。

谨以本书作为抛砖引玉之石，在安全与美学的基础之上，将脂肪移植技术的革新与脂肪再生医学理论的进展相结合，为自体脂肪丰臀的发展尽绵薄之力。

由于译者水平有限，翻译错误之处在所难免，部分词句的翻译可能存在更佳之选，还望广大读者批评指正。

感谢每一位译者的辛勤工作，感谢北京禾美嘉医疗美容门诊部的大力支持，感谢百特美文化发展有限公司雷建武先生及团队的大力协助，感谢北京大学医学出版社为本书的出版付出的努力。

任学会
禾美嘉脂肪专科机构品牌创始人

原著序言

通过脂肪移植的丰臀术俗称"巴西提臀术"（Brazilian Butt Lift）或"BBL"，越来越受到求美者的欢迎，但我敢说也越来越"臭名昭著"。其恶名主要与大量致命的脂肪栓塞引起的安全问题有关。本书包括书名中的"best practices"致力于促进患者安全，介绍已被证明的可以降低发病率和死亡率的最佳方法，它们在世界范围内越来越受欢迎。

尽管存在安全问题，但对 BBL 的需求在现如今和未来都将持续增长。国际美容整形外科学会（International Society of Aesthetic Plastic Surgery，ISAPS）关于美容/美容手术的国际调查报告称，2018 年此类手术超过 45 000 例；美国美容整形外科学会（American Society for Aesthetic Plastic Surgery，ASAPS）美容外科国家数据库的统计数据显示，2018 年美国的 BBL 例数超过 25 000 例，比 2017 年增长了 15%，从 2014 年到 2018 年增长了 86%[1]。

我很欣慰 Condé-Green 和 Cansanção 医生及时出版了这本著作，他们致力于这种手术技术的科学和艺术研究，最重要的是关注 BBL 的安全性。两者都有助于我们对脂肪移植和身体轮廓的理解。

他们召集了一个国际编写团队，每个作者都是公认的臀部塑形方面的专家。这些经验丰富的外科医生都为其所介绍的手术的安全性和发展做出了贡献。

这本书分为 4 篇。第 1 篇涵盖了历史以及解剖和美学方面的基础知识，最值得关注的是关于脂肪移植的艺术和科学这三章。第 2 篇是本书的主要部分，即手术技术，包括各种脂肪获取、脂肪准备和脂肪移植技术。第 3 篇和第 4 篇主要介绍替代和辅助技术。

每章都配有精美、易懂的插图，艺术作品和临床图像概述了每种技术的细节，以及如何避免陷阱和并发症（包括大量脂肪栓塞）。术前和术后的临床图像展示了每种技术的有效性。

这是一本内容全面的著作，涵盖了臀部整形的各个方面。无论是刚刚开始接触臀部塑形手术的初学者，还是经验丰富的外科医生，他们都能在本书中找到有价值的信息，以便优化手术效果、减少并发症并提高安全性。

Foad Nahai, MD, FACS, FRCS (Hon)

参考文献

1. The American Society for Aesthetic Plastic Surgery's Cosmetic Surgery National Data Bank: statistics 2018. Aesthet Surg J. 2019; 39(Suppl_4): 1–27.

原著前言

编写这本书的目的是希望指导和教育整形外科医生如何安全地施行脂肪丰臀术，以获得良好的持久效果。尽管从 20 世纪 80 年代早期就开始施行脂肪丰臀术，但它在某种程度上被边缘化了。30 年后，对此类手术需求的增长和普及使其成为整形外科领域的热门话题。

我们刚开始做这类手术是 21 世纪初在巴西里约热内卢任整形外科实习医生期间。那时有两本相关的书籍：Raul Gonzalez 的《臀部塑形》和 Constantino Mendieta 的《臀部雕塑艺术》。然而，这两本书都是介绍作者的个人经验。

Springer 出版社建议我们编写这本书，是因为他们看到我们在美国整形外科学会年会和整形外科会议上开设了课程，以及我们发表在《整形和重建外科杂志》上的文章获得了"最佳美容外科手术文章"。我们认为书中不仅要展示脂肪丰臀的概念，还应该有一些世界知名整形外科医生的经验分享，这样会更有趣，读者也可以学习到不同的经验技术，并将最好的技术应用到他们的临床实践中和患者身上。

这本书是精心策划的。我们邀请了来自北美、中美、南美洲及欧洲和亚洲的臀部塑形大师分享他们丰富的临床经验和科学经验。我们很荣幸也很感激绝大多数作者的参与，并为我们的书做出了贡献。这本书包括 4 篇、35 章：臀部脂肪移植的基本概念、手术过程的描述、臀部区域的其他手术技术，以及可与臀部成形术联合应用以大大改善手术结果的辅助技术。

这本书比我们想象得要难写，尤其是自从我们开始编写这本书以来发生的所有变化：脂肪栓塞的死亡病例，我们明确其原因是许多整形外科医生以前都在做的臀部肌肉内脂肪移植；统计数据显示，在某种程度上这是死亡率最高的整形外科手术；指南中限制只能在皮下注射脂肪。我们写的是一个热门话题的书，而这个过程中的所有概念都在改变。因此，许多章节不得不重写，信息必须不断更新。我们花了 2 年多的时间来收集所有的信息，并遵循新的指导方针。毕竟，我们要为世界各地的读者提供关于臀部手术特别是脂肪丰臀术方面最新和最有用的信息。我们希望通过教育、传播和分享知识来提高患者的安全性，使脂肪丰臀术成为一种更安全的手术，使更多的整形外科医生能够安全地施行手术，并获得良好的持久效果。

Rio de Janeiro, RJ, Brazil
Alvaro Cansanção
Boca Raton, FL, USA
Alexandra Condé-Green

目　录

第 3 篇   其他丰臀技术

第 4 篇   臀部其他辅助治疗

绪 论

丰臀术和臀部塑形：两个不同的概念

臀部塑形和丰臀术是两个明显不同的概念。随着臀部轮廓手术的发展，这种差异变得更加明显。塑形的目的是突出臀部，使其更圆润，以和身体其他部分完美结合后更加美丽性感。塑形需要在臀部的某些特定区域增加一些容量，或者从其他区域如臀部下极或近臀沟处去除一些脂肪，或者巨臀整体缩小尺寸。原则上，这是一个非常宽泛的概念。

丰臀术是根据求美者的要求，在不影响美观的前提下，增加臀部的体积。最重要的是要理解，使用大剂量填充而不丢失臀部某些区域的外形是不可能的。此外，当臀部体积增加时，臀部可能会失去良好的外形，和谐的轮廓也会受到破坏。

丰臀术或塑形？或者丰臀术和塑形？

手术的适应证是建立在了解求美者的需求和期望的基础上。求美者携带他们喜欢的臀部曲线的照片有助于我们了解他们的喜好以及哪种轮廓最适合他们。

许多求美者尤其是巴西人，更看重的是臀部的形状和轮廓而不是体积更大的臀部。在特定的区域如大转子区域、坐骨凹陷处和臀部上极，少量增加体积会提升臀部。由于久坐而导致臀部突出的求美者希望恢复他们年轻时候的外形。对于这些求美者来说，相比增加臀部体积，选择性塑形或者小体积的臀部假体植入可能是更好的选择。

那些想要大幅度增加臀部体积的求美者通常会更加直接地提出他们的诉求，而且大多数时候，他们会带上他们喜欢的模特照片。他们中的一些人期望值很高，很难使他们满意。当结果达不到他们的要求时，他们经常感到失望。

重要的是不要混淆这两种类型，并要准确地分辨求美者的需求是什么。成功的手术和合适的求美者来源于对这两个不同概念的清晰理解。

巴西外科医生是通过塑形或丰臀开展臀部轮廓手术吗？

臀部手术始于 20 世纪 80 年代末和 90 年代初的巴西和拉丁美洲。作者于 1986 年描述了第一例以塑造臀部为目标的脂肪移植手术，并在 90 年代末开始在巴西流行起来。Raul Gonzalez 是开创者，紧随其后的是 Sergio Toledo、Paulo Matsudo、Luis Haroldo Pereira、Sergio Levy 等人，他们首先在巴西，然后在国外推广脂肪移植。

巴西外科医生很快就开始采用脂肪移植来重塑臀部。起初，大多数医生使用小体积（150～300 ml）的脂肪对大转子凹陷和臀部上极进行处理，绝大多数求美者需要矫正此处的凹陷，可产生臀部凸度增加的效果。与"巴西提臀术"（BBL）中描述的脂肪量相比，这些脂肪量很小。BBL 明显是一种丰臀手术，尤其是美国的作者们都这么认为。几年后，巴西外科医生也开始将更大体积的脂肪移植到臀部，尽管大多数人每侧的脂肪量不超过 500 ml。

为什么巴西人的脂肪移植塑形技术是成功的？

手术的成功和普及基于两个方面：安全性和良好的美学效果。事实上，大多数巴西整形外科医生在皮下注射脂肪，皮下层比肌肉层血管少，更加安全。当脂肪移植到肌肉内平面时，其被置于肌肉表面，即中央和较厚的部分，而不是肌肉的深层和附着在骶骨上的肌腱部分。在后者注射脂肪很有可能损伤臀部血管。这种综合考虑"体积"和"面积"的方法将降低许多并发症如感染、脂肪栓塞、纤维化和回缩的发生率。至于美容效果，经验显示在设计好的区域少量移植脂肪更有效，可取得更好的外观改善效果。

在巴西创造臀部塑形市场

臀部脂肪移植变得流行的原因之一是手术简单和安全。外科医生随即开始向有吸脂需求的求美者提供这种手术，并对吸出的脂肪再利用来塑形臀部。早在 20 世纪 90 年代中期，人们就把这个过程看作是吸脂术的"额外"优势和部分好处。这使对吸脂术的需求增加，因为许多求美者认为塑形将被包括在整个手术中，而且这对于需要改善臀部外形的女性来说，决定做这项手术是非常容易的决定。到目前为止，臀部脂肪移植塑形手术的受术者中有很大一部分人的目的是吸脂，但他们也希望获得随之而来的塑形效果，而不是专门通过整形手术来增大臀部体积。

随着臀部脂肪移植塑形的流行，臀部假体的使用也在不断发展。但由于其复杂性，发展速度要慢一些。另外，由于整形外科医生了解到臀肌内植入技术的优越性，并且需要尊重解剖标志点（XYZ）以达到良好的效果，在 2000 年，巴西使用了很多臀部假体，并且变得越来越受欢迎。

"巴西提臀术"不是巴西人发明的

可以这么说，在美国使用的"巴西提臀术"这个词条并不是巴西人发明的。它并不是一个提升手术，更多的是体积调整手术而不是塑形手术。真正改善臀部轮廓的巴西方法在本质上一直都是一个塑形手术。对这类手术的需求正朝着这个方向不断增长。显然，巴西人也存在对体积大小的关注，一些求美者对丰满的臀部感兴趣。然而，大多数寻求做这类手术的求美者希望臀部的曲线和外观更漂亮，而不仅仅是体积大。拥有挺拔圆润的臀部是巴西求美者最重要的需求。另外，BBL 是市场为了迎合那些追求硕大的臀部和沙漏形身材的女性而创造的。

臀部塑形和丰臀之间的界限很窄

对每个整形外科医生来说，这两方面同等重要，都是这类手术的一部分。为了满足一些求美者的需求，一些整形外科医生固执地给求美者塑造沙漏形的外观，有时候腰围和臀围失去比例。为了达到这种效果，需要进行激进的吸脂手术，还要将大量脂肪转移到臀部。另外，塑形手术是一个精细和需要周密计划的手术，为了获得更好和更加自然的外观变化，在两者之间找到平衡很重要。臀部轮廓手术的全球化促进了当地文化和趋势以及世界各地整形外科医生经验的融合，这些都需要与当地的审美偏好相适应，以获得良好的手术效果。

臀部假体塑形

假体的最大优点是可以达到臀部中央的凸度。臀部脂肪移植提供了一个更加平缓的凸度，但这并不总是很理想，因此臀部假体植入对一些求美者来说是唯一达到外形要求的方法。然而，臀部假体植入选择的技术至关重要，要避免两个常见的问题：不对称和假体显形。为了避免这些问题，植入平面的选择很重要。皮下平面已被认为是不合适的，也不应该应用。瘦弱的、皮肤松弛下垂的患者当其肌肉收缩时，筋膜下平面可能会使假体更加显形。毫无疑问，臀部假体植入的最佳层次是肌肉内，因为其提供了更多的覆盖，可以隐藏假体。假体植入到肌肉中就像三明治一样，在假体前后留下等量的肌肉，并在肌肉收缩时帮助假体固定，均匀分布肌肉施加在假体上的压力。在剥离和分离肌肉的过程中，如果一个区域比另一个区域薄（这种情况一般发生在肌肉的外侧），随着时间的推移，肌肉较大和较强（深）部分对较小和较弱（浅）部分的收缩对假体产生的持续压力会导致假体显形甚至疝出。像 XYZ 这样的引导技术可以帮助避免出现这个问题。

体形塑造中臀部的作用

臀部是身体后部的中心，对身体的美丽与和

谐起着重要作用。臀部在身体后部的作用类似于乳房在身体前部的作用。凸度和圆形是乳房和臀部的共同特征，也是女性的特征，在两性吸引力中产生了重要作用。

哺乳动物的性吸引力很大程度上是通过嗅觉来决定的，但对于男性，视觉和触觉更为重要。这就解释了男性和女性身体造成的视觉差异。不可否认，女性臀部在性吸引力中扮演了重要的角色。后视图占据了后面轮廓的3/4，是吸引男性的诱人特征。正因为如此，人们对改善臀部外形技术的关注是完全合理的。体形塑造手术中越来越多地将臀部考虑在内是必要的。

身体和臀部塑形的第一步

1980年以前，身体后部很少被提及。涉及身体后部轮廓的手术如大转子提臀、带式脂肪切除术等，会留下大面积的瘢痕，对求美者没有吸引力。"体形塑造"这个词是 John R. Lewis 在 1980 年 提 出 来 的。 第 2 年，Ivo Pitanguy、Bahaman Temourian 和 Bradford Fischer 在不同的出版物上也使用了这个术语。那个时期所描述的所有手术都是为了解决皮肤过度松弛的问题，对于轻度的脂肪营养不良没有只留下短小瘢痕的合适的手术方法。

吸脂术进入视野：体形塑造的梦想变为现实

吸脂术最早出现在 20 世纪 80 年代初期，到 80 年代末，它已成为许多国家最流行的美容外科手术。仰卧位进行大转子区域的吸脂术变得流行起来，这使外科医生几乎可以对整个后轮廓进行手术，而不是对整个身体进行手术。与此同时，求美者的要求变得更为广泛，他们要求在身体的不同部位吸脂，包括后轮廓，这将身体手术扩展为真正的"体形塑造"。后来，随着吸脂技术的进步，"体形塑造"一词开始流行起来，并成为一个关键词，用来定义通过手术实现的一系列变化，几乎像雕塑一样，以达到身体包括前面和后面的美丽与和谐。

吸脂和丰臀术的协同效应

在臀部塑形手术中，吸脂术具有重要的作用。如果对臀区进行手术，而没有对求美者进行全面、详细的整体评估，尤其是对其后视图进行评估，就是忽视了臀部与整个后轮廓之间的重要关系。因此，臀部周围吸脂，减小腰线，减少臀部脂肪堆积和鞍袋，达到协同效果，增加臀部凸度，效果比简单地增加臀部体积好得多。

BBL 和臀部塑形手术的特点

巴西提臀术（BBL）开启了臀部塑形的新视野。所有处理身体和臀部轮廓的外科医生都应该学习不同的方法，打开自己的思路，最重要的是了解安全指南并使用它们。现如今，由于全球化，社交媒体创造的偏好和对美的刻板印象是不同的，并且受到种族、文化和许多其他因素的影响。美的概念对每个求美者来说都是独一无二的。因此，整形外科医生必须适应不同的趋势，并为每位求美者使用个性化的方法。这些技术帮助扩大了臀部塑形手术的范畴，并加入了世界范围内越来越多的其他美容手术。臀部回缩、下垂、下极下垂、扁平现在已经找到了解决方案。BBL 将不会是最后的手术，其目的是塑造美丽的臀部或使寻求改善身体轮廓的女性和男性感到满意。

然而，BBL 是一种最近仍在发展的技术，必须尽快传授给那些希望使用它的人。在适当的时候，这本优秀的参考书汇集了一群优秀的经验丰富的整形外科医生，他们为读者传达了有价值的信息，以指导医生们开展规范的、求美者满意度高且安全的手术。

Raul Gonzalez,MD
Clinica Raul Gonzalez
Ribeirão Preto, SP, Brazil

第1篇
臀部脂肪移植基础知识

第**1**章 臀部脂肪移植的历史

1.1 艺术创作中的女性形体

不同文化对理想女性形体的认识并非一致。女性美的概念也在随着时间的推移而演变；然而，乳房和臀部的形状和大小始终是最能体现女性气质的部位。关于人体美学艺术创作的起源可以追溯到古代。雕塑、绘画和素描展示的女性形体丰满肥硕，有的甚至夸张到了畸形的地步，这反映了古代人类对生殖能力的崇拜。最古老的涉及展现古代理想女性美的艺术作品是在挪威奥斯陆附近发现的一幅绘画，它是由麋鹿脂肪做成的颜料画成，再现了一位女性的形体。著名的"维伦多夫的维纳斯"（Venus of Willendorf）（图 1.1）是在奥地利发现的，它可能是最早的女性雕塑之一，同时她也是最著名的"硕臀"形象维纳斯。在法国蓝海岸地区发现的"格里马尔迪的维纳斯"（Venus of Grimaldi）是生殖能力的象征，她拥有隆起的乳房、突出的腹部和丰满的臀部。在古埃及，对女性理想审美的不断完善产生了美丽的女王娜芙蒂蒂（Nefertiti）的形象，她获得了神话般的地位。

古希腊人对美的理解影响了许多文化。希腊人开创了遍布欧洲的女性美学概念（图 1.2），他们的审美标准认同丰满的臀部，但不允许脂肪在躯干过度堆积。

中世纪很少或基本没有人在艺术创作中表达人体和身体美学。随着艺术活动的兴起和大众对人体美学理解的加深，欧洲文艺复兴时期使"美"拥抱一切，并被每个人接受。审美标准随着时代和文化的变化而改变的一个明显例子就是古代中国人把小脚视为女性美的特征，而这永远不会吸引非洲人的眼睛。非洲文化也有其独特的审美眼光，他们把肥硕的臀部和细长的脖子视为审美典范。尽管文化内部和文化之间的审美存在差异，但研究表明，人类在感知身体吸引力方面存在某

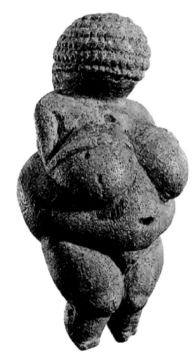

图 1.1 "维伦多夫的维纳斯"可能是现存的历史上最早的女性雕像（出处：De la Peña de et al[1]）

些相似的模式，这也许可以解释为何某种理想审美会得到大众普遍一致的欣赏。和谐、平衡和比例这些标准已经被西方文化的艺术家、哲学家和数学家使用了至少 2500 年。

整形外科医生和雕塑家工作的对象都是三维立体结构，他们习惯用"雕刻"的视角去感知工作对象，通过"雕刻"使工作对象的造型、大小和平面达到平衡和比例和谐。"和谐、造型、平衡、对称、比例、张力、运动、力量、颜色和堆积量"是人体美的分析要素。过去几个世纪以来，人们通过线、坐标、平面和曲线这些工具来对这些要素进行研究。当今，我们不但拥有诸如结合了几何、数学和对数模型的激光全息图技术及放射影

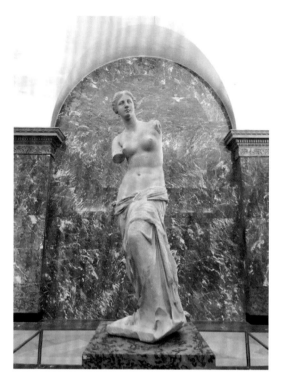

图1.2　维纳斯·德·米洛（或梅洛斯的阿芙洛狄蒂）代表了古希腊人的终极美。虽然腰部和躯干的脂肪过多是不能容忍的，但我们还是能感觉到她衣服下丰满的臀部（Alexandra Condé-Green原创图片集，巴黎卢浮宫，2018年）

像学技术，而且还拥有关于视觉和感知的生理学和心理学知识。当我们的求美者寻求更和谐的比例时，这些技术工具使得我们可以定量地分析人体形态美学[1]。

1.2　丰臀术的历史

　　女性与生俱来就理解胸、乳房、腰、髋和臀的体积和形状相称的必要性。调整体型以获得匀称身材和改善个人身体形象，可以通过如服装、发型、化妆、锻炼和外科手术等多种方法来实现。对理想审美的认知无疑受到主流媒体和市场营销趋势的影响。当今社会，人们渴求完美匀称的身材，身材比例失衡可能会影响心理健康，而恢复身材可以提高自我认知能力和恢复自信。然而，对协调、美丽和比例的判断是由人类的感知决定的[2]。

　　纵观历史，女性的臀部和乳房是审美的焦点，是文学、绘画、雕塑、舞蹈以及其他通过人体来表达的艺术表现形式的灵感来源。在人类早期和一些不同的文化中，臀部常常塑造得过于硕大，按我们当代的审美来看，这已经破坏了臀部和躯干下肢之间的正常比例。过于硕大的臀部很可能违反了黄金比例。我们目前理想的女性臀部审美包括纤细的腰身、向后方凸出的臀部，以及成比例的臀部宽度。这与前哥伦布时期的审美观正好相反，前哥伦布时期理想的女性臀部审美偏好宽大和小凸度的臀部。现今，人们非常喜欢运动型的身材，臀部轮廓坚实而圆润并与身体其他部分相协调。

　　现如今，体型塑造手术旨在改善四肢、乳房、腹部、侧腰、上下背部和臀部的美学特征。塑造这些区域常用的手段包括体积的增加和减少、组织的固定提升和皮肤切除。对于脂肪代谢障碍或臀部下垂的病例，臀部重塑的方法和乳房手术类似，特别是在臀部体积的增加或减少，以及臀部皮肤和皮下组织的提升方面。

　　以下几个因素不仅导致寻求丰臀的求美者数量急剧增加，还导致他们要求增加的体积也在增加：

- 影响最大的是媒体。随着我们对文化多样性的日益接纳，拉丁裔明星詹妮弗·洛佩兹（Jennifer Lopez）、非裔美国歌手碧昂斯（Beyonce）和网球明星塞雷娜·威廉姆斯（Serena Williams）广受大众欢迎。这些名人丰满的臀部已经成为各族裔年轻女性梦寐以求的目标。这些明星的照片被寻求丰臀的求美者用做范本的频率是最高的。

- 服装风格：低腰牛仔裤和裸露的腹部会引起人们对臀部的关注。丁字裤和泳衣也越来越受欢迎。这些服饰风格都独特地展现了女性臀部并吸引了人们对"臀部美学单位"的关注。

- 高端内衣目录的广泛流传，以及流行媒体和广告行业的镜头中经常会出现臀部形状完美的模特展示裸露或几乎赤裸的臀部。

- 互联网：只需简单输入检索词"丰臀"，就可以获得大量的各类丰臀手术的相关信息（包括错误的信息）和求美者自身丰臀的经验分享。

- 锻炼/健身运动唤起了人们对臀部发育和塑造的关注。修身的紧身服装使健身房成为臀肌追求者的主要聚集场所。

- 如今大众逐渐意识到可使用自己的脂肪进行丰臀，这消除了人们对异体植入材料的担忧。关于整形手术的电视真人秀节目激增也是丰臀需求旺盛的主要原因。

1.3　假体丰臀术

丰臀在临床中的实践始于 1969 年 Bartels 和他的同事 [3]，他们用克罗宁式（Cronin-style）乳房假体矫正由左侧臀肌萎缩引起的臀部不对称。假体通过臀下皱襞置入，取得了令人印象深刻的美学效果。

4 年后，也就是 1973 年，Cocke 和 Ricketson[4] 用乳房假体植入皮下平面来矫正臀侧区的凹陷。为了更好地固定，他们开创性地在假体的底面放置了涤纶贴片，但也应用了其他类型假体，如丽思样式（Lise style）假体。然而，这些假体始终无法使臀部轮廓达到完美的美学效果。1977 年，González-Ulloa[5] 设计了一种带固定装置的解剖型臀部假体，用于矫正发育不良和下垂的臀部。他将假体置于皮下平面并分别描述了三种切口入路：尾骨两侧臀上切口入路，该入路区域脂肪组织较薄；臀下皱襞入路，该入路便于引流并且瘢痕隐蔽；臀间沟入路，该入路同样可以避免明显的瘢痕。随着时间的推移，皮下层植入假体的严重缺点逐渐被暴露出来。假体固定在皮下层时，深筋膜延续到皮肤的延伸被切断，这将导致皮肤松弛。因此，假体远期容易移位。此外，由于组织覆盖的厚度不足，假体容易显形。其他并发症还包括假体外露、感染和向下方移位。

第二代假体的底部带有涤纶固定补片，旨在保持假体在术后不移位。然而，假体移位仍不可避免。第三代假体被设计成带有可与深层组织缝合固定的区域，类似于 1977 年 González-Ulloa 的假体，但临床应用的结果发现这些假体置入后臀部外观不自然，假体显形现象仍有发生。由于这些复杂情况的存在，皮下层植入假体至今已很少运用 [5]。

1984 年，来自阿根廷的 Robles 等 [6] 描述了将臀部假体放置在臀大肌和臀中肌下方层次。Hidalgo 在 1992 年对 Robles 的技术进行改良，并

使用了固体圆形弹性（solid round elastomer）臀部假体 [7]。该平面保留了皮肤与深层组织之间的腱膜固定系统，具有减少包膜挛缩的优点。然而，肌下层次空间狭小，限制了大型假体的使用，并存在碰触坐骨神经的潜在风险。坐骨神经走行于梨状肌下缘，就在假体植入腔隙附近。因此，假体不应放置在梨状肌下缘平面以下。

1996 年，Vergara 和 Marcos[8] 报告了在臀肌内腔隙植入假体。选择臀间沟入路，在探及臀大肌筋膜后，分离肌肉纤维以形成一腔隙。该腔隙需距离臀大肌腱膜表面 2~3 cm。同时，Vergara 设计了杏仁状假体。

臀大肌肌内腔隙的优点包括避免了术者在坐骨神经周围分离腔隙，假体有足够的肌肉覆盖，避免了臀部下垂及皮肤的不规则。这种术式主要的并发症是血清肿，是肌纤维广泛损伤引起的。另外，该术式无法精确地知道覆盖在假体上肌肉的确切厚度。由于关于哪个平面最适合植入以创造一个可复制的肌间几何平面仍存在争议，González 发表了他的 XYZ 三点法确定位置的丰臀术，这是一种更精确的解剖方法。他确定了以下三个点定位：假想点 X，切口部位深入至臀大肌厚度一半时的点；假想点 Y，臀大肌起始点，通常在髂后上棘外侧 4~5 cm 处；假想点 Z，臀大肌内覆盖在股骨转子上的假想点。XYZ 三点形成一个三角形平面，该平面为假体植入划定了一个安全区 [9]。

由于外科医生一直在寻求最佳的手术效果，不同假体植入腔隙被相继应用到临床，包括皮下、肌肉下、肌肉内和筋膜下平面，但相关文献报道不多。此外，对于臀部假体设计的演变类似于乳房假体，假体类型包括解剖形假体和带有纹路的假体。目前，臀部假体都是专门为丰臀设计的，有圆形、椭圆形和解剖形，并具有不同的尺寸、质地、密度和轮廓。假体内填充有交联的硅胶或柔软的固态硅胶弹性体，可以防止硅胶在破裂时渗出。

1995 年，在纽约举行的国际美容整形外科学会（ISAPS）会议上，来自墨西哥的主要作者描述了假体丰臀的筋膜下平面，该平面可以避免皮下、肌肉下和肌肉内平面的操作难度及并发症（图 1.3）。他专门发明了一套丰臀术的系统，包括模

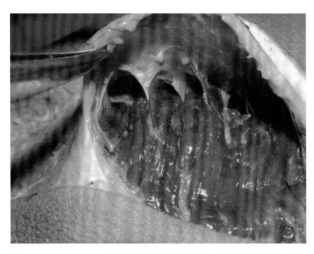

图 1.3　De la Peña 描述的筋膜下平面。可见腱膜延伸（摘自 de la Peña[10]图 23）

板、测量器和专门为筋膜下放置而设计的解剖形假体。他的成果最初发表于 2004 年[10]。通过多样化的术前护理和术后随访指导以及手术技术的改良，丰臀术的并发症发生率显著下降。

2019 年，第一例臀部假体相关间变性大细胞淋巴瘤（gluteal implant-associated anaplastic large cell lymphoma，GIA-ALCL）被报道。这是对医生和求美者的警告。但关于这类事件仍缺乏明确的信息，有必要进行进一步的调查[11]。

1.4　自体脂肪组织丰臀术

自体脂肪丰臀的历史与医生对于去除脂肪组织的尝试交织在一起。体形雕塑始于脂肪雕塑术。脂肪移植最早由 Neuber[12] 于 1893 年报道，随后 Czerny[13]、Lexer[14] 和 Rehn[15] 也相继有报道。1911 年，Bruning[16]首次将自体脂肪注入皮下组织用于软组织填充。尽管如此，法国普通外科医生、圣安托万医院外科主任 Charles Dujarrier 在 1921 年首次尝试通过一个小切口去除皮下脂肪，手术对象是舞蹈家 Folies Bergère。该手术不幸导致了坏死和截肢，最终引发了整形外科历史上的第一起诉讼案[17]。

德国医生 Joseph Schrudde 通过刮除术去除脂肪组织。他于 1972 年在巴西举行的 ISAPS 会议上做了施行"脂肪切除术"的报告，并于 1980 年发表了相关文章[18]。1977 年，Arpad 和 George

Fisher 率先使用吸引法脂肪抽吸后再提取脂肪组织[19]。遗憾的是，该方法并发症发生率很高。同年，Illouz 报道用钝针抽吸切除了一个大型脂肪瘤，在操作过程中使用低张溶液作为肿胀液减少出血，手术保留了脂肪瘤周围的神经血管。1980 年，他在日本大阪的 Shirakabe 诊所展示了他的技术[20]。Hetter 随后在 1984 年描述了在肿胀液中添加肾上腺素，进一步将失血量减少到抽吸液的 4%～8%[21]。目前，Illouz 的技术是全球最普遍被接受的吸脂方法[22]。

1980 年，Illouz 向巴西整形外科医生介绍了吸脂术。1983 年，Fournier 引入了脂肪雕塑术（liposculpture）。从那时起，他们开始利用脂肪移植来进行体型雕塑。1984 年，Raul Gonzalez 开始通过脂肪移植来进行臀部扩容和塑形，并于 1986 年发表了该项研究，同时开发了第一台收集脂肪并用于移植的无菌设备[23-24]。随后，由于没有得到自己预期的效果，他开始运用肌肉内臀部假体植入[25]。1985 年，Luiz Toledo 开始向面部和身体进行大容量的脂肪移植，每侧臀部移植的脂肪可高达 450 ml。他为 218 名求美者进行了此类手术，并随访了 18 个月。1987 年，他在纽约召开的 ISAPS 大会上介绍了自己的经验，并在 1 年后将结果发表[26-27]。Toledo 开发了一种丰臀技术，包括对肋腹部（侧腰部）、腹部和大腿进行吸脂，并将脂肪注入臀部和股骨转子区。他将高达 500 ml 的脂肪注射到每侧臀部的肌肉内和皮下。通过临床评估，脂肪吸收量估计在移植量的 20%～50%[28]。

在 20 世纪 90 年代，Chajchir 等[29] 发表了他们关于脂肪丰臀的经验，Guerreorosantos 对通过脂肪雕塑来实现臀部成形的艺术也做出了重要贡献[30]，Cárdenas-Camarena 团队[31]、Peren 团队[32] 和 Pedroza[33] 报告了每侧臀部可注射 100～300 ml 脂肪。Toledo[34] 在 1991 年发表了"注射器法脂肪雕塑"技术，其中报告了一些丰臀的案例。1995 年，他在南加州大学进行了手术演示，视频于 6 个月后在美国的整形视频会议（Teleplast video-conference）上播放[35]。臀部脂肪移植最初受到质疑的部分原因是 Peer 提出的脂肪存活率为 50%[36]，但该理论逐渐被世界接受。

Mendieta 在 2003 年提出了臀型分类，Centeno 在 2006 年发表了臀部审美的美学亚单位。这些理论改变了整形外科医生对臀部形状、解剖和手术目标的理解[37-38]，从而使丰臀术变成三维的体型塑造技术，而不仅仅是臀部体积的增大。"巴西提臀术"（Brazilian Butt Lift，BBL）这个词已经在英语国家流行开来，但最开始是由谁以及何时发明这个词来描述该技术已无从考证。其被认为是2006年由美国加州的一位整形外科医生作为一种营销策略提出的[39-40]，但对此说法仍存在争议。

BBL作为体型塑造技术，是包括对整个臀部及其周围区域的脂肪成形手术，通过对Mendieta技术[41]的改良而得到继续发展。Del Vecchio使用了"膨胀振动脂肪填充术"（expansion vibration lipofilling），减少了手术时间，增加了臀部脂肪移植的量[42]。

脂肪丰臀术最初被认为将脂肪移植到肌肉内平面时效果最好，然而大量并发症的出现使得这种做法受到了质疑[43-44]。有必要由多协会的臀部脂肪移植工作组制定技术指南，以及开发新技术来减少丰臀相关的脂肪栓塞风险[45-47]。

随着文化观念的变化、臀部美学分析的进步和丰臀技术在外科手术中的日常应用，为了获得更好的远期效果，臀部脂肪的移植量较前增加，注射平面更为安全，在求美者选择和随访方面，方法都有了改进。

参考文献

1. De la Peña de JA, Rubio OV, Cano JP, et al. History of gluteal augmentation. Clin Plast Surg. 2006; 33: 307-19.
2. Tolleth I. Harmony and proportion in the female form. In: Hetter GP, editor. Lipoplasty: the theory and practice of blunt suction lipectomy. 2nd ed. Boston: Little, Brown; 1990.
3. Bartels RJ, O'Malley JE, Douglas WM, et al. An unusual use of Cronin breast prosthesis. Case report. Plast Reconstr Surg. 1969; 44: 500.
4. Cocke WM, Ricketson G. Gluteal augmentation. Plast Reconstr Surg. 1973; 52: 93.
5. González-Ulloa M. Gluteoplasty: a ten year report. Aesthet Plast Surg. 1991; 5: 85-91.
6. Robles J, Tagliapietra J, Grandi M. Gluteoplastia de aumento: implante submuscular. Cir Plast Iberolatinoamericana. 1984; 10: 365-9.
7. Hidalgo JE. Submuscular gluteal augmentation: 17 years of experience with gel and elastomer silicone implants. Clin Plast Surg. 2006; 33: 435-47.
8. Vergara R, Marcos M. Intramuscular gluteal implants. Aesthet Plast Surg. 1996; 20: 259-62.
9. Gonzalez R. Augmentation gluteoplasty: the XYZ method. Aesthet Plast Surg. 2000; 28: 417-25.
10. De la Peña JA. Subfascial technique for gluteal augmentation. Aesthet Surg J. 2004; 24: 265-73.
11. Shauly O, Gould DJ, Siddiqi I, et al. The first reported case of gluteal implant-associated anaplastic large cell lymphoma (ALCL). Aesthet Surg J. 2019; 39(7).
12. Neuber GA. Fettransplantation. Verh Dtsch Ges Chir. 1893; 22: 66.
13. Czerny A. Plastischer ersatz der brustdrose durch ein lipoma. Chir Kongr Verhandl. 1895; 216: 2.
14. Lexer E. Freire fettgewebstranplantation. Dtsch Med Wochenschr. 1910; 36: 46.
15. Rehn E. Die fettransplantation. Arch Klin Chir. 1912; 98: 1.
16. Bruning P [cited by Broeckaert TJ]. Contribution a l'étude des greffes adipeuses. Buli Acad R Med Belg. 1919; 28: 440.
17. Flynn TC, Coleman WP 2nd, Field LM, et al. History of liposuction. Dermatol Surg. 2000; 26: 515-20.
18. Schrudde J. Lipexeresis as a means of eliminating local adiposity. Aesthet Plast Surg. 1980; 4: 215.
19. Hetter GP, Fodor PB. Aspirative lipoplasty. In: Georgiade GS, Riefkohl R, Levin SL, editors. Georgiade plastic, maxillofacial, and reconstructive surgery. 3rd ed. Philadelphia: Williams & Wilkins; 1998. p. 685-703.
20. Illouz YG. Body contouring by lipolysis: a 5-year experience with over 3000 cases. Plast Reconstr Surg. 1983; 72: 591-7.
21. Hetter G, editor. Lipoplasty: the theory and practice of blunt suction lipectomy. Boston: Little, Brown & Co; 1984.
22. Newman J. Liposuction surgery: past-present-future. Am J Cosmet Surg. 1984; 1: 19-20.
23. Gonzalez R, Spina L. Grafting of fat obtained by liposuction. Rev Bras Cir. 1986; 76: 243.
24. Gonzalez R. Lipograft in the trochanteric depression. Recent advances in plastic surgery. São Paulo: Souza Pinto e Toledo; 1989. p. 192-8.
25. Gonzalez R. Augmentation gluteoplasty: the XYZ method. Aesthet Plast Surg. 2004; 28: 417-25.
26. Matsudo PK, Toledo LS. Experience of injected fat grafting. Aesthet Plast Surg. 1988; 12: 35-8.
27. Toledo LS. Gluteal augmentation with fat grafting the Brazilian buttock technique: 30 years' experience. Clin Plast Surg. 2015; 42: 253-61.
28. Toledo LS. Syringe liposculpture. Clin Plast Surg. 1996; 23: 683-93.
29. Chajchir A, Benzaquen I, Wexler E, et al. Fat injection. Aesthet Plast Surg. 1990; 14: 127-36.
30. Guerrerosantos J. Autologous fat grafting for body contouring. Clin Plast Surg. 1996; 23: 619-31.
31. Cárdenas-Camarena L, Lacouture AM, Tobar-Losada A. Combined gluteoplasty: liposuction and lipoinjection. Plast Reconstr Surg. 1999; 104: 1524-31; discussion 1532-3.
32. Perén PA, Gómez JB, Guerrerosantos J, et al. Gluteus augmentation with fat grafting. Aesthet Plast Surg. 2000; 24: 412-7.
33. Pedroza LV. Fat transplantation to the buttocks and legs for aesthetic enhancement or correction of deformities: longterm results of large volumes of fat transplant. Dermatol Surg. 2000; 26: 1145-9.
34. Toledo LS. Syringe liposculpture: a two-year experience. Aesthet Plast Surg. 1991; 15: 321-6.
35. Toledo LS. Syringe aspiration liposculpture, Tele-plast. ASPRS/ PSEF; 1995.

36. Peer LA. Loss of weight and volume in human fat grafts: with postulation of a cell survival theory. Plast Reconstr Surg. 1950; 5: 217-30.

37. Mendieta CG. Gluteoplasty. Aesthet Surg J. 2003; 23: 441-55.

38. Centeno R. Gluteal aesthetic unit classification: a tool to improve outcomes in body contouring. Aesthet Surg J. 2006; 26: 200-8.

39. Chia CT, Theodorou SJ, Dayan E, et al. "Brazilian butt lift" under local anesthesia. Plast Reconstr Surg. 2018; 142: 1468.

40. Rhone N, Cox News Service. Society's singing a new tune: the derriere is where it's at. Chicago Tribune. July 5, 2006.

41. Mendieta C, Stuzin JM. Gluteal augmentation and enhancement of the female silhouette. Plast Reconstr Surg. 2018; 141: 306-11.

42. Del Vecchio D, Wall S. Expansion vibration lipofilling. Plast Reconstr Surg. 2018; 141: 639e-49e.

43. Cardenas-Camarena L, Bayter JE, Aguirre-Serrano H, et al. Deaths caused by gluteal lipoinjection: what are we doing wrong? Plast Reconstr Surg. 2015; 136: 58-66.

44. Condé-Green A, Kotamarti V, Nini KT, et al. Fat grafting for gluteal augmentation: a systematic review of the literature and meta-analysis. Plast Reconstr Surg. 2016; 138: 437e-46e.

45. Mofid MM, Teitelbaum S, Suissa D, et al. Report on mortality from gluteal fat grafting: recommendations from the ASERF task force. Aesthet Surg J. 2017; 37: 796-806.

46. Del Vecchio D. Common sense for the common good: staying subcutaneous during fat transplantation to the gluteal region. Plast Reconstr Surg. 2018; 142: 286-8.

47. Cansancao AL, Condé-Green A, Vidigal RA, et al. Real-time ultrasound-assisted gluteal fat augmentation. Plast Reconstr Surg. 2018; 142: 372-6.

第 2 章 脂肪组织生物学

2.1 脂肪组织

2.1.1 人类脂肪组织

脂肪组织在哺乳动物中大量存在，广为人知的功能是其在能量摄入量有限的情况下，能通过在食物丰盛时期以脂质形式储存的能量释放出来维持生存。脂肪细胞是构成脂肪组织的主要细胞，由于其独特的酶促系统，脂肪细胞是体内唯一能够在不损害自身功能完整性情况下完美地积累脂质的特异细胞[1]。体内存在两种脂肪组织，它们在分布、功能和组织学上有着根本的不同，分别是棕色脂肪组织和白色脂肪组织。

棕色脂肪组织在生热调节中发挥着重要作用，它含有大量的解偶联蛋白 -1（uncoupling protein-1，UCP-1）或热原蛋白。这种蛋白质位于线粒体的内膜，起着质子通道的作用。它消除了膜上的电位差，从而防止在 ATP 酶的作用下产生三磷酸腺苷（ATP）。剩余的能量以热的形式释放出来。细胞中大量的线粒体可能是它呈棕色的原因。组成棕色脂肪组织的脂肪细胞含有丰富的细胞质，胞质内有大小不一的脂滴，直径为 30 ~ 40 μm[1]。

白色脂肪组织是哺乳动物的主要脂肪组织。在体质指数（body mass index，BMI）低于 25 kg/m^2 的健康男性和女性中，它分别占体重的 9% ~ 18% 和 14% ~ 28%。而在超重的男性和女性中，它会达到体重的 22% 和 32% 以上。白色脂肪组织的分布因物种而异。哺乳动物的白色脂肪主要分布在两层：皮下（腹部、臀部和大腿）或内脏（肠系膜、网膜和腹膜后）（图 2.1）。虽然白色脂肪组织并不积极参与产热，但它的隔热作用及其在全身的分布特点有助于维持体温。虽然基因表达只有细微差别，但不同的白色脂肪组织在结构、组成、代谢以及对周围器官的影响方面都有很大的差异。例如，形态学研究显示，网膜脂肪中的血管和神经纤维比皮下脂肪中的多，这表明后者参与更多的代谢活动。

2.1.2 脂肪细胞

脂肪组织是由多种类型的细胞和由胶原纤维等构成的细胞外基质（extracellular matrix，ECM）组成的疏松结缔组织。成熟脂肪细胞占脂肪组织的 1/3。它们被含有多种独特细胞群的富含血管的基质包围，包括神经纤维、淋巴结、免疫细胞（白细胞和巨噬细胞）、周细胞、成纤维细胞和前脂肪细胞（未分化的脂肪细胞）。白色脂肪组织所含的脂肪细胞是分化成熟的细胞，拥有积累脂肪所需的细胞机制。它们的平均大小为 60 ~ 100 μm 不等，肥胖者可达 120 μm。细胞中含有的脂滴占细胞质量的 85% ~ 90%，将细胞质的其他成分（细胞器、细胞核）挤到一边。

脂肪形成包括两个主要阶段：

- 第一阶段：称为决定阶段，包括脂肪间充质干细胞（adipose mesenchymal stem cells，MSCs）的增殖和它们进入向脂肪细胞分化的途径，以形成脂肪前体细胞（前脂肪细胞）。细胞表型在这一阶段产生变化，前脂肪细胞开始表达脂肪细胞分化的早期标志物。决定干细胞分化途径的细胞过程仍不确定。然而，研究表明，某些转录因子如锌指蛋白（zinc finger protein）423 和 467（Zfp423 和 Zfp467），作为潜在的调节因子招募前脂肪细胞。在这一过程中，它作用于影响脂肪生成的关键蛋白的表达进程[2]。
- 第二阶段：前脂肪细胞分化为成熟脂肪细胞。

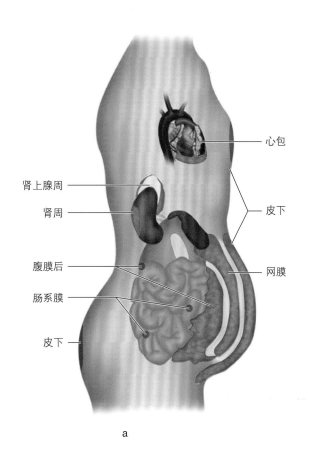

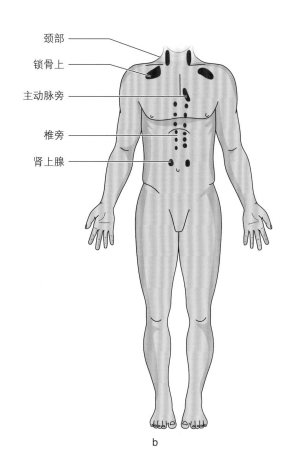

图 2.1　（a）白色和（b）棕色脂肪组织分布

其特点是脂肪生成活性增加。这需要一定的酶促机制来调节脂质运输、胰岛素敏感性和脂肪细胞特异性蛋白的分泌。

2.1.3　白色脂肪组织的功能

2.1.3.1　物理保护和产热

脂肪组织通常提供抵御寒冷的物理保护。事实上，脂肪组织在寒冷中对热的传导性是肌肉组织的大约 50%，这就减少了身体暴露在低温下的热量损失。虽然脂肪组织的隔热效应是海洋动物（如鲸鱼、海豹等）赖以生存所必需的，并且也在这一点得到了充分的利用，但脂肪组织物理隔热作用的有效性和必要性在陆地动物和人类中仍存在争议。人类对寒冷气候的适应更多的是通过提高代谢水平来产热，而不是与身体隔热能力的增加有关。此外，白色脂肪组织为身体提供了必要的保护，以抵抗它每天所面临的各种机械力。例如，眼眶脂肪为眼睛提供机械保护，而皮下脂肪为内脏在人跌落时提供缓冲和保护。

2.1.3.2　脂质代谢

脂肪组织主要由脂肪细胞组成，脂肪细胞以脂质的形式储存能量，尤其是以甘油三酯的形式储存能量。甘油三酯由 1 分子甘油分子与 3 分子脂肪酸酯化而成，其作为储存能量的首选分子具有几个特点。除了疏水性之外，较之糖原或蛋白质，甘油三酯的能量密度高，水分含量低。糖原或蛋白质水分含量高，加上所含水分，重量为原来的 5 倍。因此，甘油三酯在体积和重量较小的情况下，含有更多的能量。

脂肪细胞中的脂质代谢有三个主要的细胞过程：脂肪酸向细胞内的运输、脂肪生成（脂肪酸、甘油的合成和脂肪酸的酯化）和脂肪分解（甘油三酯的水解）。它们都受到细胞外信号的调节，如胰岛素、皮质醇、生长激素、游离脂肪酸、细胞因子等。

2.1.3.3　内分泌功能

长期以来，人们认为脂肪组织作为一个器官，其主要功能是储存脂肪。瘦素是一种调节身体饱腹感的激素，由脂肪组织分泌，它的发现改变了人们对脂肪组织的看法。脂肪组织有着重要的内分泌功能，它参与分泌几种蛋白质和分子。这些功能的发现使得人们对脂肪组织研究的兴趣与日俱增。白色脂肪组织吸收胆固醇，并参与类固醇激素的代谢。虽然它不是从头开始合成类固醇激素，但会表达参与糖皮质激素和性激素转化的酶。这些激素随后会被分泌出来。

2.1.3.4　血管功能

脂肪组织是高度血管化的器官。它的形成与其血管网络密切相关。早在胚胎发育的时候，我们就观察到，在脂肪细胞出现之前，拟形成脂肪组织的区域就存在着复杂的血管网络。脂肪组织由于其高度的可塑性，必须通过其血管网提供足够的营养。因此，当它扩张时，新血管的形成确保了它生存所需的营养和氧气的输送。新生血管可以通过两种方式形成：一种是通过胚胎发育过程中的血管生发（vasculogenesis）；另一种是通过血管生成（angiogenesis），这需要原有血管的存在。

血管生发与血管生成不同，它的机制是由原有血管形成新的血管。它发生在胚胎和胎儿发育期，也发生在发育后期、损伤后的组织修复期、骨骼生长期、妇女的月经周期和妊娠期。

2.1.3.5　血管生成功能

如上所述，脂肪组织是一种内分泌器官，可分泌一些分子。在分泌的分子中有些具有血管生成潜能：

- 瘦素是一种分子量为 16 000 的脂肪因子，主要由白色脂肪组织的脂肪细胞产生。它对内皮细胞有旁分泌作用，是一种促血管生成因子，能刺激血管内皮生长因子的产生。
- 血 管 内 皮 生 长 因 子（vascular endothelial growth factor，VEGF）由基质细胞和成熟脂肪细胞产生。
- 血管生成素 -1 和 -2。
- 肝 细 胞 生 长 因 子（hepatocyte growth factor，HGF）。
- 1 型纤溶酶原激活物抑制物（plasminogen activator inhibitor-1，PAI-1）。

2.2　基质血管组分（SVF）

2.2.1　从脂肪组织到间充质干细胞

20 世纪 90 年代，Coleman 制定了脂肪移植技术的准则，从采集脂肪到注射脂肪，在移植前要经过脂肪纯化步骤，通过离心去除脂肪抽吸液内的麻醉液和肾上腺素。由于 Coleman 技术的实用性，该方法得到了广泛应用，并带来了许多进步。脂肪移植不仅用于填补缺损和恢复体积，而且对皮肤质地有营养作用。2001 年，Zuk 等人发现这种营养作用归因于脂肪组织中存在的多能干细胞。这些脂肪多能干细胞具有与骨髓多能干细胞相似的特性。这些细胞必须从脂肪组织提取。第一步是抽吸脂肪、收集脂肪，用 0.075% 胶原酶在 37 ℃下酶消化 30 分钟。酶中和后，通过离心将试管表面的脂肪细胞与基质血管组分（stromal vascular fraction，SVF）的细胞分离，于是在试管的底部，SVF 的细胞浓缩成小团。通过对 SVF 的培养，获得了同质（homogeneous）的成纤维细胞样细胞，这些细胞最初被称为处理过的吸脂（processed lipoaspirate，PLA）细胞。这些细胞具有多能性，其被证实可分化为脂肪细胞、软骨细胞、骨细胞和肌细胞。它们在体外可以长时间保存（直到第 13 代，约 165 天），种群倍增率稳定（累积种群倍增与传代数呈线性关系），衰老程度较低。因此，PLA 细胞被认为是骨髓间充质干细胞在治疗应用中的替代品。它们有很多优点：提取过程创伤小，提供的间充质干细胞量大 [3]。

由于 PLA 细胞的发现，一个与来源组织无关的 MSCs 的精确定义被确立起来：

- 在培养过程中有贴壁和增殖的能力。
- 通过流式细胞仪测定的膜表型，大多数（>90%）细胞 CD13、CD73、CD90 阳性，以及至少 98% 的造血标志物 CD11b、CD45 的细胞阴性。
- 体外分化潜力，来源于中胚层（骨、软骨、脂肪组织）的细胞类型 [4-5]。

2.2.2 SVF：定义和组成

现有很多医疗设备可以在相对较短的时间内分离 SVF，以便同期进行注射，这使得 SVF 在术中的应用越来越受到关注。2007 年，SVF 首次被报道应用在接受放射治疗的乳腺癌患者的乳房重建中。Yoshimura 的研究小组在 2008 年应用了细胞辅助脂肪移植（cell-assisted lipotransfer，CAL）这一术语，用来描述在脂肪组织移植物中添加 SVF 以增加脂肪存活率的技术。因为在手术室内使用 SVF 没有质量控制，这限制了它的可信度，并推迟了它在临床试验中的使用，以及它的大规模药物开发。

通过酶消化、离心、洗涤和过滤从脂肪细胞中分离出来的 SVF 是一种易于从脂肪组织中获得的异质（heterogeneous）细胞群。根据国际脂肪治疗与科学联合会（International Federation for Adipose Therapeutics and Science，IFATS）和国际细胞治疗学会（International Society for Cellular Therapy，ISCT）的数据，SVF 中存活的有核细胞的分布如下：

- 25%～45% 的造血细胞。
- 15%～30% 的基质细胞，包括 MSCs。
- 10%～20% 的内皮细胞和内皮祖细胞。
- 3%～5% 的周细胞。

2.2.3 SVF 的特性

2.2.3.1 血管生成特性

由于 SVF 是由参与血液成分的细胞组成的，它自然具有血管生成（angiogenic）特性，该特性是基于不同细胞类型之间的协同作用。与单独使用脂肪内皮祖细胞（endothelial progenitor cells，

EPCs）或 MSCs 相比，联合使用 EPCs 和 MSCs 会促使更多的新生血管形成。其他研究表明，SVF 细胞在受体组织中迅速聚集形成新生血管。基质细胞通过释放生长因子如 VEGF、HGF 和 TGF-β98 进一步刺激新生血管形成。Koh 等发现，SVF 中的巨噬细胞对新生血管获得适当的结构组织也很重要 [6]。Bora 等人假设，SVF 中的脂肪 MSCs 和 EPCs 产生许多可溶性生物活性因子，并且 VEGF 和血小板源性生长因子（platelet derived growth factor，PDGF）的交叉效应通过内皮细胞形成新生血管，从而维持与 MSCs 的稳定网络 [7]。

SVF 的血管生成特性也可以用脂肪移植的理论模型来研究。脂肪移植物的吸收有时可能超过 75%。富含 SVF 的脂肪移植已经显示出移植物的血管生成和血管重建增加。周细胞和内皮细胞直接参与了脂肪移植过程的血管生成和血管成形（vessel formation）。Zhu 等研究发现给裸鼠移植富含 SVF 的脂肪可以提高脂肪的存活率，移植脂肪中的血管生成和形态的维持都可以得到改善。而不富含 SVF 的移植脂肪组织表现出纤维化和活力略差。他们发现在富含 SVF 组的血管网络迅速地从周边生长到移植脂肪的中心区域。富含 SVF 组中，VEGF 表达显著增加，这可能趋化内皮细胞和基质细胞迁移到新生血管化的区域。另外，新生脂肪细胞显示出和上述细胞相似的向间质组织中的血管周围聚集的倾向，该现象表明这些脂肪细胞的存活依赖这些血管网络 [8]。Condé-Green 等的研究得出了相似的结论，他们用大鼠作为实验对象，按脂肪加工方式的不同分成 4 组进行比较，富含 SVF 的脂肪移植与直接静置、离心和洗涤处理的脂肪移植相比，组织更具活性，新生血管形成更多，并且几乎没有纤维组织和钙化 [9]。Paik 等进一步揭示移植脂肪内 SVF 细胞的含量是一个需要重点关注的问题。在小鼠模型中，将 SVF 与脂肪组织混合，200 μl 总体积的脂肪组织内 SVF 细胞数量变化在 1 万 ~1000 万个。结果表明 SVF 含量和脂肪存活率呈负相关，其中 1000 万个 SVF 细胞组因炎症和血管化程度低而导致脂肪存活率低。这些结果表明，在我们理解涉及 SVF 参与的再生机制过程中，需要考虑植入细胞所处的空间位置和对可获得营养的汲取能力 [10]。

SVF 还可用于提高烧伤患者真皮表皮替代

物的摄取率。这些替代物通常没有血管化，它们的移植存活率取决于能否建立血管网络。用富含 SVF（从人类脂肪细胞中提取）的表皮真皮替代物治疗免疫缺陷大鼠的深部皮肤损伤，4 天后显示表皮真皮替代物内的血管化组织与大鼠血管系统吻合，有效地建立了表皮真皮替代物的内稳态平衡。由于表皮真皮替代物中存在血管，真皮没有收缩。在表皮真皮替代物中生长的毛细血管成分与正常人的毛细血管相似。虽然 SVF 形成毛细血管丛的机制尚不清楚，但可能与 VEGF、IGF 等生长因子的分泌有关。此外，新鲜分离的 SVF 与纯化的 MSCs 相比具有更好的血管生成特性。

2.2.3.2　免疫调节特性

SVF 的免疫调节特性与多种细胞成分有关。干细胞和祖细胞具有抗炎和抗凋亡的特性，有助于宿主组织的再生。健康条件下，脂肪组织巨噬细胞属于抗炎 M2 表型，显示出区分中胚层细胞系的能力。SVF 还含有 T 调节细胞，可以分泌高水平免疫抑制细胞因子。在适当的情况下，这些 T 调节细胞可以维持 SVF 中巨噬细胞的 M2 表型。在一些疾病模型中，SVF 倾向于降低炎性细胞因子、白细胞介素 6 和肿瘤坏死因子[11]。在多发性硬化症自身免疫性脑炎的实验模型中，SVF 显示其在减少干扰素 -γ 和 IL-12 的分泌方面比 MSCs 更有效。这两种细胞因子参与了多发性硬化症的发病机制。因此，SVF 通过表达和抑制各种细胞因子来调节炎症和免疫反应。

2.2.3.3　抗纤维化特性

SVF 由于 MSCs 的存在而显示出一些抗纤维化效应。Domergue 等[12]比较了人脂肪 SVF 和 MSCs 对裸鼠增生性瘢痕的影响。治疗组小鼠皮肤中总胶原含量降低，真皮厚度减少，增生性瘢痕减轻。MSCs 似乎比 SVF 更有效。MSCs 的治疗作用归因于其重要的 TGFβ3 和 HGF 的高表达，以及高水平的 MMP-2 和 MMP-2/TIMP-2 比值，反映了纤维化吸收过程中的重塑活动。我们的团队还记录了 SVF 在每日注射博来霉素导致皮肤纤维化的小鼠模型中的抗纤维化作用。评价不同细胞治疗产品（SVF、Microfat、PRP 浓缩液）及其联合应用的疗效。Microfat 与 SVF 或 PRP 联合使用可

显著逆转表皮硬化。用 SVF 处理的区域局部血管生成显著增加。

2.2.3.4　再生特性

在适当的环境中，骨髓间充质干细胞由于其天然的分化能力，可促进组织再生。SVF 还可以诱导宿主细胞增殖，故可用于多种情况（糖尿病足溃疡、神经修复、烧伤）[11, 13-14]。Zhu 等人发现，在富含 SVF 的脂肪移植物中观察到 CD34 的表达后，MSCs 可以分化为脂肪细胞[8]。CD34 标志物是 MSCs 的特异性标志物，新生脂肪细胞数量在 14 ~ 30 天内增加。Fu 等人使用 GFP 标记的 SVF 来说明 CAL 处理的小鼠中发生的动态变化[15]。尽管 GFP 标记的细胞在注射后 14 天内急剧减少，但它们持续了 56 天（与 J1 相比，下降了 17.3%）。SVF 细胞被证明通过"唤醒"衰老细胞来促进糖尿病足部溃疡的愈合[14, 16]。在烧伤患者中也观察到了类似的结果，皮内注射 SVF 显示成纤维细胞活性和细胞增殖增加[17]。

SVF 促进神经细胞再生的具体机制尚不明确，但使用 SVF 进行神经修复的研究表明，经 SVF 处理的动物再生轴突恢复更快，有髓纤维数量更多，直径更大。神经再生可能源于 SVF 细胞的分化或其对宿主组织的旁分泌作用，并且 SVF 细胞可能会诱导周围施万细胞再生和迁移。这两种机制都可能对神经细胞的再生起作用。

参考文献

1. Fonseca-Alaniz MH, Takada J, Alonso-Vale MIC, et al. Adipose tissue as an endocrine organ: from theory to practice. J Pediatr. 2007; 83: S192-203.

2. Cawthorn WP, Scheller EL, MacDougald OA. Adipose tissue stem cells meet preadipocyte commitment: going back to the future. J Lipid Res. 2012; 53: 227-46.

3. Zhu X, Shi W, Tai W, et al. The comparition of biological characteristics and multilineage differentiation of bone marrow and adipose derived mesenchymal stem cells. Cell Tissue Res. 2012; 350: 277-87.

4. Dominici M, Le Blanc K, Mueller I, et al. Minimal criteria for defining multipotent mesenchymal stromal cells. The International Society for Cellular Therapy position statement. Cytotherapy. 2006; 8: 315-7.

5. Bourin P, Bunnell BA, Casteilla L, et al. Stromal cells from the adipose tissue-derived stromal vascular fraction and culture expanded adipose tissue-derived stromal/stem cells: a joint statement of the International Federation for Adipose

Therapeutics and Science (IFATS) and the International Society for Cellular Therapy (ISCT). Cytotherapy. 2013; 15: 641-8.

6. Koh YJ, Koh BI, Kim H, et al. Stromal vascular fraction from adipose tissue forms profound vascular network through the dynamic reassembly of blood endothelial cells. Arterioscler Thromb Vasc Biol. 2011; 31: 1141-50.

7. Bora P, Majumdar AS. Adipose tissue-derived stromal vascular fraction in regenerative medicine: a brief review on biology and translation. Stem Cell Res Ther. 2017; 8: 145.

8. Zhu M, Dong Z, Gao J, et al. Adipocyte regeneration after free fat transplantation: promotion by stromal vascular fraction cells. Cell Transplant. 2015; 24: 49-62.

9. Condé-Green A, Wu I, Graham I, et al. Comparison of 3 techniques of fat grafting and cell-supplemented lipotrasnfer in athymic rats: a pilot study. Aesthet Surg J. 2013; 33: 713-21.

10. Paik KJ, Zielins ER, Atashroo DA, et al. Studies in fat grafting: part V. Cell-assisted lipotransfer to enhance fat graft retention is dose dependent. Plast Reconstr Surg. 2015; 136: 67-75.

11. Premaratne GU, Ma LP, Fujita M, et al. Stromal vascular fraction transplantation as an alternative therapy for ischemic heart failure: anti-inflammatory role. J Cardiothorac Surg. 2011; 6: 43.

12. Domergue S, Bony C, Maumus M, et al. Comparison between stromal vascular fraction and adipose mesenchymal stem cells in remodeling hypertrophic scars. PLoS ONE. 2016; 11: e015616.

13. Serratrice N, Bruzzese L, Magalon L, et al. New fat-derived products for treating skin-induced lesions of scleroderma in nude mice. Stem Cell Res Ther. 2014; 5: 138.

14. Di Summa PG, Kingham PJ, Raffoul W, et al. Adipose-derived stem cells enhance peripheral nerve regeneration. J Plast Reconstr Aesthet Surg. 2010; 63: 1544-52.

15. You HJ, Han SK. Cell therapy for wound healing. J Korean Med Sci. 2014; 29: 311-9.

16. Han SK, Kim HR, Kim WK. The treatment of diabetic foot ulcers with uncultured, processed lipoaspirate cells: a pilot study. Wound Repair Regen. 2010; 18: 342-8.

17. Condé-Green A, Marano AA, et al. Fat grafting and adipose-derived regenerative cells in burn wound healing and scarring: a systematic review of the literature. Plast Reconstr Surg. 2016; 137: 302-12.

第 **3** 章　富含基质血管组分的脂肪移植

3.1 背景

脂肪丰臀术是一个具有挑战性的手术，因为它通常需要移植大量脂肪来满足某些文化和美学的需求。在过去 10 年中，脂肪移植或脂肪移植联合假体一直是身体容量不足区域（如臀部、乳房、小腿）的首选填充方法[1-2]。来自移植（transplantation）和组织移植（tissue grafting）的传统观点认为，基质细胞成分对脂肪移植成活至关重要。向脂肪中补充、富集和添加基质细胞将会增强移植相关的细胞介导机制，保持移植物体积的完整性，并最终改善临床效果。

虽然上述假设合理，但这一策略面临概念上的困难和失败的科学记录。不过它也开辟了一个多产的领域，以回答基于细胞疗法的软组织缺损结构和功能重建的最终设计的诸多基本问题。

3.2 脂肪移植的临床效果及其难点

在体形雕塑手术中，体积恢复和长期疗效都是人们追求的临床结果。脂肪移植手术是高度可变的，因为长期保留率是不可预测的。脂肪抽吸物由组织、水和油分组成，根据所使用的吸脂设备、技术和求美者的不同而不同。移植后不久，移植物中的水被受体床重新吸收；随后油分被炎症反应隔开，这可导致油性囊肿的形成。由于所有这些变化都会影响脂肪移植物，故很难确定哪些移植成分决定最终体积。对移植物的反应、水肿和第三空间扩大使受体床暂时性变化，不会影响术中移植物的恢复能力或术后随时间推移的留存能力。由于标准化脂肪移植很难估计最终恢复的体积，为了提高移植物的留存率，富含细胞的脂肪移植应运而生。

与切取的脂肪组织相比，吸脂样本的基质血管细胞减少[3]。钝针设计的初衷是为了避开血管周围基质隔膜（最具抵抗力的区域），但这些区域中基质细胞密度最高。移植物的体积未知，移植物内的细胞密度不断减小，这也会随着求美者的年龄而变化[4]。上述发现进一步强调了增加基质血管组分（SVF）池的原则，通过将基质血管细胞添加到其他细胞耗尽的脂肪抽吸物中来改善脂肪移植物的留存率。

细胞辅助脂肪移植（CAL）是一种利用酶分离基质细胞以提高脂肪抽吸物中脂肪源性基质细胞（adipose-derived stromal cells，ADSCs）/脂肪细胞比率的加工方法。脂肪抽吸物分为两部分：一部分用标准化技术处理以提纯脂肪组织，另一部分用于分离 SVF。将新分离的 SVF 细胞与起支架作用的加工后脂肪抽吸物混合，并将这种浓缩的脂肪移植物用于注射。自 2006 年以来，CAL 已在临床上用于美容隆胸、乳房重建和面部容量填充[5]（图 3.1）。

3.3 基质血管组分：间充质基质细胞

除脂肪细胞外，白色脂肪组织还含有基质细胞，被认定为 SVF。这是一个异质细胞群体，不仅包括脂肪基质、造血干细胞、间充质细胞和祖细胞，还包括内皮细胞、红细胞、成纤维细胞、淋巴细胞、单核/巨噬细胞和周细胞等[6]。

大多数 SVF 细胞位于脂肪组织的血管周围空间，局限于细胞外基质轴和覆盖血管网络的分支基底膜。SVF 细胞可以通过一种可重复的方式从切除或抽吸的脂肪组织中分离出来，这基于两个基本的生物物理特性：松散附着在细胞外基质上的实质细胞与基质细胞在酶作用下的解离程度不同，以及含有油脂的脂肪实质细胞与密度更高的基质细胞之间的浮力不同。

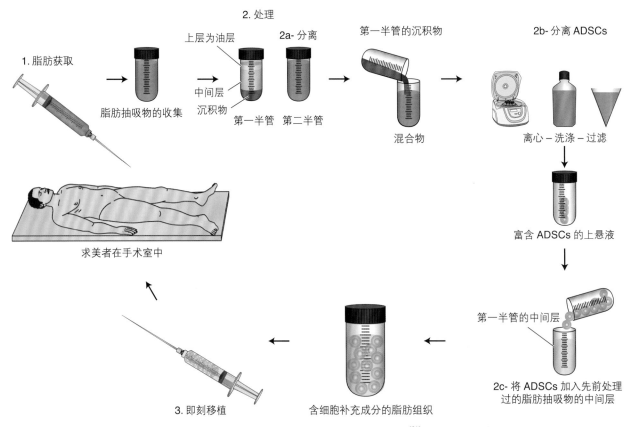

即刻细胞辅助脂肪移植

2. 处理

2a- 分离

第一半管的沉积物

2b- 分离 ADSCs

1. 脂肪获取

上层为油层

脂肪抽吸物的收集

中间层

沉积物

第一半管　第二半管

混合物

离心 – 洗涤 – 过滤

富含 ADSCs 的上悬液

求美者在手术室中

第一半管的中间层

2c- 将 ADSCs 加入先前处理过的脂肪抽吸物的中间层

3. 即刻移植

含细胞补充成分的脂肪组织

图 3.1　细胞辅助脂肪移植步骤（经 Condé-Green 等 [21] 许可修改图像）

3.3.1　SVF 的分离

　　血管周围空间结构解释了蛋白质催化消化后分离的不同细胞群。这种酶解离可以手工进行，也可以利用半自动或全自动封闭系统设备进行 [7]。自动封闭系统隔离设备易于操作，减少了感染和人为错误的风险，并允许临床医生在手术操作同时分离和重新植入求美者的基质细胞。脂肪抽吸物经过洗涤后由以下一种或多种酶消化：常规胶原酶、中性蛋白酶、胰蛋白酶或相关酶 [6]。消化时间 30 ~ 120 分钟不等。在酶中和后，SVF 细胞通过离心从成熟的脂肪细胞中分离出来，浓缩后以备用来提高洗涤和过滤的脂肪组织中 SVF 含量（图 3.2）。将新鲜分离和再悬浮的脂肪 SVF 细胞与洗涤的脂肪移植物结合。每 50 ml 处理过的脂肪和 1 ~ 2 ml 再悬浮的 SVF 细胞混合，在两个注射器之间温和地来回推导 [8]。

　　各商业品牌的细胞分离系统在总细胞回收率、活细胞百分比、特性和安全性（残留胶原酶水平）方面有所不同 [7]。这些系统的缺点是设备和一次性耗材的使用成本较高。胶原酶制剂可以激活补体，可能会引起局部炎症反应。与没有酶解离剂的情况相比，尽管酶消化法分离的细胞数量要高得多，但许多国家目前复杂的监管为酶促分离 SVF（无论是手动还是自动）技术的临床应用制造了障碍。

　　机械分离 SVF 是一种很有前途的治疗策略，可以解决酶促法分离 SVF 的监管和安全性问题。在过去几年里，人们已经尝试了不同的非酶促方案，包括使用不同的设备机械分离 SVF。SVF 的机械分离可以通过使用离心法、注射器间乳化（加或不加过滤），以及通过自动化设备来完成 [9-10]。获得的 SVF 细胞组成根据分离方案的不同而不同。但与酶促法相比，其 SVF 细胞产量较低。Gentile 等人比较了非酶促法和酶促法富含 SVF 的脂肪移植在乳房重建术中的应用。1 年后，接受机械分离 SVF 脂肪移植和酶促分离 SVF 脂肪移植的患者的临床结

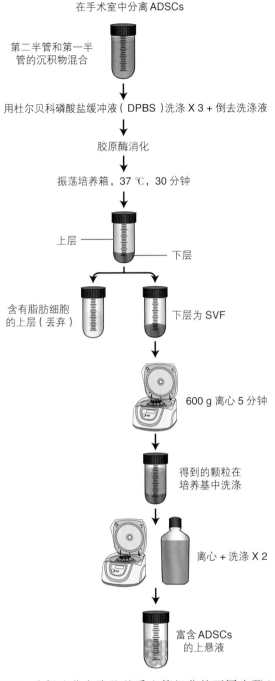

在手术室中分离 ADSCs

第二半管和第一半
管的沉积物混合

用杜尔贝科磷酸盐缓冲液（DPBS）洗涤 X 3 ＋ 倒去洗涤液

胶原酶消化

振荡培养箱，37 ℃，30 分钟

上层

下层

含有脂肪细胞
的上层（丢弃）

下层为 SVF

600 g 离心 5 分钟

得到的颗粒在
培养基中洗涤

离心 ＋ 洗涤 X 2

富含 ADSCs
的上悬液

图 3.2 酶促法分离脂肪基质血管组分的不同步骤（经
Condé-Green 等 [21] 许可修改图像）

果和移植物体积留存率没有差别 [11]。机械分离的
SVF 细胞在改善脂肪移植物的体积保持方面显示
出临床上的优势。然而，目前比较不同机械分离
SVF 方法的文献较少。未来的研究应该比较和改
进这些不同的方案，以提高细胞产量和质量，减
少污染细胞群的比例。

对 SVF 细胞悬液进行可塑性贴壁、选育和扩
增，以提高祖细胞密度。扩增培养的细胞一直是分
化和转分化研究的对象。当培养 SVF 细胞时，这
一过程允许脂肪组织来源的基质细胞（ASCs）群
的出现（图 3.3）。ASCs 是具有分化为脂肪细胞、
软骨细胞、成骨细胞等能力的同质细胞群 [6]。它们
可获取的数量庞大、来源可靠，在很多不同的领
域适用。近年来，它们的重要性迅速增加，因为
它们具有容易扩展和经历多谱系分化的能力。然
而，有关初始基质细胞基本功能的文献报道仍然
缺乏。因为缺乏细胞分选研究，关于尚未开发的
功能的分析报告不足，而且也未发现可以预测功
能或治疗效果的替代标志物。与非富含 SVF 细胞
的脂肪移植物相比，即使使用富含体外扩增的脂
肪源性干细胞的脂肪移植物存活率提高，但临床
疗效和可靠性的改善仍不符合要求 [12]。

3.3.2 CAL、构成和治疗剂量的原理

多数报告测试 SVF 的"干细胞性"，似乎基质
细胞可以通过号召脂肪细胞定向的祖细胞和多能
干细胞进行分化，并且产生新的实质细胞池（成熟
脂肪细胞），从而取代受损的实质细胞来发挥其治
疗作用。这种由移植物 SVF 祖细胞池驱动的"替
代机制"显得非常苛刻，尤其是在损伤的缺血条件
下。它结构稳定，血供充足，炎症反应可控，这
些功能都整合在基质细胞池中。或者，SVF 前体
亚群的分化潜能可能与细胞间的合作以及促进终
末分化池（成纤维细胞、内皮细胞、淋巴上皮细

图 3.3 脂肪移植物细胞整体免疫组化对比期，浅油红 O
染色，4', 6- 二脒基 -2- 苯基吲哚（DPAI）与双链脱氧核糖
核酸（dsDNA）的腺嘌呤 - 胸腺嘧啶结合定位细胞核

胞和骨髓单个核细胞／组织细胞）执行的修复功能有关，从而重建基质、血管和组织网状结构对组织炎症的控制。这种"合作机制"是由祖细胞和终末分化的 SVF 子集之间的作用实现的，并得到了坊间证据的支持。然而，关注"修复机制"更为合理，因为丰富的终末分化池的内部修复能力依赖于其内在的基本功能，从而使移植物植入和移植物结构保持。在这种损伤的生理反应下，SVF 的三种主要成纤维细胞、血管母细胞和组织母细胞成分被触发，以重建和调节支架、血管床和组织稳态。

在等价组假设下，SVF 由分布在给定组织体积上的由酶促法或机械法提取的基质血管细胞总数的样本组成（即组织的细胞密度）。在正常情况下，这种构成细胞密度是支持组织功能活动所必需的。然而，在应激情况下，细胞密度需求会上升几个数量级[13]。脂肪抽吸物的细胞密度不同，并且细胞会被消耗。传统脂肪移植留存率不稳定的因素可能就是基质细胞的损耗以至于低于其原来密度。移植物中基质细胞的数量可能有治疗作用。

有关移植、移植物植入和伤口愈合的文献支持治疗剂量的概念。大量功能特异性结构型外源细胞和受区的动员细胞群聚集在一起，对植入的应激作出反应，协调基质内所有的替代、修复和合作通路，最终将移植物和受体床整合到健康的平衡状态。这种治疗剂量的细胞数量和质量对于达到临床移植物纤维化和坏死之间的微妙平衡所起的作用至关重要。遗憾的是，无论结构细胞的密度，还是添加的培养液（新鲜或配制的），都确实没有达到维持未受干扰的伤口正常愈合所需的治疗剂量。事实上，最近动物实验观察到的治疗剂量远远超过了任何已报道的临床细胞辅助脂肪移植物研究的剂量。

3.3.2.1 CAL 治疗臀部皮下容量不足的效果及临床证据

自体脂肪移植广泛应用于丰臀和臀部软组织缺损的修复。脂肪移植过多可能导致脂肪坏死、油性囊肿、钙化的发生率增高，以及远期效果的不可预测性。求美者可能会接受再次手术，这会额外增加成本和并发症的发生率。细胞强化的脂

肪移植降低了移植物的吸收率，并支持新生脂肪细胞的形成。移植的 SVF 细胞的免疫抑制潜力也可能使受区的炎症反应最小化。它们分泌不同的生长因子，如内皮生长因子、肝细胞生长因子和转化生长因子 -β[13]，促进血管生成和组织生长，同时减少纤维化、钙化和囊肿形成等并发症[5]。此外，前脂肪细胞和巨噬细胞的可塑性由于可增强免疫反应和清除死亡或缺陷细胞，似乎促进了愈合，从而导致永久性的组织重塑。

臀部容量不足是 CAL 的适应证之一，由于发生脂肪吸收的可能性较大，通常需要移植大量脂肪。CAL 可以最大限度地减少脂肪移植物的吸收，避免移植大量脂肪，降低并发症的发生率，使移植结果更可预测和更持久。直到今天，关于 CAL 丰臀的临床证据尚未发表。而在面部和胸部的脂肪填充，CAL 较传统脂肪移植更有优势已有相关报道[14-15]。当植入更多的细胞时，治疗效果会被放大。在人类和小鼠研究中，大剂量细胞增强的脂肪移植物能够减少术后早期的乳房水肿，并显著改善长期容量保留[8, 12, 16]。大量研究重点集中在再生细胞促进脂肪移植物体积恢复的能力上。这些细胞已被证明可以增加淋巴管和血管化淋巴结转移的数量，从而促进循环系统中的淋巴管引流[17]。此外，CAL 在慢性创面患者中的应用显示，它可以减小溃疡面积，缩短愈合时间[18-19]。

ADSCs（单独和作为强化脂肪移植物）用于组织再生或重建的安全性和有效性仍在临床试验中。虽然关于正面和负面结果的数据在很大程度上是缺乏的，但来自选定试验的初期结果证实了该疗法的可行性和安全性，并暗示了其在特定部位和系统治疗方面的有效性[20]。

3.4 结论

胶原酶消化法仍被认为是分离脂肪基质血管组分和制备富细胞脂肪移植的标准方法。初步结果表明，CAL 是一种安全有效的软组织填充技术，优于传统的脂肪移植。CAL 可以标准化（处理脂肪和分离细胞的方式、细胞质量和治疗剂量等）。其适用于接受美容或重建手术的求美者，以获得可重复和有效的临床结果。除了一些方法学上的障碍外，还存在一个概念上的障碍，即围绕添加

细胞疗法特别是 CAL 的争议。目前的临床尝试还不能模拟自然界定量和定性细胞依赖的愈合机制。

只有当细胞接种物的数量和质量与在自然条件下损伤时的大量细胞组合情况相类似时，我们才能设计出有效的细胞辅助疗法，将脂肪移植物无缝地整合到受体床上，并获得面部、乳房和身体容量不足的最终解决方案。

参考文献

1. Andjelkov K, Llull R, Colic M, et al. Aesthetic improvement of undeveloped calves after treatment of congenital clubfoot deformity. Aesthet Surg J. 2018; 38(11): 1200-9.
2. Sforza M, Andjelkov K, Zaccheddu R, et al. A preliminary assessment of the predictability of fat grafting to correct silicone breast implant-related complications. Aesthet Surg J. 2016; 36: 886-94.
3. Eto H, Suga H, Matsumoto D, et al. Characterization of structure and cellular components of aspirated and excised adipose tissue. Plast Reconstr Surg. 2009; 124: 1087-97.
4. Dos-Anjos Vilaboa S, Navarro-Palou M, et al. Age influence on stromal vascular fraction cell yield obtained from human lipoaspirates. Cytotherapy. 2014; 16: 1092-7.
5. Matsumoto D, Sato K, Gonda K, et al. Cell-assisted lipotransfer: supportive use of human adipose-derived cells for soft tissue augmentation with lipoinjection. Tissue Eng. 2006; 12: 3375-82.
6. Bourin P, Bunnell BA, Casteilla L, et al. Stromal cells from the adipose tissue-derived stromal vascular fraction and culture expanded adipose tissue-derived stromal/stem cells: a joint statement of the International Federation for Adipose Therapeutics and Science (IFATS) and the International Society for Cellular Therapy (ISCT). Cytotherapy. 2013; 15: 641-8.
7. Aronowitz JA, Ellenhorn JD. Adipose stromal vascular fraction isolation: a head-to-head comparison of four commercial cell separation systems. Plast Reconstr Surg. 2013; 132: 932e-9e.
8. Dos Anjos S, Matas-Palau A, Mercader J, et al. Reproducible volume restoration and efficient long-term volume retention after point-of-care standardized cell-enhanced fat grafting in breast surgery. Plast Reconstr Surg Glob Open. 2015; 3: e547.
9. Condé-Green A, Kotamarti VS, Sherman LS, et al. Shift toward mechanical isolation of adipose-derived stromal vascular fraction: review of upcoming techniques. Plast Reconstr Surg Glob Open. 2016; 4: e1017.
10. Chaput B, Bertheuil N, Escubes M, et al. Mechanically isolated stromal vascular fraction provides a valid and useful collagenase-free alternative technique: a comparative study. Plast Reconstr Surg. 2016; 138: 807-19.
11. Gentile P, Scioli MG, Orlandi A, et al. Breast reconstruction with enhanced stromal vascular fraction fat grafting: what is the best method? Plast Reconstr Surg Glob Open. 2015; 3: e406.
12. Kølle SF, Fischer-Nielsen A, Mathiasen AB, et al. Enrichment of autologous fat grafts with ex-vivo expanded adipose tissue-derived stem cells for graft survival: a randomised placebo-controlled trial. Lancet. 2013; 382: 1113-20.
13. Lämmermann T, Afonso PV, Angermann BR, et al. Neutrophil swarms require LTB4 and integrins at sites of cell death in vivo. Nature. 2013; 498: 371-5.
14. Yoshimura K, Sato K, Aoi N, et al. Cell-assisted lipotransfer for cosmetic breast augmentation: supportive use of adipose-derived stem/stromal cells. Aesthet Plast Surg. 2008; 32: 48-55.
15. Gontijo-de-Amorim NF, Charles-de-Sá L, Rigotti G. Mechanical supplementation with the stromal vascular fraction yields improved volume retention in facial lipotransfer: a 1-year comparative study. Aesthet Surg J. 2017; 37: 975-85.
16. Gentile P, Orlandi A, Scioli MG, et al. A comparative translational study: the combined use of enhanced stromal vascular fraction and platelet-rich plasma improves fat grafting maintenance in breast reconstruction. Stem Cells Transl Med. 2012; 1: 341-51.
17. Hayashida K, Yoshida S, Yoshimoto H, et al. Adipose-derived stem cells and vascularized lymph node transfers successfully treat mouse hindlimb secondary lymphedema by early reconnection of the lymphatic system and lymphangiogenesis. Plast Reconstr Surg. 2017; 139: 639-51.
18. Vicenti G, Solarino G, Pesce V, et al. Autologous lipotransfer versus stromal vascular fraction enriched lipoinjection for diabetic foot wounds healing: a pilot study. J Biol Regul Homeost Agents. 2017; 31(4 suppl 1): 141-6.
19. Andjelkov K, Sforza M, Barisic G, et al. A novel method for treatment of chronic anal fissure: adipose-derived regenerative cells—a pilot study. Color Dis. 2017; 19: 570-5.
20. Laloze J, Varin A, Gilhodes J, et al. Cell-assisted lipotransfer: friend or foe in fat grafting? Systematic review and meta-analysis. J Tissue Eng Regen Med. 2018; 12: e1237-50.
21. Condé-Green A, et al. Immediate cell-supplemented lipotransfer (iCSL). Eur J Plast Surg. 2012; 35: 373-8.

第4章 脂肪移植物的冷冻保存

4.1 引言

自 20 世纪 80 年代以来，自体脂肪移植在美容和重建外科领域越来越受欢迎，它在临床中被用来作为软组织填充物。自体脂肪不但来源丰富、易于获取、生物相容性好，而且在获取脂肪的同时可以对身体进行塑形[1]。这些特点最终使脂肪移植受到外科医生和求美者的青睐。但该方法也并非没有缺点，其主要缺点是吸收率高，大多数文献报道吸收率为 70%，而且长期结果未知[2]。这一缺点导致一些外科医生在填充时过度矫正，或者通过多次手术来使求美者满意。这导致供区潜在的并发症增多，如外形不规则等，同时增加了求美者的不适和治疗费用[1-2]。基于这些原因，作者通过体内和体外研究，探索了脂肪组织的冷冻保存。

目前，脂肪移植是在获取脂肪后立即进行的，多余的脂肪抽吸物被丢弃。脂肪组织冷冻保存可以避免每次填充时都要进行脂肪抽吸，有助于提高求美者满意度。未来，随着实用和理想的脂肪组织冷冻保存技术的广泛应用，无疑将使求美者和外科医生受益。

4.2 脂肪移植物冷冻保存的前期研究

最初一些作者研究了在相对较高温度（+1 ℃至 -18 ℃）下脂肪抽吸物的短期保存。Shoshani 等人将抽吸辅助的脂肪切除术获得的人体脂肪组织在 -18 ℃的家用冰箱中储存 2 周，之后将脂肪解冻并注射到裸鼠体内。结果显示，在重量、体积和组织学检查方面，冷冻脂肪和新鲜脂肪没有显著差异[3]。另一篇文章研究了同系 Sprague-Dawley 大鼠的动物模型，其中一组在 16 ℃或 1 ℃下储存 1 或 2 周，另一组用新鲜获取的脂肪进行脂肪移植；组织学比较显示，在接受储存脂肪移植的大

鼠中，活脂肪细胞减少，炎症和脂肪细胞坏死增加，而且这些变化随着储存时间的增加和冷冻温度过低变得更加严重[4]。

也有学者利用简单的冷冻技术对脂肪移植物的长期储存进行了研究。MacRae 等人证明，在液氮中冷冻并在 -195.8 ℃下储存长达 8 天的脂肪移植物保持了其线粒体代谢活性[5]。Wolter 等人发现，在 -20 ℃简单冷冻后，脂肪移植物的代谢活性丧失高达 92.7%，但添加防冻剂可保存 54% 的基本活性。因此，他们得出结论，广泛使用的在冰箱中简单冷冻脂肪的方法将导致组织无法存活，而细胞存活率可以通过冷冻保护剂（cryoprotective agent，CPA）来改善[6]。Atik 等人发现，在 -35 ℃液氮中冷冻 6 个月的脂肪移植物具有与新鲜移植物相似的存活率和组织学特性[7]。Li 等人证明，在 -20 ℃、-80 ℃和 -196 ℃下冷冻保存的脂肪移植物以及储存在羟乙基淀粉中的一组脂肪移植物在 3 种温度下或使用 CPA 后的细胞存活率存在差异[8]。然而，上述发现受到质疑，因为这似乎与其他研究者的研究成果相矛盾，其他研究发现为了实现脂肪组织的最佳冷冻保存，冷冻前需在脂肪中添加 CPA，并且在冷冻保存过程中，脂肪与 CPA 混合后应进行受控的冷冻和解冻[9]。

作者的实验室进行了一项初步研究，以评估温度对脂肪组织储存的影响。在 4 ℃和 20 ℃下，通过甘油 -3- 磷酸脱氢酶（G3PDH）测定脂肪抽吸物的存活率。在 4 ℃下储存 2 周后，存活率下降约 80%（图 4.1）；而在 -20 ℃时，存活率仅下降约 5%（图 4.2）。作者对不同类型和浓度的 CPA 及其组合进行了一系列试验，摸索脂肪组织冷冻保存的最佳 CPA 及其浓度。此外，作者还评估了多种冷冻和解冻方案[10]。

上述几项研究显示了自体脂肪移植物冷冻保存以备未来应用的初步结果，尽管这些结果令人

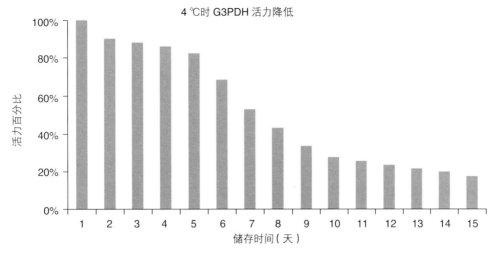

图 4.1 在 4 ℃储存 2 周后，脂肪移植物的存活率下降了约 80%

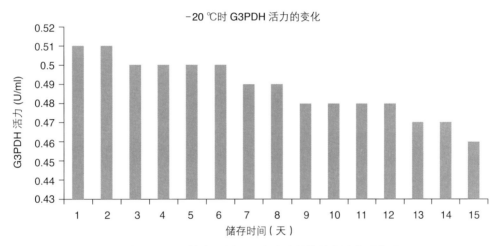

图 4.2 在 -20 ℃下储存 2 周后，脂肪移植物的存活率下降了 5%

鼓舞，但所述技术只能用于短期保存（几天、几周或几个月），并且由于不受控制的冷却 / 加热过程，可能导致细胞损伤。现代冷冻保存技术可以更好地长期保存脂肪组织，脂肪移植物可储存数月至数年（低于 -85 ℃）或超过 10 年（-196 ℃液氮）。

4.3 脂肪移植物冷冻保存方案的发展

4.3.1 现代冷冻保存技术

现代冷冻保存技术可以长期保存许多具有潜在临床应用的活细胞和组织[11]。冷冻保存的主要步骤总结如下：

（1）冷冻前向细胞 / 组织中添加 CPA。

（2）以受控的速率将细胞 / 组织冷却到细胞 / 组织储存的温度。

（3）加热细胞 / 组织。

（4）解冻后从细胞 / 组织中去除 CPA[12]。

细胞存活受最佳冷却速率的影响。该速率应足够慢以避免细胞内结冰，但又应足够快以使细胞损伤最小化。表 4.1 回顾了现代脂肪组织冷冻保存技术和作者推荐的方案。

4.3.2 冷冻保护剂的选择

添加 CPA 可以改变细胞的冷冻行为方式，从而影响水的运输、凝结和晶体形成的速率。存活

表 4.1　现代脂肪组织冷冻保存技术和推荐方案

步骤	推荐方案
CPA选择	渗透性和非渗透性CPA混合；如0.5 mol/L二甲基亚砜+0.2 mol/L海藻糖
CPA添加	在4 ℃或室温下（最终体积比为1∶1）逐步向脂肪组织中加入CPA原液（4 ℃预冷，2倍浓度），搅匀约30分钟
冷却	以可控的1~2 ℃/min的冷却速率缓慢降温（例如-35 ℃），搅匀约10分钟，放入-80 ℃的冰箱或液氮中
储存	储存在-80 ℃冰箱或液氮中
解冻	通过在37 ℃水浴中搅拌快速解冻，直到完全解冻
CPA去除	在脂肪组织中缓慢加入等渗培养基，然后搅匀、洗涤。可能需要多次稀释/洗涤

下来的细胞仍然面临解冻的创伤，这一过程面临的挑战可能和冷却相似。此外，了解细胞对水和 CPA 的渗透性可以预测在添加和最终移除 CPA 过程中细胞体积的最小和最大范围，以确定有助于避免渗透性损伤的最佳定量方法。

二甲基亚砜（DMSO）是一种渗透性试剂，可以减少冰的形成，并防止细胞脱水过程中严重的细胞收缩，从而减少细胞损伤。它已被广泛用作细胞和组织冷冻保存的 CPA[11-12]。单独使用时，二甲基亚砜的浓度通常为 10%。然而，因为这种试剂在正常体温下具有组织毒性，所以一旦它们被适当程度地解冻，就需要从冷冻保存的细胞或组织中去除。在之前的一项研究中，我们试图通过添加另一种非组织毒性化合物如海藻糖来进一步降低二甲基亚砜的浓度。海藻糖是一种非渗透性的 CPA，可以使细胞脱水，减少冷冻前的水分。在冷冻和干燥过程中，它还能起到细胞膜和蛋白质稳定剂的作用。海藻糖和二甲基亚砜的组合可能最终通过协同机制来增强脂肪组织在冷冻保存过程中的保护作用，这一机制尚不确定[13-14]。由于这种效应，当二甲基亚砜与海藻糖结合时，理论上可以降低二甲基亚砜的浓度。这两种 CPA 的结合可能有助于实现脂肪组织和其他类型组织的最佳冷冻保存。

我们进行了初步研究，以明确添加 CPA 是否能更好地保护冷冻保存的脂肪移植物，并确定用于脂肪组织冷冻保存的最佳 CPA 浓度和组合。检查脂肪细胞活力计数时，我们发现最佳组合是 0.5 mol/L（3.3%）二甲基亚砜（Sigma, St. Louis, MO）和 0.2 mol/L（7.6%）海藻糖（Sigma）[14]。此外，海藻糖可单独用于脂肪组织的冷冻保护。与新鲜对照组（$P > 0.05$）和所有其他海藻糖组相比（$P > 0.001$），浓度为 0.35 mol/L 的海藻糖组活脂肪细胞数量最高。在体外和体内试验中，这种海藻糖浓度似乎在冷冻保存过程中提供了对脂肪抽吸物的最佳保护。此外，这种保护与前面提到的二甲基亚砜和海藻糖的最佳组合作为 CPA 提供的保护作用相似[15-16]。

4.3.3　冷冻和解冻方案的建立

以下描述的冷冻和解冻方案也许代表了低温保存脂肪组织的最佳方法[15-17]。新鲜脂肪抽吸物在制备后，与二甲基亚砜（0.5 mol/L）和海藻糖（0.2 mol/L）溶液或仅海藻糖（0.35 mol/L）以 1∶1 的比例混合。加入 CPA 后，将混合物置于室温下 10 分钟，然后放入甲醇浴中（Kinetics, Stone Ridge, NY）。将冷冻系统设置为以 1~2 ℃/min 的速率从 2 ℃冷却到 -30 ℃，这样不会形成人造冰。混合物在达到 -30 ℃后转移到液氮（-196 ℃）中长期保存。

解冻前，将冷冻保存的脂肪抽吸物从液氮储罐中取出，置于室温下 2 分钟，让液氮蒸气排出。最后，将装有保存好的脂肪抽吸物小瓶放入 37 ℃的搅拌水浴中，直到它们完全解冻。

4.4　最新研究发现

获得人体脂肪移植物样品后，离心收集中间层。在体外研究中，如前所述，海藻糖仅以其最佳浓度使用。使用如上所述的缓慢冷却和快速加热，使冷冻保存的脂肪细胞得到最大程度的恢复。新鲜脂肪移植物和用海藻糖（0.35 mol/L）作为冷冻剂保存的脂肪相比，活脂肪细胞数量的差异没有统计学意义（$P > 0.05$）。G3PDH 试验显示新鲜对照组与所有冷冻组相比无统计学意义（均 $P > 0.05$）。最后，在组织学上，大多数冷冻保存组的脂肪组织基本结构维持良好（图 4.3）。因此，海藻糖作为一种 CPA，其最佳浓度为 0.35 mol/L，可

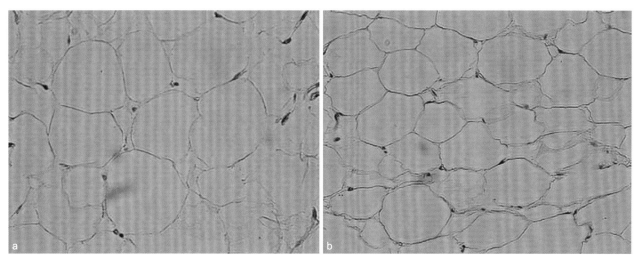

图 4.3　脂肪抽吸物的组织学分析（H&E 染色，原始放大倍数 ×200）。（a）新鲜对照组的碎片脂肪组织的正常结构；（b）用海藻糖（0.35 mol/L）对脂肪抽吸物进行最佳冷冻保存后，脂肪组织的结构接近正常

在冷冻保存过程中对脂肪提供最佳保护[15]。

　　在随后的体内研究中，继续相同的冷冻和解冻方案，将脂肪（0.5 ml）注射到无胸腺裸鼠模型中。第 1 组（对照组）接受新鲜脂肪；第 2 组接受冷冻保存脂肪，CPA 为含有二甲基亚砜（0.5 mol/L）和海藻糖（0.2 mol/L）的组合；第 3 组接受冷冻保存脂肪，CPA 为最佳浓度的海藻糖（0.35 mol/L）。

　　在维持体积和重量方面，两个冷冻组没有差别，但都低于对照组。然而，在组织学上，三个组的脂肪组织基本结构均维持良好。因此，海藻糖的最佳浓度为 0.35 mol/L，可以为人体脂肪提供足够的保护，类似于二甲基亚砜和海藻糖的组合[16]。

4.5　丰臀术临床病例报告

　　Moscatiello 等人报道了一例使用冷冻脂肪进行丰臀的 42 岁男性病例。他先行腹部吸脂手术，并表示有兴趣在不久的将来接受脂肪丰臀。在吸脂过程中，将 600 ml 脂肪用 10% 二甲基亚砜作为 CPA 进行超低温保存。缓慢冷冻至 -80 ℃，冷冻速率为每 -1 ℃约 1 分钟。手术后第二天，将 10 ml 注射器中的脂肪转移到液氮蒸气相（-1 ℃）保存。3 个月后，使用冷冻保存的脂肪进行丰臀。在手术当天，14 个装有冷冻脂肪的无菌注射器的袋子在 37 ℃的水浴中旋转，快速解冻，并在注射

前去除二甲基亚砜 CPA。手术效果在 1 年后保持不变。作者认为，手术取得成功是由于使用了恰当的抽吸钝针和抽吸压力，并且在 CPA 的帮助下采用缓慢冷冻和快速解冻操作，以及良好的注射平面[17]。这是英文文献中唯一一例使用冷冻脂肪移植物安全实施丰臀的临床病例报告。

4.6　未来展望

　　当然，一种实用和完美的冷冻保存技术的开发将使许多希望进行软组织填充以达到重建和美容目的的患者受益。为了达到最佳效果，二次脂肪移植手术通常是必要的。只要脂肪能够得到适当的保存并保持其活性和结构，就可以使用储存的脂肪进行填充（图 4.4）。从本质上讲，不需要再次进行脂肪抽吸来获取脂肪，故减少了手术时间和成本。

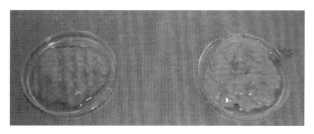

图 4.4　先前用海藻糖（0.35 mol/L）冷冻保存的脂肪移植物外观接近正常，类似于新鲜抽吸脂肪（左）

这一理念的另一方面是获取脂肪并在体外处理它们以获得成纤维细胞样细胞的能力，称为被加工的脂肪抽吸物（processed lipoaspirate，PLA）细胞[18]。几项研究已经证明，在谱系特异性诱导因子存在的情况下，PLA 细胞在体外可以分化为不同的细胞系[19]。此外，脂肪组织可能是脂肪源性干细胞（adipose-derived stem cell，ADSC）的重要来源[20]。目前提出的策略是将 PLA 细胞用于基于细胞的组织工程，常规吸脂获取脂肪后，立即将其处理为 PLA 细胞，然后通过低温保存的方式保存。用我们描述的技术冷冻保存后获得的脂肪抽吸物似乎是成人 PLA 细胞的可靠来源，因为随后可以对其进行大批量的处理[20]（图 4.5）。因此，脂肪抽吸物作为一种"原料"可以使用最佳的冷冻保存程序保存下来，以满足求美者未来的需要，包括随后的脂肪移植或基于 ADSC 的治疗[19-20]（图 4.6）。这可能会开启整形重建外科、自体脂肪移植和 ADSC 相关组织再生的新纪元。

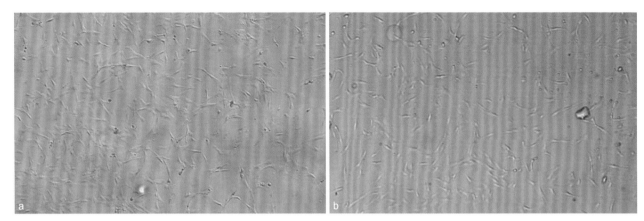

图 4.5　培养 2 周后，（a）来自新鲜对照组和（b）来自冷冻保存组的扁平、纺锤形的 PLA 细胞。使用了原始放大倍数为 100 倍的相差显微镜。两种 PLA 细胞看起来都具有正常的形态，并且将来可用于基于细胞的治疗

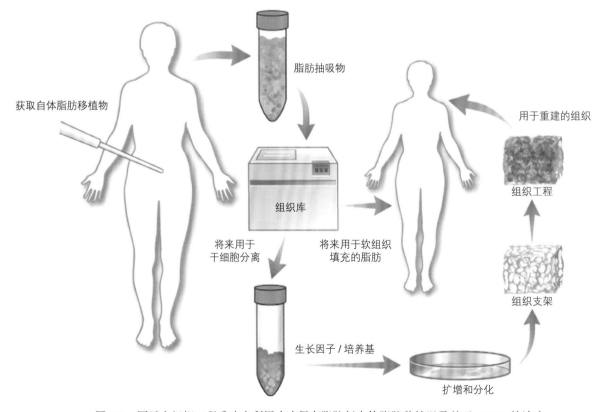

图 4.6　图示在组织工程重建中利用冷冻保存脂肪行自体脂肪移植以及基于 ADSC 的治疗

4.7　结论

我们专门为脂肪组织开发的冷冻保存方法可以很好地长期保存脂肪移植物，但迄今为止，冷冻保存的脂肪移植物整体质量仍不如新鲜脂肪移植物理想。它可能不仅适用于脂肪组织，也适用于"最佳"冷冻保存后的其他类型组织。由于其安全性和有效性，海藻糖仅在最佳浓度时才可作为CPA用于冷冻和解冻方案，实现脂肪移植物的长期保存。然而，仍然需要进一步的研究来开发一种更可靠且临床上可行的用于大容量脂肪组织的长期冷冻保存方法。

声明：作者在本章提及的任何药物、产品或装置中不涉及经济利益。

参考文献

1. Coleman SR. Structural fat grafts: the ideal filler? Clin Plast Surg. 2001; 28: 111-9.

2. Sommer B, Sattler G. Current concepts of fat graft survival: histology of aspirated adipose tissue and review of the literature. Dermatol Surg. 2000; 26: 1159-66.

3. Shoshani O, Ullmann Y, Shupak A, et al. The role of frozen storage in preserving adipose tissue obtained by suction-assisted lipectomy for repeated fat injection procedures. Dermatol Surg. 2001; 27: 645-7.

4. Lidagoster MI, Cinelli PB, Levee EM, et al. Comparison of autologous fat transfer in fresh refrigerated, and frozen specimens: an animal model. Ann Plast Surg. 2000; 44: 512-5.

5. MacRae JW, Tholpady SS, Ogle RC, et al. Ex vivo fat graft preservation: effects and implications of cryopreservation. Ann Plast Surg. 2004; 52: 281-3.

6. Wolter TP, Heimburg DV, Stoffels I, et al. Cryopreservation of mature human adipocytes: in vitro measurement of viability. Ann Plast Surg. 2005; 55: 408-13.

7. Atik B, Ozturk G, Erdogan E, et al. Comparison of techniques for long-term storage of fat grafts: an experimental study. Plast Reconstr Surg. 2006; 118: 1533-7.

8. Li BW, Liao WC, Wu SH, et al. Cryopreservation of fat tissue and application in autologous fat graft: in vitro and in vivo study. Aesthet Plast Surg. 2012; 36: 714-22.

9. Moscatello DK, Dougherty M, Narins RS, et al. Cryopreservation of human fat for soft tissue augmentation: viability requires use of cryoprotectant and controlled freezing and storage. Dermatol Surg. 2005; 31: 1506-10.

10. Pu LLQ. Cryopreservation of adipose tissue for fat grafting: problems and solutions. In: Coleman SR, Mazzola RF, editors. Fat injection: from filling to regeneration. St. Louis: Quality Medical Publishing, Inc.; 2009. p. 73-87.

11. Pegg DE. The history and principles of cryopreservation. Semin Reprod Med. 2002; 20: 5-13.

12. Gao DY, Critser JK. Mechanisms of cryoinjury in living cells. ILAR J. 2000; 41: 187-96.

13. Erdag G, Eroglu A, Morgan JR, et al. Cryopreservation of fetal skin is improved by extracellular trehalose. Cryobiology. 2002; 44: 218-28.

14. Cui XD, Gao DY, Fink BF, et al. Cryopreservation of human adipose tissues. Cryobiology. 2007; 55: 269-78.

15. Cui XD, Pu LLQ. The search for a useful method for the optimal cryopreservation of adipose aspirates: part I. In vitro study. Aesthet Surg J. 2009; 29: 248-52.

16. Cui XD, Pu LLQ. The search for a useful method for the optimal cryopreservation of adipose aspirates: part II. In vivo study. Aesthet Surg J. 2010; 30: 451-6.

17. Moscatiello F, Aznar-Benitah S, Grella R, et al. Gluteal augmentation with cryopreserved fat. Aesthet Surg J. 2010; 30: 211-6.

18. Pu LLQ, Cui XD, Fink BF, et al. Adipose aspirates as a source for human processed lipoaspirate cells after optimal cryopreservation. Plast Reconstr Surg. 2006; 117: 1845-50.

19. Zuk PA, Zhu M, Mizuno H, et al. Multilineage cells from human adipose tissue: implications for cell-based therapies. Tissue Eng. 2001; 7: 211-8.

20. DeUgarte DA, Morizono K, Elbarbary A, et al. Comparison of multi-lineage cells from human adipose tissue and bone marrow. Cells Tissues Organs. 2003; 174: 101-9.

第 **5** 章 巴西提臀术的臀部应用解剖

5.1 引言

详尽的解剖学知识对于任何外科手术都非常重要。既往臀部手术在整形外科手术中所占比例很小，故而大多数外科医生更熟悉面部、腹部和乳房的解剖，对臀部的解剖学研究并不感兴趣。

然而，现如今大众对臀部外观改善的需求不断增加[1]，但遗憾的是，臀部手术并发症的发生率也在增加[2-3]。严重的并发症有脂肪栓塞、死亡[4]和臀部假体相关间变性大细胞淋巴瘤（GIA-ALCL）等[5]。因此，对臀部解剖学知识的探索变得越来越重要。

手术医生在进行臀部美容手术、吸脂塑形、脂肪移植以及臀部假体植入、臀部提升这些手术时，为了制订正确的手术计划，必须掌握臀部的美学标准并对臀部解剖知识有广泛的了解。同时为了达到最佳的美容效果，手术医生应在不损害求美者安全的情况下，为每个求美者个性化地选择合适的技术或技术组合。

出于教学的目的，我们将讨论包括骨骼支架、肌肉、血管、神经、皮肤韧带和皮下组织在内的不同层次的臀部解剖结构，以及每一层结构在丰臀术中的重要作用。

5.2 臀部的界线

臀部位于身体后方，是躯干和下肢之间的过渡区域。臀部的界线如图 5.1 所示：

- 内侧界：臀间沟（臀间皱襞，intergluteal crease）、骶骨和尾骨（骶骨三角，也称 V 形沟）。
- 头侧界：髂后上棘（posterior-superior iliac spine，PSIS）、髂嵴。
- 外侧界：一条始于髂前上棘，经过大转子，

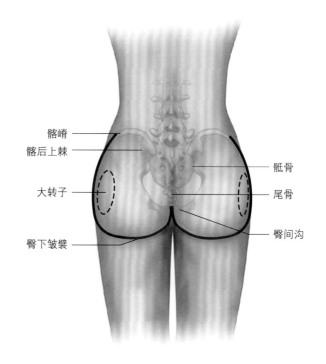

图 5.1 臀部的界线

止于臀下皱襞（infragluteal fold）的假想线。
- 尾侧界：臀下沟（臀下皱襞）。

臀部位于上述界线内，但并不完全将之占满。就像臀大肌，它的大部分位于臀部区域内，但会超出该范围，一直延续到其在髂胫束的附着处。

5.3 骨性结构：骨盆

骨性骨盆是臀部的框架，通过韧带系统支撑整个区域，韧带系统将骨骼、肌肉和其他组织牢固地连接在一起。骨性支撑由髋骨、骶骨和尾骨组成。其中髋骨又由三块骨组成，分别是髂骨、耻骨和坐骨，它们在青春期开始融合在一起，形成一个单一的结构（图 5.2）。

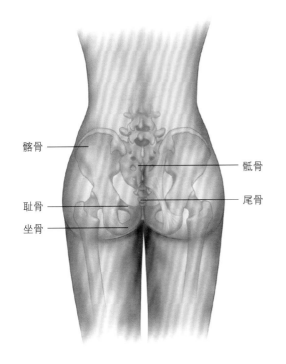

图 5.2　骨性骨盆

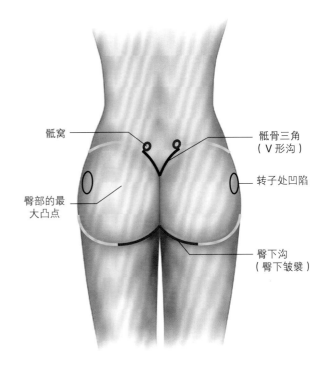

图 5.3　臀部框架的外部标志

臀部框架的外部标志如下：骶骨三角（V形沟）为倒三角形，它的尖端是尾骨所在位置，倒 V 形的两条边是骶骨的外侧缘，延伸到 PSIS，PSIS 也是骶骨三角的上界。PSIS 在体表表现为两个圆形的凹陷，称为骶骨凹陷（骶窝）。髂嵴和 PSIS 的外侧延续代表骨骼框架的头侧界线。骨骼框架的两侧界是大转子。在尾侧，大约在臀部内侧 1/3 处，坐骨结节代表骨骼框架的最下部（图 5.3）。

骨盆的骨骼由复杂的韧带网牢固地连接，使之成为一体。当我们直立时，骨盆可以支撑整个上部躯干的重量，并将其传递到下肢。在这些韧带中，最重要的是骶髂后韧带和骶结节韧带（图 5.4），它们构成坐骨大孔和坐骨小孔，其内有重要的结构通过。

骶髂后韧带在臀部脂肪移植中也有保护作用。当我们通过骶骨三角切口进行脂肪移植时，如果钝针无意中穿透肌肉，它会保护坐骨孔内的臀部血管。臀部血管粗大，极易受损。

当通过外侧、上方或下方切口（钝针指向内侧）进行脂肪移植时，在钝针不慎进入肌肉的情况下，针尖正对坐骨孔及其所有重要结构。因此，即使只进行皮下脂肪移植，我们也应避免使用外

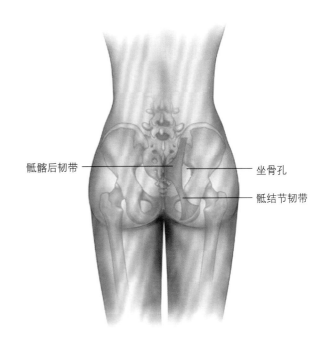

图 5.4　和臀部脂肪移植相关的骨盆韧带

侧切口作为手术入路，还要避免在上侧和下侧切口入路时将钝针指向内侧[6]（图 5.5）。

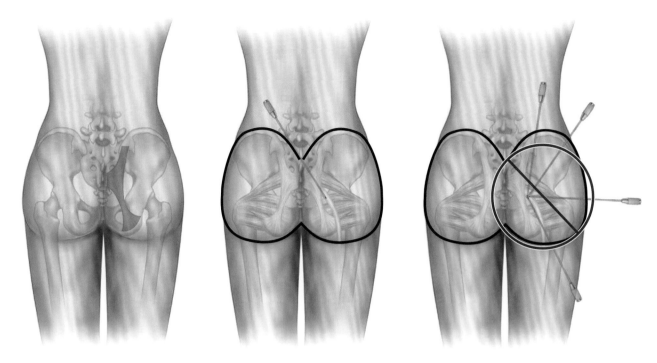

图 5.5 图示注脂针的入口以及注脂方向对脂肪栓塞发生风险的影响

5.4 肌肉

臀部肌肉可分为两层：深层（由臀小肌、梨状肌、上孖肌、下孖肌、闭孔外肌和闭孔内肌组成）和浅层（由臀大肌和臀中肌组成）（图 5.6）。

在深部肌肉中，梨状肌在臀部整形中实用价值最大，是识别盆腔神经血管结构的重要标志。它起源于骶骨，穿过骶结节韧带止于大转子。

梨状肌穿过坐骨孔，将其分成两部分，其内重要结构如下：

- 上：臀上神经、动静脉
- 下：坐骨神经，臀下神经、动静脉，阴部神经，大腿后皮神经

臀大肌是人体最厚的肌肉，厚度在 4 ~ 7 cm。臀部轮廓的外形主要由臀大肌的外形来决定[7]。它起源于髂嵴、骶骨、尾骨和骶结节韧带，止于股骨粗隆和髂胫束。

5.5 血供

臀部的血供主要来自臀上动脉和臀下动脉，它们是髂内动脉的分支。其从坐骨孔穿出后，分

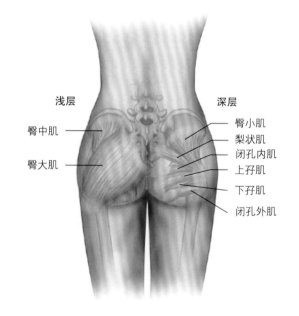

图 5.6 臀部的肌肉：右侧臀部所示为深层肌肉，左侧臀部所示为浅层肌肉

别走行在梨状肌上方和下方，在骶骨附近穿过臀大肌和臀中肌的后方。这些血管走行方向和肌纤维垂直，分出平行于肌纤维的分支（图 5.7）。因此，放置臀部假体剥离肌肉时可能会导致出血[8]。

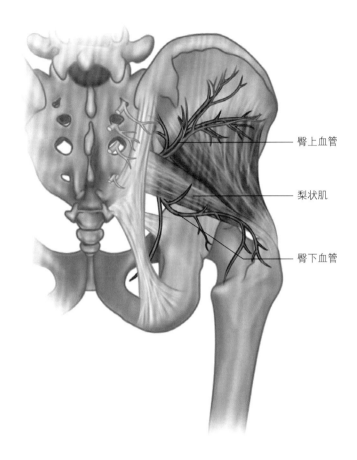

臀上血管

梨状肌

臀下血管

图 5.7　臀部区域的血供。臀上血管在梨状肌的上方穿出，臀下血管在梨状肌的下方穿出

Rosique 和 Rosique[9] 描述了一个三角形区域，除了臀上动、静脉外，臀部所有的主要血管都位于该三角形区域内。臀上动、静脉位于髂翼下缘非常深和高的位置，钝针很难损伤。这一区域也被称为危险三角，其顶点位于两骶窝之间，底边位于臀下皱襞内侧 2/3。

5.6　神经支配

坐骨神经是人体最大的神经，成人坐骨神经的直径约为 2 cm。它从梨状肌正下方的坐骨下孔发出，支配深部臀肌和大腿后侧肌肉。坐骨神经术后容易水肿和出血，可导致放射至大腿后方的疼痛，因此一些手术医生建议在术后第一周避免俯卧位[10]（图 5.8）。

5.7　皮肤韧带

臀部区域有韧带和粘连区，它们具有支撑皮肤和皮下组织的功能，是臀部重要的美学标志。了解这些韧带和粘连区十分重要，因为它们致密的结构可能会将钝针尖端误导入深层，增加并发症如脂肪栓塞的发生风险[11]。

这些韧带可分为两类：骨皮韧带（骶骨皮韧带、臀上粘连和坐骨皮韧带）和筋膜皮肤韧带（臀间沟筋膜皮肤韧带 / 臀间沟粘连）（图 5.9）。

骶骨皮韧带位置固定，位于臀间沟（臀间皱襞）的上缘，将皮肤牢固地附着在骶骨外侧缘。这一韧带在男性比女性粘连更致密，使男性骶骨三角和臀部上极之间有明显的转折。在向上外侧走行时，它从髂嵴到皮肤的粘连程度降低，我们将

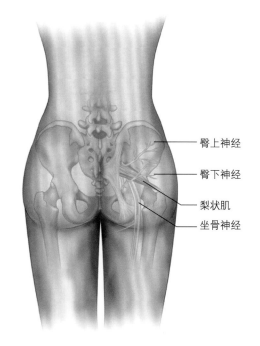

图 5.8 臀部的神经支配

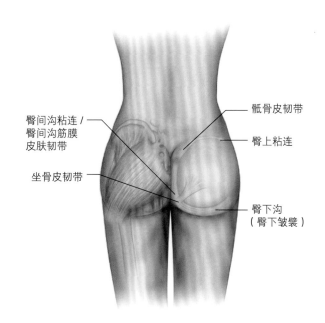

图 5.9 骨皮韧带和筋膜皮肤韧带

之命名为臀上粘连。

在臀部内侧的 1/3 处有一扇形韧带，即坐骨皮韧带，起始于坐骨，并直接延伸到皮肤。上与臀间沟筋膜皮肤韧带 / 臀间沟粘连融合，下与臀下沟（臀下皱襞）筋膜皮肤韧带融合。坐骨皮韧带是最难穿透的韧带，它会将钝针误导至坐骨神经和臀下血管所在的坐骨小孔。

臀间沟筋膜皮肤韧带平行于臀间沟，从臀筋膜延伸到真皮，表现了臀间沟的形态。上缘与骶骨皮韧带融合，下方与坐骨皮韧带融合。

臀下沟（臀下皱襞）通常被错误地归类为筋膜皮肤韧带，但实际上它结构独特，既是筋膜皮肤韧带，又是骨皮韧带。它起源于臀部内侧 1/3 的真皮，以坚固的隔膜形式与臀筋膜交织在一起，同时也附着于深部的坐骨和骶骨，这也是臀下沟（臀下皱襞）如此固定和清晰的原因所在。

5.8 皮下脂肪组织

尽管臀部皮下脂肪组织经常被忽视，但了解臀部皮下脂肪组织的解剖结构及其不同层次在注射脂肪时如何相互作用，对于取得良好的臀部脂肪移植效果是极其重要的。皮下脂肪组织位于皮肤和肌肉筋膜之间，被浅筋膜分为两层。

浅层脂肪组织（superficial adipose tissue，SAT）又称网状脂肪层（areolar fat layer），位于浅筋膜上方，由单层或多层脂肪小叶组成，中间夹杂着纤维隔，形成蜂窝状结构。这些间隔由起源于筋膜的弹性纤维和胶原纤维组成，并以清晰的平行方式朝向皮肤表面，紧密地固定在真皮上[12]。

根据性别的不同，SAT 有不同的特点。男性的脂肪小叶较小，纤维呈斜行；而女性的脂肪小叶较大，纤维呈垂直状。这些特征在出生时就存在；而青春期过后，女性由于体内激素的变化，脂肪小叶变大，间质液体潴留，出现脂肪团（gynoid lipodystrophy，女性型脂肪代谢障碍）[13]。

深层脂肪组织（deep adipose tissue，DAT）又称板层，位于肌筋膜和浅筋膜之间。它与 SAT 不同，由大而扁平且界线不清的小叶组成，间隔较少且不完整，呈斜向分布[14]（图 5.10）。

臀部脂肪移植要达到理想的效果，了解两个脂肪层之间的差异至关重要。将脂肪注入任何一层都会增加臀部的厚度（凸度）和稳定度（硬度）。然而，相较于突出度，将脂肪注入 SAT 会更多地增加硬度，因为这一层有坚韧的隔膜，限制了厚度的增加。而另一方面，如果想要更多的凸度，

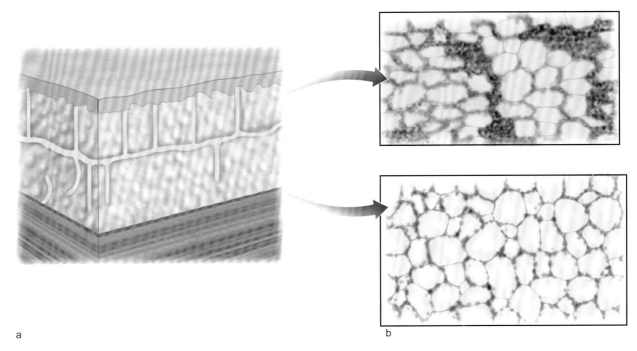

图 5.10　皮下组织分为两层。（a）浅层脂肪组织由较小的脂肪小叶组成，散布着从浅筋膜发出并锚定到皮肤的纤维隔。（b）深层脂肪组织由较大的脂肪小叶组成，其内的纤维隔较少且不完整

则应该将脂肪注入 DAT，因为这一层隔膜不完整，使得臀部厚度增加限制较少。在向 SAT 注入脂肪时需要注意，因为它容量有限，过度填充可能会导致轮廓不规则，形成脂肪团样外观。

　　详细了解上述臀部解剖，对于安全有效地进行脂肪移植及获得良好的长期效果非常重要。

参考文献

1. American Society of Plastic Surgeons. 2016 plastic surgery statistics. Available at: https: //www.plasticsurgery.org/documents/News/Statistics/2016/plastic-surgery-statistics-fullreport—2016.pdf. Accessed 13 Jan 2018.
2. Condé-Green A, Kotamarti V, Nini KT, et al. Fat grafting for gluteal augmentation: a systematic review of the literature and meta-analysis. Plast Reconstr Surg. 2016; 138: 437e-46e.
3. Cansancao AL, Condé-Green A, Rosique RG, et al. "Brazilian butt lift" performed by board certified Brazilian plastic surgeons: reports of an expert opinion survey. Plast Reconstr Surg. 2019; 144: 601-9.
4. Cárdenas-Camarena L, Bayter JE, Aguirre-Serrano H, et al. Deaths caused by gluteal lipoinjection: what are we doing wrong? Plast Reconstr Surg. 2015; 136: 58-66.
5. Mendes J Jr, Mendes M, Vinicius A, et al. Gluteal implant-associated anaplastic large cell Lymphoma. Plast Reconstr Surg. 2019; 144: 610-3.
6. Ramos-Gallardo G, Orozco-Rentería D, Medina-Zamora P, et al. Prevention of fat embolism in fat injection for gluteal augmentation, anatomic study in fresh cadavers. J Investig Surg. 2018; 31(4): 292-7.
7. Serra F, Aboudib JH, Cedrola JP, et al. Gluteoplasty: anatomic basis and technique. Aesthet Surg J. 2010; 30(4): 579-92.
8. Gonzales R. Augmentation gluteoplasty: the XYZ method. Aesthet Plast Surg. 2004; 28: 417-25.
9. Rosique RG, Rosique MJ. Augmentation gluteoplasty: a Brazilian perspective. Plast Reconstr Surg. 2018; 142: 910-9.
10. Mendieta CG. Gluteal reshaping. Aesthet Surg J. 2007; 27: 641-55.
11. Ghavami A, Villanueva NL, Amirlak B. Gluteal ligamentous anatomy and its implication in safe buttock augmentation. Plast Reconstr Surg. 2018; 142: 363-71.
12. Cunha MG, Cunha ALG, Machado CA. Hypodermis and subcutaneous adipose tissue—two different structures. Surg Cosmet Dermatol. 2014; 6: 355-914.
13. Hexsel D, Siega C, Schilling-Souza J, et al. A comparative study of the anatomy of adipose tissue in areas with and without raised lesions of cellulite using magnetic resonance imaging. Dermatol Surg. 2013; 39: 1877-86.
14. Lockwood TE. Superficial fascia system (SFS) of the trunk and extremities: a new concept. Plast Reconstr Surg. 1991; 87: 1009-18.

第 **6** 章 臀部美学

6.1 引言

虽然脂肪移植丰臀的需求量逐年增加，但因为部分整形外科医生对脂肪移植丰臀的安全性存在担忧，并且对臀部美学、手术技术和患者选择缺乏了解，所以对是否将该手术纳入临床应用中感到犹豫。既往缺乏统一的臀部美学分类系统来使臀部的解剖学变异标准化，这是开展该手术的主要障碍。随着此类分类系统的出现，臀部脂肪移植对于许多外科医生来说已经变得更加标准化和容易付诸实践[1-2]。

6.2 臀部美学特征

6.2.1 臀部分区和臀部美学亚单位

有效的臀部临床评估需要一致性和系统性的方法。臀部可以分为上、中、下三个部分[3]。

6.2.1.1 臀上部

臀上部由外侧区和内侧区组成。美观的臀部内侧区丰满。外侧区的过度丰满会使臀部近似方形，缺乏吸引力，不过可以通过脂肪抽吸来纠正这种外观形态[3]。中央区的体积不足可以通过脂肪移植或臀部假体来纠正。假体可以增加臀上部和中部的体积，但不能增加臀下部的体积。

6.2.1.2 臀中部

臀中部也分为外侧区和内侧区。外侧区可能会存在凹陷，这会极大地影响臀部的形状。上、下臀部外侧部分的脂肪过多时，可能会使凹陷外观进一步加重，可通过脂肪抽吸来改善。将脂肪移植到凹陷处，可以显著改善臀部的整体形状和外观。

6.2.1.3 臀下部

增加臀下部的体积是相对困难的，因为臀下部被分成了更多的亚单位，而且包含多个重要的美学结构。首先，臀下部为内侧区、中央区和外侧区。水平状的臀下皱襞、垂直状的臀间皱襞和大腿外侧皮肤褶皱均位于臀下部。臀下皱襞的长度对臀部外观的影响很大。臀下皱襞较长由皮肤松弛所致，从而导致臀部下垂的表现[3]。

Cuenca-Guera 和 Quezada 在 2004 年发表了第一篇系统的臀部美学分类方法的文献[4]。作者观察了 1320 张裸体女性的照片，并测量了 132 名年龄在 16～62 岁的女性患者。他们发现臀部的美学特征包括 4 个方面。

（1）外侧凹陷：这是臀部外侧的凹陷区域。此标志最低点为股骨大转子，上缘是臀中肌肌腹和止点，下缘是股外侧肌的止点，后缘是股方肌的止点。

（2）臀下皱襞：这是坐骨结节下的水平皱襞。臀下皱襞的下侧界由半腱肌和股二头肌的肌腹连接形成，上侧界由臀大肌的下缘形成。

（3）臀上窝 / 腰窝：也称维纳斯窝，是位于双侧骶嵴内侧的小凹陷区域，其深部为髂后棘，内侧为多裂肌。

（4）V 形沟：在 45% 被分析的臀部照片中，可以观察到 V 形沟。它们由臀间皱襞近端部分产生的两条线形成，指向臀上窝。长度不应超过臀间皱襞和臀上窝之间距离的 1/3。

此外，他们还观察到腰椎前凸使臀部更美观，并且认识到这是一种种族特征，具有非洲血统的人大多有该特征。腰椎前凸在视觉上使臀部前后凸度更大[4]。

Centeno 美学单位分类系统将臀部区域划分为 8 个美学亚单位[5]。前后位观，臀部可分为左右对称的"侧腰"单位、"骶骨三角"单位、左右对称的"臀部"单位、左右对称的"大腿"单位和一个"臀下钻石菱形"单位。这些美学亚单位中的每一个都会影响臀部的整体美感，在规划臀部轮廓时应该加以考虑。

随后，Mendieta 臀部美学单位分类系统将臀部分为 10 个美学亚单位[2]：

（1）骶骨 V 区

（2）侧腰区

（3）上臀区

（4）后背下区

（5）大腿外侧区

（6）臀大肌区

（7）钻石菱形区：臀部内侧 - 腿部交界处

（8）臀中外侧区（C 点）

（9）臀部下方 - 腿后侧交界处

（10）后背上区

在 Mendieta 的分类系统中，6 个美学亚单位构成了臀部的框架 / 形状：1~5 区和 8 区。臀中外侧区（8 区）是特殊的，它通常需要脂肪移植来改善轮廓。此外，该区域不含肌肉，因此在脂肪移植时需要特别谨慎和精细。所有方法都涉及对 1~4 区进行吸脂。Mendieta 的研究发现，在大腿外侧区（5 区）进行吸脂的需求减少，因为许多患者更喜欢保持这个区域的丰满。需要注意的是，5 区过度吸脂也会导致臀部和大腿外侧之间出现不自然的过渡区域。

6.2.2　臀部框架分析

6.2.2.1　臀部外形

臀部外形由以下 4 个解剖结构变量及其相互关系决定：①深部的骨骼框架；②臀大肌；③皮下脂肪组织；④皮肤。

"臀部框架"由骨骼框架、皮下脂肪和皮肤组成。臀大肌不参与框架的构成。"框架"内的每个独立组成部分都会影响整体形状，但某些变量比其他变量更容易改变。基本的骨骼框架按骨盆高度不同可分为高、矮或中等。但由于手术并不会影响骨骼结构，骨骼框架在分类系统中不起作用。臀部皮肤的状态决定了是否需要行皮肤提升或皮

肤切除。最后，脂肪是臀部框架中最重要的部分，也是最容易改变的部分。

6.2.2.2　框架类型的确定

臀部形状的客观分类是通过评估臀部 3 个特定区域的脂肪量来完成的。上外侧髋部最宽的部分为 A 点，大腿外侧最宽的部分为 B 点，臀中部最外侧的部分为 C 点（图 6.1）。通过从 A 点到 B 点的连接线可直观地展示出 4 种基本框架类型：A 形、V 形、方形和圆形。C 点决定了臀部外形是方形还是圆形。例如，C 点的脂肪过多，臀部呈圆形；而 C 点的脂肪不足，会使臀部呈方形。C 点的状态可以评估 A 形、V 形和方形臀部的脂肪缺失程度。通常，C 点轻度至中度的凹陷不需要脂肪移植，这种情况下可通过邻近区域的脂肪抽吸来实现轮廓的改善。严重的 C 点凹陷需要通过脂肪移植来矫正。

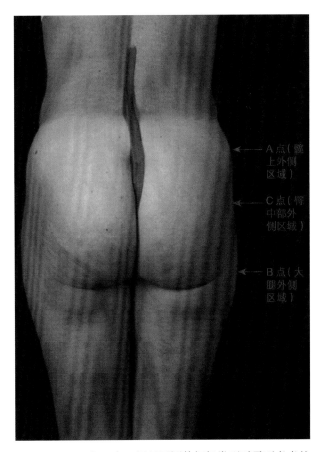

A 点（髋上外侧区域）

C 点（臀中部外侧区域）

B 点（大腿外侧区域）

图 6.1　A、B 和 C 点，展示了评估框架类型时需要考虑的区域

6.2.2.3 框架类型的特征

方形臀　方形臀是 4 种框架中最常见的类型，约占 40%。方形臀的 A 点和 B 点处的体积相等，使臀部表现为方形，因此可以画一条垂线来连接 A 点和 B 点。在方形臀中，C 点可能有不同程度的凹陷，可按不同程度分为轻、中或重度（图6.2）。

方形臀可进一步按照臀大肌的高宽比不同分为为高、中、短三型：短型，臀大肌高宽比为1∶1；高型，臀大肌高宽比为 2∶1；中型，臀大肌高宽比介于高、短型之间。

对 A 点和 B 点进行脂肪抽吸可以改善方形臀。根据 C 点的凹陷程度，可能需要进一步对 C 点进行脂肪移植。

圆形臀　圆形臀见于大约 15% 的求美者。C点的脂肪堆积程度是区分圆形臀和方形臀的决定因素。当连接 A、B 和 C 点时，可以观察到臀部外围呈 C 形曲线（图6.3）。最常见的臀大肌高宽比是 1∶1。值得注意的是，圆形臀常伴有臀下皱襞内侧褶皱区域脂肪或皮肤过多，使臀部外形显得臃肿，缺乏美感。这种外观可能需要对臀下钻石菱形区进行皮肤切除术来矫正。

A 形臀（梨形）　A 形臀见于约 30% 的求美者。A 点比 B 点更接近内侧，导致臀部的形状类似字母"A"（图6.4）。这种形状是由于大腿上部外侧区域比髋上部外侧区域的脂肪多造成的。对 B 点进行脂肪抽吸可以改善这类臀型，但应该避免过度抽吸，因为这会使位于 B 点处的臀部和大腿外侧之间的过渡区不自然。

V 形臀（苹果形）　V 形臀的外观与 A 形臀相反，表现为 A 点比 B 点宽（图6.5）。约 15% 的求美者为这类臀型。通常在髋上外侧部有多余的脂肪，而在大腿上外侧部的脂肪分布很少。V 形臀的求美者通常骨盆较高，腿细，并有中心性肥胖。V 形臀轮廓最难调整。对侧腰区和 A 点进行脂肪

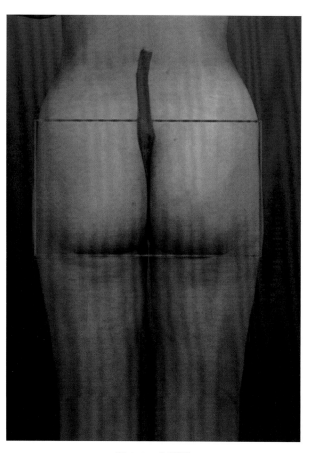

图 6.2　方形臀

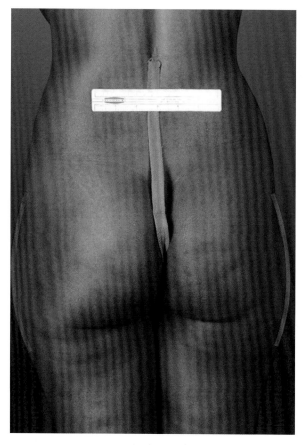

图 6.3　圆形臀

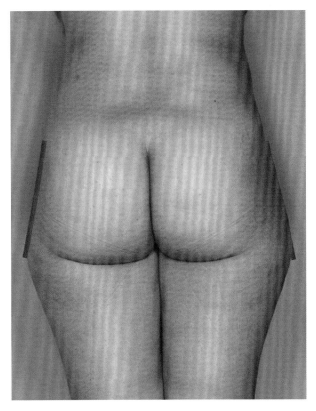

图 6.4　A 形臀

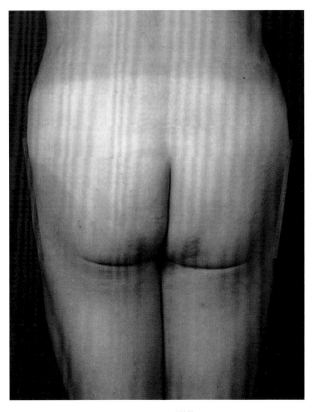

图 6.5　V 形臀

抽吸有助于重塑臀型。此外，将脂肪移植到上内侧的肌肉区或者将脂肪移植到臀下外侧至大腿外侧的过渡区，有助于改善整体臀型。

中间形态　虽然大多数求美者属于 4 种框架类型中的一种，但有些不能这样简单地归类。部分求美者身体左右不对称，这使得有必要对求美者的左右两边臀部单独分类评估，并相应地调整手术策略。

6.2.3　臀部凸度

臀部凸度由臀大肌和浅筋膜内的脂肪共同决定[1]。侧面观，臀部可分为上、中、下 3 个区域[5]。美观的臀部大部分体积分布在中心区域，其余的体积平均地分布在上下两个区域。臀部体积的这种分布形成了一条 C 形曲线。美观的臀部最凸处应在耻骨水平[6]。不同种族对于臀部凸度的审美不同，这将在下一部分进一步讨论。脂肪移植可以增加臀部体积，但仅仅增大体积并不能获得美感，臀部轮廓的修饰更为重要[2]。

6.2.4　臀下垂

臀部评估的最后一步是确定臀部是否有下垂。根据侧位观将求美者分为无下垂和下垂两类，每一类又可被细分为 3 个亚类。这种分类对确定最佳的臀部整形术式很有帮助[5]。

6.2.4.1　无臀下垂分类

无臀下垂是指臀区组织位于臀下皱襞之上且无皮肤下垂至臀下皱襞以下[5]（图 6.6）。

- A 类：臀部上下区域的体积相等，侧位观时有平滑的 C 形轮廓。A 类是理想的形状，只需丰臀即可。
- B 类：臀部中央区下部存在体积不足。在丰臀的同时需向凹陷处移植脂肪。
- C 类：无皮肤下垂至臀下皱襞下方，但臀下皱襞形态不佳。与 B 类不同的是，C 类中无凹陷。丰臀通常足以纠正这类患者的臀部外观。

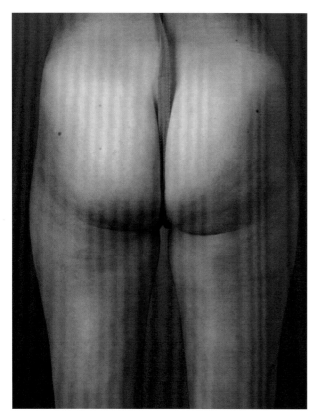

图 6.6　无臀下垂（C 类）

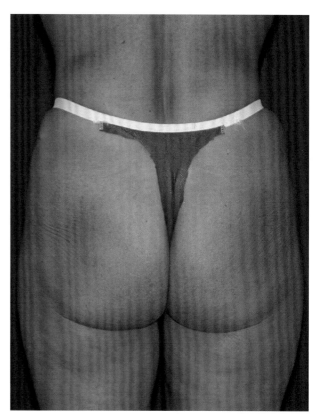

图 6.7　臀部皮肤下垂超过臀下皱襞，皮肤褶皱明显（Ⅱ级臀下垂）

6.2.4.2　臀下垂分级

当皮肤下垂超过臀下皱襞时即被诊断为臀下垂，臀下垂时形成的皮肤褶皱是评估下垂的重要指标（图 6.7）。根据皮肤褶皱的角度，可将臀下垂划分为Ⅰ级、Ⅱ级和Ⅲ级。Ⅰ级角度小于 10°，Ⅱ级角度为 10°~30°，Ⅲ级角度大于 30°[5]。

Ⅰ级臀下垂：Ⅰ级臀下垂与无臀下垂的 C 类非常相似；但是，有些皮肤下垂到了臀下皱襞以下。从侧面看，皮肤褶皱呈现为一条水平线。丰臀可以矫正Ⅰ级臀下垂，通常不需行上臀部提升术。

Ⅱ级臀下垂：Ⅱ级臀下垂的皮肤褶皱比Ⅰ级的皮肤褶皱和水平线成角更大，通常在臀下极的上段有凹陷。和Ⅰ级一样，Ⅱ级臀下垂通常可以通过单纯的丰臀来矫正。

Ⅲ级臀下垂：Ⅲ级臀下垂最严重，皮肤下垂远低于臀下皱襞。臀部中央区域下段常有凹陷。皮肤松弛，有萎缩纹。Ⅰ级和Ⅱ级臀下垂有机会通过单纯丰臀解决；Ⅲ级臀下垂必须行皮肤切除，需要常规行臀部提升术或环大腿提升术。如伴有臀部和大腿皮肤松弛，可以切除臀下皱襞。将这些手术与脂肪移植联合应用可以显著改善臀部外观。

6.3　臀部的种族偏好

了解理想臀部的种族偏好是必要的，因为不同种族之间对臀部喜好的差异显著[7]。每位求美者都有他们各自的具体要求，对臀部审美的种族偏好有基本的了解有助于手术医生帮助求美者获得更满意的臀型。

关于臀部的大小，亚洲女性倾向于较小但形状美观的臀部。高加索女性喜欢丰满的臀部，但又不至于像西班牙裔或非裔美国女性那样丰满。西班牙裔和非裔美国女性更喜欢宽大丰满的臀部[8]。

非裔美国女性更喜欢伴有腰椎过度前凸的丰满臀部。理想形态是臀部上极凸起呈"搁板"状外观，同时她们也希望拥有细小的腰围。

亚洲女性喜欢小到中等大小的臀部，需避免臀外侧或大腿外侧过度丰满。她们往往比其他种族的女性个子小，臀部相对于身体其他部位的形状和比例协调对她们来说更重要。

高加索女性喜欢的臀部偏丰满，但不能太大。她们不要求大腿外侧丰满。高加索女性既喜欢外侧偏圆的女性化臀部，也喜欢相对偏平凹陷而具有运动感的外形。

在美国，西班牙裔女性更喜欢臀部和大腿外侧丰满的外形，但喜欢程度逊于非裔女性。

虽然上述概括在应对不同种族背景的求美者咨询有关臀部轮廓的过程中是有帮助的，但这些绝不应成为对求美者进行分类的准则。不断变化的种族人口结构和流行文化也一直极大地影响着求美者的偏好。成熟的整形外科医生可以在求美者个人偏好与种族偏好之间做好平衡。

6.3.1　腰臀比（WHR）

尽管各种族对臀部形状的偏好存在差异，并且偏好也非常随意，并无统一的标准，但 0.7 的腰臀比（waist-to-hip ratio，WHR）被大众认为是"理想的女性形体"[9]。这一比值由腰部最窄处测量值除以臀部最宽处测量值得到。理想的女性身材更多地受腰臀比而不是整体身形大小的影响。Singh 向研究参与者展示了六类女性轮廓，这些轮廓的总体体重和腰臀比存在差异。男、女性研究参与者都使用腰臀比来确定吸引力[10]。无论求美者是何种族背景，臀部重塑后腰臀比达到 0.7 是治疗的首选目标[8]。

Wong 等[11]通过数字手段改变图像后位观和侧位观腰臀比大小来研究人群对腰臀比的喜好。后位观，0.65 的腰臀比被认为最具吸引力（44.2% 的受访者）；0.60 的腰臀比受欢迎程度排第二（25% 的受访者）；有趣的是，只有 5% 的受访者选择 0.7 作为后位观的理想比例。侧位观，腰臀比 0.7 最具吸引力（29.8% 的受访者）。这些结果可能表明人们的偏好已经转变为曲度更大的臀部。然而，作者指出超过 90% 的受访者是美国人，其中高加索人种的数量不成比例。增加全球受访者代表性的研究可能会更好地报告种族偏好，并揭示理想审美是否真的发生了变化。

Heidekrueger 等[12]进一步证明了理想的腰臀比是 0.7。作者使用数字手段，修改生成了一系列具有多种臀部尺寸的单身女性图像。他们制作了一份调查问卷，将其翻译成多种语言，并发送给多个国家约 9000 人。在线调查的对象包括普通大众和整形外科医生。他们收到了来自 40 多个国家的 1032 份回复。所选腰臀比分布在 0.68 ~ 0.74。39% 的受访者（404/1032）认为 0.7 的腰臀比最理想，21%（220/1032）的受访者选择了 0.71，另外 19%（191/1032）的受访者选择了 0.69，只有不到 5% 的受访者选择了其他比值（0.68、0.73 和 0.74）。与其他发表的关于臀部种族偏好的数据一致，非高加索人比高加索人更喜欢丰硕的臀部[12]。

6.3.2　讨论

通过建立统一的评估体系来描述臀部外观特征，手术医生可以帮助求美者更好地实现她们的美学目标。手术医生需要准确评估求美者的臀部基本特征和轮廓，才能制订出完美的手术干预方案。

首先，应该评估臀部的整体外形特征。每个臀部美学亚单位的情况都应该进行系统的分析。体积过大、不足，臀部最凸点所在位置以及上述情况对臀部整体美学的影响都应考虑。

其次，评价臀部框架结构。先确定骨盆高度，再确定臀部框架结构形态。臀部框架结构确定后，医生才能评估臀部需吸脂改善形态的部位。接下来，还须确定 C 点的凹陷程度，这将决定是否有必要行脂肪移植。随后，骶骨高度应与臀间皱襞的长度进行比较[5]。理想情况下，骶骨高度应小于臀间皱襞的 1/3。如果骶骨高度大于臀间皱襞的 1/3，可以通过将脂肪转移到臀上内侧区或通过脂肪抽吸来延长臀间皱襞，以改善骶骨三角美学区的辨识度。

接下来，评估臀大肌。根据肌肉的高度和凸度的不同，可以用脂肪移植技术来改变其高度和形状。这种臀部形态改变方式通常是通过不同形状的假体来完成的，但脂肪移植也非常有效。通过脂肪抽吸和脂肪转移，在视觉上缩短或延长肌肉和臀部，是增加臀部高度的一种非常有效的策略。然后需要注意臀部侧位观。一旦臀部最凸点被确定后，臀部的其他区域可以通过脂肪移植和脂肪抽吸（很少用）来增强侧面轮廓。最后，对臀大肌的 4 个象限（上内侧、上外侧、下内侧和下外侧）进行体积评估，明确其体积是否充足。

此外，手术医生还应该评估臀部肌肉和臀部框架之间的 4 个过渡区[5]。可通过脂肪抽吸来界定臀部美学单位的上界。相反，如果上界体积不足，可能是由骶骨三角美学单位脂肪过多或是臀大肌体积不足引起，或者两种情况同时存在。水平臀下皱襞、臀间皱襞和大腿的过渡区组成的理想形状是一个钻石样的菱形。如果该区域脂肪和皮肤过多，会使臀部的最尾侧和最内侧呈现方形外观，而不是平缓的斜坡。虽然有人建议行脂肪抽吸来解决这类问题，但效果不甚理想。这种情况下切除多余的皮肤往往是必要的。

最后，应该对求美者进行臀下垂的评估。臀下垂的程度以及 A、B 或 C 点皮肤松弛和褶皱的程度，将决定是行上臀部提升还是臀下皱襞的侧向切除术。接下来，评估是否需要将脂肪移植到臀中下部区域还是行臀下区域的脂肪抽吸术。侧位观将决定是否需要行骶部区域的脂肪抽吸术。

总之，本章概述的所有分类系统不但提供了更系统的臀部形状的评估方法，还提供了自体脂肪移植丰臀方案。它将帮助手术医生回答以下问题：

（1）求美者臀部形态和理想的美观臀部相比有何区别？

（2）臀部的哪些美学亚单位会从脂肪抽吸术中获益？

（3）求美者属于哪种臀型？ A 形、方形、圆形还是 V 形？

（4）臀部哪些区域肌肉体积不足可能从脂肪移植中获益？臀部理想的最大凸点在哪里？

（5）基于求美者的臀型，仅用脂肪移植就能实现足够的臀部体积增大吗？是否有足够的脂肪量来填充不足的区域？臀部应该被拉长还是缩短？骶部美学亚单位与臀间皱襞的比例需要改变吗？ 4 个过渡区中是否有任何一个需要增大或缩小？

（6）皮肤包膜是否不甚理想？是否需要辅助手术来达到想要的完美臀部？如果是，需要哪些？是臀部提升术、臀下钻石菱形区皮肤切除术、大腿提升术，还是臀下皱襞多余皮肤切除术？

6.4 结论

审美偏好本质上是主观的，但是通过综合运用完善的分类系统，可以实现一致的操作方法，获得可重复的结果。每种特定的分类系统都是针对特定臀部美容整形手术而产生并应用的，但将这些分类系统结合起来，将对臀部各个可调整的美学参数提供更全面的评估。对臀部整体外形、美学亚单位、臀部区域、臀部框架、凸度、臀下垂程度、腰臀比和求美者偏好的全面分析，是获得美观的臀部轮廓的先决条件。

财务声明 作者没有与本文内容相关的财务利益需要申明。没有任何作者对这篇手稿中提到的任何产品、设备或药物有经济利益。没有需要申明的利益冲突。

参考文献

1. Centeno RF. Gluteal aesthetic unit classification: a tool to improve outcomes in body contouring. Aesthet Surg J. 2006; 26: 200-8.
2. Mendieta CG. Gluteal reshaping. Aesthet Surg J. 2007; 27: 641-55.
3. Mendieta CG. Gluteoplasty. Aesthet Surg J. 2003; 23: 441-55.
4. Cuenca-Guerra R, Quezada J. What makes buttocks beautiful? A review and classification of the determinants of gluteal beauty and the surgical techniques to achieve them. Aesthet Plast Surg. 2004; 28: 340-7.
5. Mendieta CG. Classification system for gluteal evaluation. Clin Plast Surg. 2006; 33: 333-46.
6. de la Pena JA. Subfascial technique for gluteal augmentation. Aesthet Surg J. 2004; 24: 265-73.
7. Lee EI, Roberts TL, Bruner TW. Ethnic considerations in buttock aesthetics. Semin Plast Surg. 2009; 23: 232-43.
8. Roberts TL 3rd, Weinfeld AB, Bruner TW, et al. "Universal" and ethnic ideals of beautiful buttocks are best obtained by autologous micro fat grafting and liposuction. Clin Plast Surg. 2006; 33: 371-94.
9. Singh D. Universal allure of the hourglass figure: an evolutionary theory of female physical attractiveness. Clin Plast Surg. 2006; 33: 359-70.
10. Singh D. Ideal female body shape: role of body weight and waist-to-hip ratio. Int J Eat Disord. 1994; 16: 283-8.
11. Wong WW, Motakef S, Lin Y, et al. Redefining the ideal buttocks: a population analysis. Plast Reconstr Surg. 2016; 137: 1739-47.
12. Heidekrueger PI, Sinno S, Tanna N, et al. The ideal buttock size: a sociodemographic morphometric evaluation. Plast Reconstr Surg. 2017; 140: 20e-32e.

第2篇
臀部脂肪移植手术技术

第 **7** 章 臀部整形的计划和策略

7.1 引言

当求美者因臀部轮廓问题来院就诊时，必须对臀部及其周围区域进行全面评估，以确定求美者对臀部轮廓不满意的原因，并选择适当的技术或联合应用某些技术来解决他们的问题。

7.2 临床评估

仔细分析臀部、背部、后外侧和骶部是为每个求美者制订个体化策略和手术计划以获得最佳效果的关键。求美者取站立位，在静态和动态下对后位、侧位和斜位进行检查。臀部的下列特征必须记录在案：形状、凸度、腰臀比（WHR）、皮肤质地、臀下垂程度、对称度、凹陷情况、瘢痕和脂肪代谢障碍的情况。询问求美者之前使用过的异体材料和填充物（特别是未经批准的填充物）是很重要的。

根据臀部编码原则[1]将臀部分为 5 个亚单位，以方便检查和发现任何局部畸形（图 7.1）。

7.3 手术技术

臀部重塑方法的底层逻辑是体积重新分布，将脂肪从多余部位转移至缺失部位，从而使外表更加美观[2]。可以使用一种技术或多种技术的组合来丰臀，以达到协调的效果。

7.3.1 臀部脂肪抽吸术

其适用于臀部体积过大的超重或肥胖人士。在某些情况下，吸脂后可能需要进一步行臀部提升术，以消除多余皮肤导致的松弛（图 7.2）。

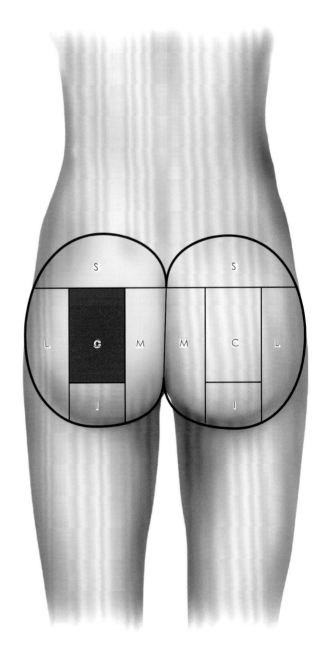

图 7.1 根据臀部编码原则，为了便于辨识任何局部畸形，将臀部分为 5 个亚单位

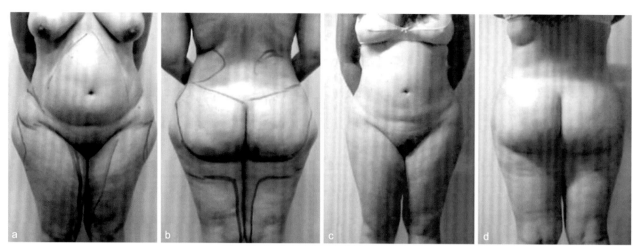

图 7.2   臀部吸脂术适用于超重或肥胖的求美者，他们的臀部体积过大。（a，b）术前；（c，d）术后 6 个月

7.3.2   臀部轮廓吸脂重塑术

臀部轮廓吸脂重塑术（涉及背部、侧腰部和骶部）的适应证是臀部体积和凸度足够的求美者，但同时存在臀部周围区域的脂肪代谢障碍，掩盖了臀部的外观，往往给人一种臀部缺乏凸度和外形不美观的假象。

臀部轮廓吸脂重塑术可以改善腰臀比，增加臀部凸度，给人以丰臀的感觉[3]（图 7.3）。

7.3.3   假体丰臀术

臀部假体增加了臀部体积，改善了臀部的凸度和协调性[4]。它特别适用于那些没有足够脂肪

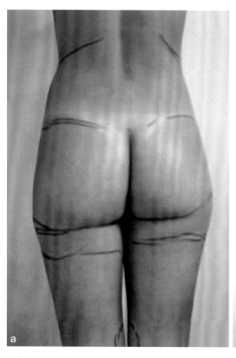
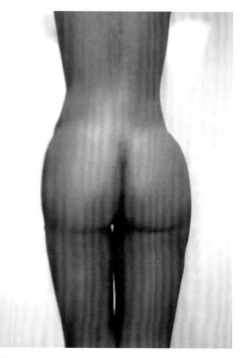

图 7.3   在某些求美者中，臀部轮廓吸脂重塑术可以改善腰臀比，增加臀部凸度，使臀部突出，给人以丰臀的感觉。（a）术前；（b）术后 6 个月（经 Cansanção 等[3] 许可使用）

来行脂肪移植丰臀的人，如瘦削、运动员体型和一些减肥后的求美者。

7.3.4　脂肪丰臀术

脂肪移植和臀部假体一样可用于增加臀部体积，改善其形状、凸度、协调性和皮肤外观。在许多求美者中，这两种技术都可以使用，选择何种技术取决于手术医生和求美者的偏好，而不是手术技术本身的优缺点[5]（图 7.4）。

7.3.5　臀部提升术

臀部提升术适用于皮肤过度松弛的患者。它可以单独进行，也可以与吸脂术、脂肪丰臀术或假体丰臀术联合进行。这种手术在大量减重后的人群中非常流行。

以上列出的每种手术都有其适应证。然而，大多数求美者有不止一种诉求。因此，上述技术联合使用可以达到更好的效果。

7.4　手术计划

为了使手术计划标准化，我们根据臀部不同的特点提出了臀部分型。臀型可分为以下 7 种。

7.4.1　0 型

理想的臀部。臀部凸度良好（≥2∶1），WHR 在 0.65~0.8，通常为运动员体型（图 7.5）。
- 手术选择：
  - 不需要任何外科手术。

7.4.2　1 型

求美者瘦削，方形臀，臀部凸度差（＜2∶1），WHR ≥ 0.8（图 7.6）。
- 手术选择：
  - 假体丰臀术；
  - 复合丰臀术：假体丰臀术 + 脂肪丰臀术。

单纯假体丰臀可能会显得不自然，假体边缘明显。对于覆盖较薄（肌肉和皮下组织较薄）的患者，可用的脂肪也不多，复合丰臀是最好的选择。

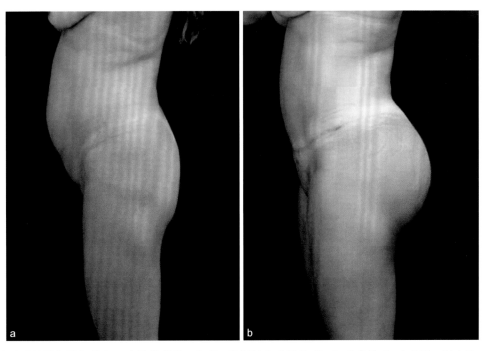

图 7.4　通过脂肪移植增加臀部体积，改善其形状、凸度、协调性和皮肤外观。（a）术前；（b）术后 1 年（经 Cansanção 等[6]许可使用）

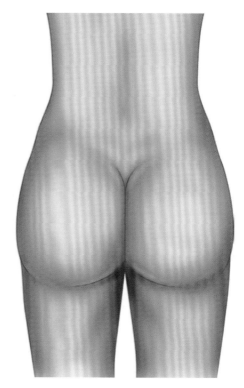

0 型	
体型	运动员型
臀型	圆形臀
凸度	＞2：1
腰臀比	0.65～0.8
协调性	肌肉发达 皮下脂肪层薄
下垂	无

图 7.5　0 型求美者：理想臀部

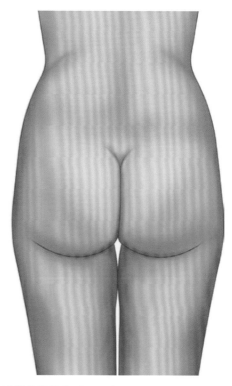

1 型	
体型	瘦削
臀型	方形臀
凸度	＜2：1
腰臀比	≥0.8
协调性	肌肉欠发达 皮下脂肪层薄
下垂	无

图 7.6　1 型求美者：瘦削，方形臀，臀部凸度差（＜2：1），WHR≥0.8

7.4.3　2 型

求美者臀部周围区域脂肪代谢障碍，臀部凸度不足（＜2∶1），臀部体积不足，通常多为"A"形臀，WHR ≥ 0.65（图 7.7）。

- 手术选择：
  - 臀部轮廓吸脂重塑术 + 脂肪丰臀术；
  - 臀部轮廓吸脂重塑术 + 假体丰臀术；
  - 臀部轮廓吸脂重塑术 + 复合丰臀术。

7.4.4　3 型

求美者具有理想的臀部体积和凸度（≥2∶1），伴有臀部周围区域（背部、侧腰部、骶部）脂肪代谢障碍，使臀部体积和凸度表现不足（图 7.8）。

这类求美者仅对轮廓部位进行吸脂即可获得满意效果。然而，大多数情况下，求美者还是希望同时行丰臀术。

- 手术选择：
  - 臀部轮廓吸脂重塑术；
  - 臀部轮廓吸脂重塑术 + 脂肪丰臀术；
  - 臀部轮廓吸脂重塑术 + 假体丰臀术。

7.4.5　4 型

求美者超重或肥胖，并伴有臀部周围区域脂肪代谢障碍，表现为臀部体积过大，呈"A"形或"V"形，WHR ≥ 8.0（图 7.9）。

- 手术选择：
  - 臀部吸脂 + 臀部轮廓吸脂重塑术；
  - 臀部周围区域吸脂。

7.4.6　5 型

此类求美者多为老年人，臀部凸度差（≤2∶1），臀部下垂，皮下组织增多和肌肉萎缩（图 7.10）。

- 手术选择：
  - 臀部轮廓吸脂重塑术 + 脂肪丰臀术；
  - 臀部轮廓吸脂重塑术 + 脂肪丰臀术 + 臀部提升术。

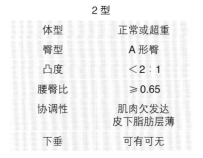

2 型	
体型	正常或超重
臀型	A 形臀
凸度	＜2∶1
腰臀比	≥0.65
协调性	肌肉欠发达 皮下脂肪层薄
下垂	可有可无

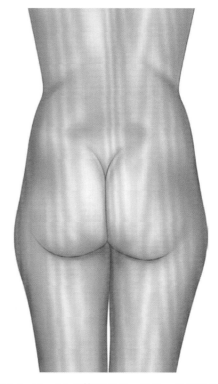

图 7.7　2 型求美者：表现为臀部轮廓区域脂肪代谢障碍、凸度不足（＜2∶1）和体积不足。通常，他们的臀部呈"A"形，WHR ≥ 0.65

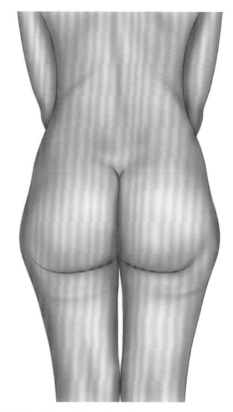

3 型	
体型	正常或超重
臀型	A 形臀
凸度	看起来凸度不足，但事实上 ≥2∶1
腰臀比	0.6~0.8
协调性	肌肉发达皮下脂肪层薄
下垂	无

图 7.8   3 型求美者：具有理想臀部体积和凸度（≥2∶1），伴有臀部周围区域（背部、侧腰部、骶部）的脂肪代谢障碍，给人以臀部缺乏凸度和体积的印象

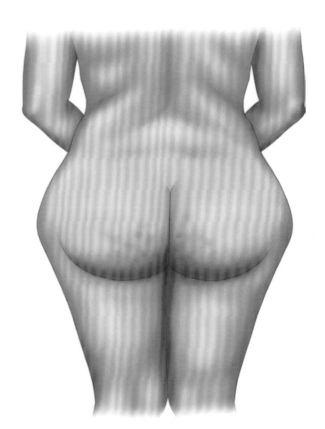

4 型	
体型	肥胖
臀型	任何类型
凸度	夸张的（无论是否明显）
腰臀比	>0.8
协调性	脂肪层严重增厚
下垂	有

图 7.9   4 型求美者：超重或肥胖，表现为臀部周围区域的脂肪代谢障碍，给人以臀部体积过大的印象

5 型	
体型	老年人体型
臀型	任何类型
凸度	≤2∶1
腰臀比	无要求
协调性	肌肉萎缩 皮肤松弛
下垂	有

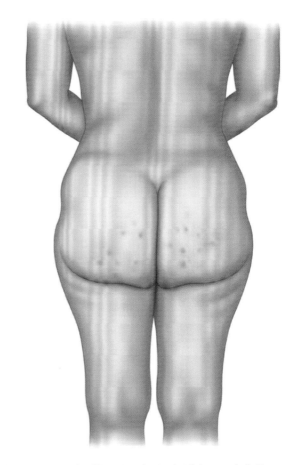

图 7.10 5 型求美者：年龄较大，臀部凸度差（≤2∶1），臀下垂，皮下组织增多，肌肉萎缩

7.4.7 6 型

多为大量减重后的求美者，方形臀，臀部凸度差（≤2∶1），WHR≥0.8（图 7.11）。

- 手术选择
  - 臀部提升术；
  - 臀部提升术 + 假体丰臀术；
  - 臀部提升术 + 脂肪丰臀术。

7.5 结论

致力于臀部美化手术的整形外科医生应了解每种手术方法的适应证和优缺点，以便选择合适的手术方式或多种手术方式的组合，从而获得满意和持久的效果。

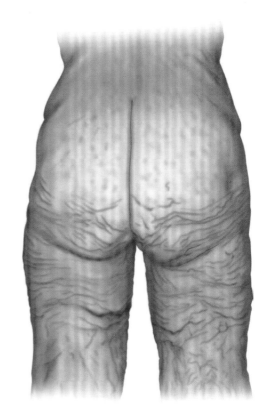

6 型	
体型	减肥后体型
臀型	方形臀
凸度	<2：1
腰臀比	>0.9
协调性	肌肉萎缩 皮下脂肪层薄
下垂	严重

图 7.11　6 型求美者：大量减重后，臀部呈方形，臀部凸度不足

参考文献

1. Cansancao AL. Brazilian buttocks: fat grafting technique standardization. Plast Reconstr Surg Glob Open. 2016; 4(Suppl): 29.
2. Mendieta CG. Gluteal reshaping. Aesthet Surg J. 2007; 27: 641-55.
3. Cansanção ALPC, Cansanção AJC, Cansanção BPC, et al. Buttocks contouring surgery: liposuction without fat grafting, when less is more? Plast Reconstr Surg. 2015; 136: 130-1.
4. Mendieta CG. Intramuscular gluteal augmentation technique. Clin Plast Surg. 2006; 33: 423-34.
5. Condé-Green A, Kotamarti V, Nini KT, et al. Fat grafting for gluteal augmentation: a systematic review of the literature and meta-analysis. Plast Reconstr Surg. 2016; 138(3): 437e-46e.
6. Cansancao AL, Condé-Green A, David JA, et al. Subcutaneous-only gluteal fat grafting: a prospective study of the long term results with ultrasound analysis. Plast Reconstr Surg. 2019; 143: 447-51.

第 **8** 章 脂肪抽吸术：临床管理和安全准则

8.1 背景

1979 年，Illouz[1] 推广了脂肪抽吸术。该技术在世界范围内广泛传播，手术效果不断改善，为体形雕塑外科带来了一场革命。然而最开始，该技术的高并发症和高死亡率[2] 使得人们对它的安全性充满担忧。随着临床医生不断进行严格缜密的临床研究并引入安全指南，脂肪抽吸术已经非常安全、可靠[3]，并且成为全球最常实施的整形外科手术之一[4]。脂肪抽吸术是改善臀部轮廓最常用的技术，可单独施行或与其他手术如脂肪移植、臀部假体植入、臀部提升术等联合运用。当与脂肪移植联合应用时，它可以从两方面来改善臀部轮廓：一是去除脂肪堆积处的多余脂肪，二是为脂肪缺乏区提供填充原料。

脂肪抽吸术通常被视为臀部脂肪移植的附属手术，仅仅是一种获取脂肪的手段。这种看法忽略了脂肪抽吸术是一种具有固有风险的外科手术的事实。此外，根据定义，脂肪移植是一种综合性手术，它会产生严重的外科创伤，并引发强烈的内分泌 - 代谢反应。因此，应实施严格的临床支持，确保手术安全进行。鉴于目前的文化和审美趋势，人们青睐更大的臀部，相应的脂肪抽吸量也更大。在临床实践中，我们发现，为了弥补脂肪组织提取物处理过程中的损失，脂肪抽吸量一般为拟填充量的 150% ~ 200%。

致力于臀部脂肪移植的整形外科医生必须对脂肪抽吸的各个环节进行适当的培训，并全面了解术前、术中和术后阶段可能发生的生理变化，确保受术者的安全，从而将风险降至最低。

8.2 术前评估

为了实施安全的脂肪抽吸和脂肪移植手术，在手术开始前就需要做大量工作。求美者初次面诊时，手术医生需要进行全面的病史采集和体格检查，确定是否需要进行实验室检查或医疗许可（medical clearance），评估静脉血栓栓塞症（venous thromboembolism，VTE）的风险，了解求美者的心理状态，以及成功实施手术必需的其他因素[5-6]。

8.2.1 病史采集和体格检查

安全实施脂肪抽吸术，减少围术期并发症的发生风险，最重要的一个环节是选择合适的求美者。这一过程从全面的病史采集开始，包括求美者的既往史、手术史、药物治疗史、社会史、家族史以及过敏史。为了排除并发症的潜在因素，详细的体格检查也很重要。体检时需要评估一些慢性或系统性疾病的体征，确定营养状况和评估肤质，以及明确脂肪供区和受区。应特别注意腹部是否有手术瘢痕或腹直肌分离，上述情况有可能会导致腹壁疝。除总体表面积（total body surface area，TBSA）、皮肤松弛情况以及纹理（如皱纹或萎缩纹）、脂肪代谢障碍或脂肪堆积、皮肤凹陷或回缩区域、脂肪团、静脉曲张、静脉回流障碍、淋巴水肿和瘢痕（位置和质地）外，还应记录内脏脂肪情况。此外，还需确定"粘连区"（某些区域的皮肤通过致密的纤维组织和深筋膜相连），这有助于预防术后轮廓畸形。

手术医生应该注意，知情同意不仅仅是签名了事。除了坦率地讨论手术获益、风险、替代方案和预期结果外，还必须对手术本身进行清晰的解释。同时，手术医生应该努力评估手术动机和担忧程度，评估不切实际的期望，以及发现潜在的病理性人格和精神状态。

8.2.2　年龄

高龄不是脂肪抽吸术的禁忌证。年长而健康的求美者进行脂肪抽吸甚至可能比一个合并其他疾病的年轻人风险更小。但有一点要注意，50岁以上的求美者术后皮肤收缩的表现更明显。此外，老年求美者对手术时血流动力学变化的适应能力明显减弱，因此需要在术前仔细进行心脏评估。

8.2.3　体质指数

对肥胖的求美者进行整形手术存在争议，主要原因是人们认为他们的并发症发生率较高。这种看法可能是由于这类人群中其他合并症的发病率较高，故而需慎重选择受术者。然而，Cansanção等[7]在一项对456例接受脂肪腹壁成形术求美者的回顾性研究中发现，正常、超重和肥胖求美者的并发症发生率无统计学差异。因此，仅体质指数（body mass index，BMI）升高不应被认为是脂肪抽吸术的禁忌证。

8.2.4　营养状况评估

全面的营养状况评估至关重要，因为足够的热量储存对于耐受术中失血和组织破坏以及促进伤口正常愈合是必不可少的。虽然没有某个单一的检查能准确地评估营养状况，但在我们的临床实践中，通常要求检测白蛋白水平，对那些白蛋白＜2.5 g/dl的求美者不予手术。对于近期体重减轻的求美者（最近30天内体重减轻10%），考虑到白蛋白半衰期很长（18天），因此白蛋白水平不能准确地反映这类求美者的营养状况。对于这类求美者，测量血液的铁蛋白或前白蛋白水平有助于确定真实的营养状况。

8.2.5　吸烟

吸烟是一个有充分证据证明的危险因素，它会增加呼吸和循环系统损伤、感染、皮肤坏死、切口裂开和瘢痕增生等的风险。在第一次面诊时，应询问求美者的吸烟史，并建议其戒烟。戒烟的最佳持续时间尚不明确，现有建议大致为术前4~8周到术后7~30天。然而，尽管有证据表明围术期戒烟可以极大地减少并发症的发生，但吸烟者的手术风险仍然高于非吸烟者，应该强调这一事实并在术前同意书中告知。如果怀疑受术者吸烟，可要求其检测血液、尿液或唾液中的尼古丁水平[8]，以确保其遵守戒烟医嘱。有趣的是，Rohrich等[9]的一项调查发现，虽然75%的整形外科医生要求求美者在术前至少4周内戒烟，但只有17%的求美者遵从了医嘱。

大麻的使用也应该进行调查和记录，因为它在人群中的使用频率持续上升，特别是在年轻人中。大麻是一种精神激动剂，含有约340种化合物，包括一氧化碳和在烟草中发现的焦油，可导致急性呼吸阻塞和心动过缓。应该注意的是，从神经组织中清除丁四氢大麻酚（大麻中最有效的精神活性物质）大约需要30天。另外，使用可卡因等其他非法物质也与心脏、肺部和血管并发症相关，因此也应进行调查和记录。

8.2.6　药物

应获得求美者的用药清单。维生素、矿物质或草药补充剂的应用情况也很重要。许多求美者认为这些不属于药物，故而不会主动向医生告知。表8.1和表8.2列出了手术前应暂停使用的常见药物和补充剂以及建议停用的时间。

表8.1　术前需停用的处方药

药物	推荐停药时间
三环类抗抑郁药	不需要停药
口服降糖药	24小时
雌激素	10天
苯丙胺类药物	15天
阿司匹林	15天
异维A酸	180天
草药补充剂	15天

表 8.2　术前需停用的非处方补充剂和维生素

凝血障碍	神经系统疾病	血管疾病
大蒜素	卡瓦根	麻黄属植物
银杏	缬草	麻黄
高丽参		锂
Omega 3/6		
氨基葡萄糖		
维生素E		

8.2.7　实验室检测和影像学检查

根据美国麻醉医师学会指南[6]，所有求美者术前都不需要进行诊断性的检查。进行实验室检查或影像学检查的决定应该根据病史和体格检查结果为求美者量身定制。然而，在临床实践中，除了要求有某些潜在危险因素或疾病的特定患者进行胸部 X 线检查、腹壁超声检查或心电图检查外，手术前还经常要求进行常规血液检查，如全血细胞计数检查、综合代谢测试（comprehensive medical panel，CMP）、凝血检查、人绒毛膜促性腺激素 β 亚单位测定（β-HCG，育龄妇女）、白蛋白和尿液分析。此外，在已知或疑似凝血障碍性疾病、内分泌紊乱、心肌病或其他系统和代谢紊乱的情况下，可能需要额外的检查。

8.2.8　深静脉血栓栓塞症风险评估

静脉血栓栓塞症（VTE）是一组从深静脉血栓形成（deep vein thrombosis，DVT）到肺栓塞（pulmonary embolism，PE）的疾病，是脂肪抽吸术后的主要死因。血流淤滞、静脉壁损伤和高凝状态（Virchow 三联症）是 VTE 形成和发展的重要因素，将这些因素降至最低可以显著降低发生 DVT 或 PE 的可能性。Caprini 风险评估工具可将求美者按 VTE 的发生风险分为不同风险等级。预防措施可分为两类：机械运动预防和化学药物预防。机械运动预防措施除了穿戴弹力袜、足够的液体支持和维持体温在 36 ℃（96.8 ℉）以上外，还包括围术期序贯加压装置的使用和术后早期活动。化学药物预防措施主要指抗凝药物的使用，而抗凝治疗的获益必须与增加出血和血肿的风险

相平衡。脂肪抽吸术与此的关系极为密切，因为手术为盲视下操作，出血后无法电凝止血。值得注意的是，即使采取了基本的预防措施，仍然可能发生并发症，因此必须对受术者的危险因素进行严格评估，并制订个性化的预防措施。

在我们的临床实践中，所有求美者都要接受机械运动预防。此外，根据 Caprini 评分，所有求美者都要根据 VTE 风险进行分层，并在需要时接受低分子肝素（low molecular-weight heparin，LMWH）的化学预防。对于正常量的脂肪抽吸术（＜5 L），高危受术者（Caprini 5 分和 6 分）接受低分子肝素预防。对于大容量的脂肪抽吸术（＞5 L），中等风险受术者（Caprini 3 分和 4 分）需在住院期间（通常为 1 天）给予低分子肝素预防，而高危受术者（Caprini 5 分和 6 分）需延长用药时间至术后 7 ~ 10 天。

此外，我们还使用了以下三种药物。理论上说，这些药物可以预防 Virchow 三联症，降低血栓形成的风险，尽管目前还没有高质量的临床研究证据证明它们的有效性。

（1）皮质类固醇是一种抗炎分子，它可以减轻内皮损伤，并可通过将多余的液体重新引入血管内间隙来减轻水肿，从而减少血液浓缩和血液淤滞。

（2）西洛他唑可同时扩张外周血管和增加毛细血管通透性，从而增加血流量，减轻血液淤滞。此外，它还可以抑制血小板凝集，有助于预防高凝状态。

（3）地奥司明 + 橙皮苷是一种黄酮类化合物复合配方，具有抗炎、血管保护和静脉营养的特性，可增加毛细血管阻力和静脉张力，进一步增加血流量和减少血液淤滞。

8.2.9　术前禁食

要求术前禁食 8 ~ 12 小时始于 20 世纪中期，当时的麻醉技术在预防呕吐和胃内容物吸入相关的肺部并发症方面（如支气管肺炎）还处于初级阶段。随着现代麻醉技术和气道管理的进步，误吸相关肺部并发症已经成为一种罕见现象。尽管如此，即使是吸入少量胃液（pH＜2.5）或固体颗粒也可导致严重的损伤，这证明了在所有择期手术

中坚持禁食的合理性。我们现在知道，长时间禁食可以分别通过降低和提高胰岛素及胰高血糖素的水平来增强手术创伤时的内分泌代谢反应，这两种激素负责调节肝糖原储备的使用。因此，上调糖异生使葡萄糖优先输送到依赖葡萄糖作为唯一能量来源的组织（即中枢神经系统、肾脏和红细胞），从而增强了机体对创伤的反应。因此，将术前禁食（尤其是在摄入富含碳水化合物饮料的情况下，如麦芽糖）缩短至麻醉诱导前 2 小时可能对人体有益，如减少胰岛素抵抗、较低的炎症反应免疫调节、术后功能恢复更快以及减少术后恶心和呕吐 [10]。表 8.3 列出了最新的术前禁食建议。

表 8.3　常见的术前禁食建议

摄入物	术前禁食时间	举例
单纯液体	2小时	水 果汁（无果肉） 碳酸饮料 富含碳水化合物的营养饮料 清茶 黑咖啡
非人类奶	6小时	
轻食	6小时	单纯液体+烤面包
大餐	8小时	油炸或高脂肪食物 肉

8.3　术中注意事项

脂肪抽吸术围术期最重要的是要防止术中低血容量性休克，这可能是由于失血或液体积聚在"第三间隙"所致。为了保持理想的液体平衡，必须关注静脉容量状态（hydration status）、皮下肿胀液浸润程度、失血和体温过低情况。

8.3.1 麻醉

脂肪抽吸术最佳麻醉方式的选择取决于多种因素，包括求美者个体情况和所采用的式样，以及手术医生和麻醉师对求美者情况的判断和临床经验。

利多卡因局部麻醉是小容量脂肪抽吸术或小范围脂肪抽吸术的理想选择。利多卡因使用的上限为每公斤体重 35 mg [11]，这是因为脂肪组织血管化水平较低，对肿胀液中利多卡因的吸收率较低，而且大部分肿胀液在吸收之前会随脂肪一起被抽吸出体外，不会进入血液循环。然而，在大量肿胀液浸润的情况下，我们必须对利多卡因中毒的可能性提高警惕。利多卡因中毒表现为多种症状，如眼前闪烁暗点、口周感觉异常、舌挛缩、口中金属味，甚至出现神经精神障碍如定向障碍、嗜睡、心律失常、癫痫发作和昏迷等。应该注意的是，当浓度超过每公斤体重 35 mg 时，达到肝脏清除能力的极限，如果同时使用经肝脏代谢的药物，就可能会造成利多卡因积聚和中毒，甚至导致心跳呼吸骤停和死亡。

全身麻醉或局部麻醉适用于中、大容量和（或）多个解剖区域的脂肪抽吸术。在上述情况下，应避免在肿胀液中使用利多卡因，因为已证明此时应用利多卡因不但不能起到额外的镇痛作用，反而增加了中毒风险。

一些学者报道，与全身麻醉相比，局部麻醉可降低血栓栓塞风险 [12]。

8.3.2　静脉容量状态 / 液体管理

液体管理无疑是预防脂肪抽吸术严重并发症最重要的措施之一。术中和术后应结合尿量、体内残留液体量、肺部听诊和生命体征来持续评估求美者的容量情况。尿量减少提示血容量不足或急性肾损伤（acute kidney injury，AKI），临床上可根据心率和血压加以区分。心率增加和血压降低提示血容量减少，可予静脉输液纠正；相反，心率下降和血压升高可能是继发于 AKI 的高容量血症，除了考虑更严重的病因如 PE 或充血性心力衰竭外，还可能需要给予呋塞米等利尿剂。容量不足、继发性的脱水和血液浓缩最终都会导致低血容量性休克，并增加 VTE 和脂肪栓塞综合征的风险；相反，容量超负荷会导致肺水肿或心搏骤停。

为了避免液体复苏不足或过度复苏，有多个液体管理公式，大多数都是类似的，均是基于皮下肿胀技术和预期吸脂量。其中最常用的方案由 Rohrich [13] 在 2003 年发表（表 8.4）。我们根据自己的临床实践，开发了一种术中液体管理方案，

表 8.4　脂肪抽吸术中的静脉补液管理[13]

	湿性技术	超湿性技术或肿胀技术
吸脂量＜5000 ml	1：1静脉注射量 维持：5～6 ml/（kg·h）	1：1静脉注射量 维持：5～6 ml/（kg·h）
吸脂量＞5000 ml	1：1静脉注射量+5000 ml以上部分每抽吸1 ml补充0.25 ml 维持：5～6 ml/（kg·h）	1：1静脉注射量 维持：5～6 ml/（kg·h）

在以往 13 年内进行的 4000 多次脂肪抽吸手术中，该方案被证明是可靠、安全和有效的（表 8.5）。除了吸脂量和肿胀技术外，该方案还考虑了注入皮下组织的肿胀液量。此外，它还有一个明显的优点，那就是可以在手术过程中的不同时间点定制输液量。简而言之，我们将静脉输入等同于吸脂量的乳酸林格液。应在手术头 3 小时内按如下比例输注：第 1 小时 50%，第 2 小时 25%，第 3 小时 25%。但是在使用该输液方案时有一些考虑和限制因素：

（1）总输液量应限制在 3500 ml 以内。

（2）由于大约 30% 的皮下肿胀液将被吸收，因此必须从输液量中扣除，即实际提供的静脉输液量 = 脂肪抽吸量 −（0.3 × 皮下肿胀液量）。

（3）对于持续 4 小时以上的大容量脂肪抽吸术，我们将静脉输液速度维持在 250 ml/h，直到手术结束。

（4）输液量应始终根据受术者的临床参数进行调整。

表 8.6 展示了该液体管理方案的两个案例。

表 8.5　脂肪抽吸术中液体管理方案

① 乳酸林格液以1：1的比例给药（静脉补液：预期的脂肪抽吸量）
50%：第1小时 25%：第2小时 25%：第3小时
② 总静脉输液量不超过3500 ml （超过3小时）
③ 30%的皮下肿胀液被吸收
④ 大容量吸脂术，手术时间＞4小时：输液速度维持在250 ml/h左右

8.3.3　表 8.6 皮下肿胀技术

脂肪抽吸术前应用皮下肿胀技术有多种好处，

表 8.6　术中静脉补液

示例1

70 kg女性受术者
　预期脂肪抽吸量：3000 ml
　皮下肿胀液量：3000 ml
　理论输注液体量：3000 ml
　皮下吸收量：900 ml（即3000 ml的30%）
　实际输注量：2100 ml
　输注时间表：第1小时=1050 ml
　　第2小时=525 ml
　　第3小时=525 ml

示例2

100 kg女性受术者
　预期脂肪抽吸量：6500 ml
　皮下肿胀液量：4500 ml
　理论输注液体量：6500 ml
　皮下吸收量：1350 ml（即4500 ml的30%）
　实际输注量：5150 ml（但最大输注量=3500 ml）
　输注时间表：第1小时=1750 ml
　　第2小时=875 ml
　　第3小时=875 ml
　　第4小时及以后=250 ml/h

包括吸脂过程中止血和更利于脂肪抽吸。肿胀技术根据输注的肿胀液量和吸脂量分成几类。干性技术由于失血量大（占抽吸量的 20%～50%），实际上已被弃用。其他肿胀技术都被广泛接受，其使用取决于手术医生的偏好、吸脂量以及每位受术者的临床特点。30%～70% 的肿胀液会被皮下组织吸收。被吸收肿胀液的比例跨度大是由多方面因素决定的，包括肾上腺素浓度、吸脂量以及肿胀和吸脂之间的等待时间。因此，在计算水平衡时，应始终考虑皮下组织中的肿胀液量。皮下注入的肿胀液会增加血管内容量，可导致肺水肿和心搏骤停等并发症，尤其是老年患者或心脏病患者风险更大。为了增加安全性和减少术中出血，我们提出了多种方案。使用生理盐水和肾上腺素溶液的湿性技术或超湿性技术是大多数脂肪抽吸术的理想选择。

在我们的临床实践中，我们遵循以下规则：

- 小容量吸脂术（＜1000 ml）和小部位吸脂：使用湿性或超湿性技术，在肿胀液中使用局麻药。肿胀液配方为生理盐水 + 肾上腺素（1 : 500 000）+ 利多卡因（每公斤体重 35 mg）。
- 正常体积的吸脂术（1001~5000 ml）：使用超湿性技术，肿胀液配方为生理盐水 + 肾上腺素溶液（1 : 500 000）。
- 大容量吸脂术（＞5000 ml）：使用湿性技术，肿胀液配方为生理盐水 + 肾上腺素溶液（1 : 333 000）。使用较高浓度的肾上腺素是为了减少注入的肿胀液量，可避免血管内负荷过重，同时保持相同的肾上腺素使用量。

8.3.4　防止失血

虽然术中低血容量性休克最常见的原因是液体积聚在"第三间隙"，但无论是在术中还是在术后即刻，预防失血仍然是一个需要重点考虑的问题。可采取以下措施来防止失血过多：

- 遵守允许的最大吸脂量：许多国家（和州）都有关于最大吸脂量的立法和建议。虽然这些限制大多是凭经验确定的，但它们被手术医生普遍接受，应该予以遵守。
- 用含有血管收缩成分的肿胀液进行肿胀麻醉，以促进血管收缩。
- 补足液体容量（hyper-hydration）：通过稀释血液增加血管内容量，使每毫升血液中的红细胞浓度降低。
- 抗纤溶剂：据报道，氨甲环酸在吸脂过程中可有效减少56%的失血量，在红细胞比容变化程

度类似的情况下可多抽吸出114%的脂肪[14]。

8.3.5　低体温

低体温通常发生在手术过程中，指核心体温低于 36 ℃（96.8 ℉）。发生的机制是因为麻醉抑制了生理性体温调节机制和身体暴露。手术期间保持正常体温很重要，因为低体温与许多并发症有关（表 8.7）。围术期体温的保持可以通过核心体温监测和使用一些简单的措施来实现，如使用保暖器、加热毯、输入温热的液体和尽可能多地覆盖体表等[15]。

8.4　术后护理

术后即刻补液量是指求美者在术后头 12 小时内给予的补液量。在我们的临床实践中，我们按测量的脂肪抽吸量和生理失水量（1500 ml/12 h）等比例输注乳酸林格液。这个量的 2/3 在前 6 小时内输入，1/3 在后 6 小时内输入，总补液量不超过 4500 ml。如果求美者住院时间超过 12 小时，则生理失水量按 100 ml/h 的速度静脉补充，同时鼓励受术者口服补液。

术后远期补液　保持血流动力学稳定是首要的，持续监测生命体征、尿量和液体残留量 [（入量－出量）/ 受术者体重]。出院前，告知受术者足量口服补液的重要性，以防止远期低血容量的发生。术后头 7 天，每天口服补充 3~4 L 液体；均衡饮食，应以高蛋白质食物为主，如肉、鸡和鱼，同时增加富含铁的深绿色蔬菜的摄入。如出现术后疼痛，必要时可使用皮质类固醇、非甾体抗炎药（NSAIDs）和其他止痛药。术后恶心、呕吐可使用抗呕吐药物，如 5- 羟色胺 /5HT3 抑制剂和质子泵抑制剂。充分的补液和血糖控制也能帮

表 8.7　与体温过低相关的并发症

心血管系统	凝血系统	免疫系统	代谢系统	激素系统
心肌缺血	凝血病	感染	低钾血症	类固醇减少
高血压	血小板激活	血清肿	低磷血症	促甲状腺激素升高
心动过速			低镁血症	高血糖
DVT/PE				低血糖

助防止恶心和呕吐。据报道，35% 的整形手术求美者会出现恶心和呕吐。

穿着适度的紧身衣是脂肪抽吸术后护理的关键，穿着时间为术后头 30 天。应避免穿着过紧，这会导致色素沉着、疼痛、水肿和皮肤坏死。为了预防 DVT，弹力袜（18～23 mmHg）需穿戴 7～10 天，或者至少在恢复正常活动之前穿着。淋巴引流可在术后第 5 天开始，以帮助减轻水肿和抚平外观不规则。

8.5　结论

脂肪抽吸及相关治疗技术的进步使体形雕塑术的安全性和适应证发生了革命性的变化。尽管并发症和死亡率相对较低，但脂肪丰臀术[16-17]等联合手术日益流行，吸脂量也存在日益增加的趋势。为了使求美者能安全实施手术并获得满意的效果，必须严格评估并慎重考虑手术和求美者的相关因素。

参考文献

1. Illouz YG. Body contouring by lipolysis: a 5-years' experience with over 3000 cases. Plast Reconstr Surg. 1983; 72: 591-7.
2. Grazer FM, Jong RH. Fatal outcomes from liposuction: census survey of cosmetic surgeons. Plast Reconstr Surg. 2000; 105: 436-46.
3. Hughes CE 3rd. Reduction of lipoplasty risks and mortality: an ASAPS survey. Aesthet Surg J. 2001; 21: 120-7.
4. ISAPS International Survey on Aesthetic/Cosmetic Procedures Performed in 2016. Available at: http://www.isaps.org/Media/Default/Current%20News/GlobalStatistics2016.pdf. Accessed 13 Jan 2018.
5. Gomes RS. Critérios de segurança em lipoaspiração. Arq Catarin Med. 2003; 32: 35-46.
6. American Society of Anesthesiologists Task force on preanesthesia evaluation. Practice advisory for preanesthesia evaluation: a report by the American society of anesthesiologists task force on preanesthesia evaluation. Anesthesiology. 2002; 96: 485-96.
7. Cansanção AL, Cansanção AJ, Cansanção BP, et al. Lipoabdominoplasty in obese patients: is it safe? Has good results? Plast Reconstr Surg. 2015; 136(Suppl): 93-4.
8. Almutairi K, Gusenoff JA, Rubin JP. Body contouring. Plast Reconstr Surg. 2016; 137: 586e-602e.
9. Rohrich RJ, Coberly DM, Krueger JK, et al. Planning elective operations on patients who smoke: survey of North American plastic surgeons. Plast Reconstr Surg. 2002; 109: 350-5; discussion 356-7.
10. American Society of Anesthesiologists. Practice guidelines for preoperative fasting and the use of pharmacologic agents to reduce the risk of pulmonary aspiration: an updated report. Anesthesiology. 2011; 114: 495-511.
11. Klein JA. Tumescent technique for local anesthesia improves safety in large-volume liposuction. Plast Reconstr Surg. 1993; 92: 1085-98.
12. Prins MH, Hirsh J. A comparison of general anesthesia and regional anesthesia as a risk factor for deep vein thrombosis following hip surgery: a critical review. Thromb Haemost. 1990; 64: 497-500.
13. Rohrich RJ, Kenkel JM, Janis JE, Beran SJ, Fodor PB. An update on the role of subcutaneous infiltration in suction-assisted lipoplasty. Plast Reconstr Surg. 2003; 111(2): 926-7; discussion 928.
14. Cansancao AL, Condé-Green A, David JA, et al. Use of tranexamic acid to reduce blood loss in liposuction. Plast Reconstr Surg. 2018; 141: 1132-5.
15. Biazzotto CB, Brudniewski M, Schmidt AP, et al. Perioperative hypothermia. Rev Bras Anestesiol. 2006; 56(1): 89-106.
16. Condé-Green A, Kotamarti V, Nini KT, et al. Fat grafting for gluteal augmentation: a systematic review of the literature and meta-analysis. Plast Reconstr Surg. 2016; 138: 437e-46e.
17. Kalaaji A, Dreyer S, Vadseth L, et al. Gluteal augmentation with fat: retrospective safety study and literature review. Aesthet Surg J. 2019; 39: 292-305.

第9章　脂肪抽吸术和脂肪丰臀术的麻醉

9.1　引言

在过去几年里，随着脂肪抽吸术和脂肪移植技术的进步，麻醉学也取得了飞速发展，更有效的监测以及新的药物和辅助剂的应用使手术更为安全[1]。

全身麻醉、局部麻醉和椎管内麻醉（脊椎麻醉或硬膜外麻醉）均可应用于脂肪抽吸和臀部脂肪移植手术，并可视情况联合静脉镇静。这三种麻醉方法单独和联合使用均可。麻醉方法的选择应考虑手术方式、受术者特点和麻醉师或手术团队的经验，同时兼顾围术期受术者的安全性和舒适性。

所有麻醉技术都有各自的优缺点、适应证、禁忌证和局限性，然而这些并没有得到详细的阐述[1-2]。

9.2　麻醉技术

9.2.1　局部麻醉

门诊手术可在局部麻醉下进行，受术者离院时间快。与全身麻醉和神经阻滞相比，局部麻醉的唤醒平稳，生理变化少。然而，这项技术最大的局限性是必须遵从麻醉药的毒性剂量。轻度中毒者表现为嘴唇麻木，严重者可表现为心律失常，甚至不可逆转的心搏骤停。这些严重并发症可发生在围术期或术后即刻，更可怕的是发生在受术者不再接受专门医疗监护的术后晚期。

大多数整形外科医生习惯在受术者俯卧位进行脂肪抽吸和臀部脂肪移植[3]，但该体位舒适度差。为了使受术者更舒适，术中常联合应用静脉镇静。然而，俯卧位使用镇静剂是一项挑战，该体位维持气道通畅较为困难。对于超重和肥胖者，在局部麻醉下进行臀部脂肪移植时最好不要采用俯卧位，因为这会导致通气困难。

无论有没有镇静，局部麻醉仅适用于时间相对较短、吸脂量较小或移植脂肪体积较小的手术。当臀部移植脂肪的量较大时，最好施行多次手术以达到预期的效果。无论有无镇静，局部麻醉下的臀部脂肪移植最好是在体重正常、焦虑程度低、依从性好的受术者中进行，仅在皮下平面移植有限数量的脂肪。

9.2.2　全身麻醉

全身麻醉是一项成熟的技术，受术者的血流动力学状态由麻醉医生控制。全身麻醉时，手术医生和麻醉医生在脂肪抽吸和臀部脂肪移植的过程中体验较佳，因为该麻醉方式不依赖于受术者的体位，并且受术者的气道能得到很好的控制。然而，全身麻醉也有一些缺点。

小缺点包括术前禁食时间较长，术后疼痛控制不佳，术后苏醒时间经常延长，恶心和呕吐的发生率较高。主要缺点包括深静脉血栓形成（deep venous thrombosis，DVT）、肺栓塞（pulmonary thromboembolism，PE）的发生率较高和术中失血量较多。与椎管内麻醉相比，上述因素导致全身麻醉的发病率和死亡率更高。因此，考虑到这项技术的局限性和受术者的个体特点，椎管内麻醉联合静脉镇静是我们进行脂肪抽吸和臀部脂肪移植的首选方法。

全身麻醉适用于腹部突出的超重患者和气道管理困难的患者。即使全身麻醉被认为是首选的麻醉方法，但只要有条件，也可以联合椎管内麻醉或硬膜外阻滞。这种方式可使受术者获益增加，如改善术后镇痛，减少失血、DVT 和 PE 等主要并发症的发生率。需要注意的是，当作为单一技术使用时，与椎管内 / 硬膜外麻醉相比，全身麻醉和椎管内麻醉的联合应用并没有表现出相似的主要并发症发生率。

文献中没有发现全身麻醉与脂肪栓塞之间存在关联[4]。唯一的好处是，如果受术者已经处于全身麻醉状态，并且通过经口气管插管建立了气道通路，那么处理并发症就会相对容易[5]。

9.2.3　椎管内麻醉

椎管内麻醉技术（脊椎麻醉或硬膜外麻醉）是一种安全有效的麻醉方式，可单独使用，也可以与其他技术（如全身麻醉）联合使用。

长时间的全身麻醉易诱发DVT[6]，而椎管内麻醉可通过两种机制对DVT/PE起到预防作用[7]：①由于交感神经阻滞，它增加了下肢的血流量并降低了血管阻力。②降低了血液凝固性。全身麻醉时，股静脉血流量减少40%～50%；而局部区域阻滞麻醉时，血流量可增加约120%，故可减少静脉淤滞和血凝块形成[8]。椎管内麻醉技术的另一个优点是抗纤溶作用。脊椎麻醉或硬膜外麻醉中使用的药物可抑制血小板黏附，增加术后纤溶，对DVT/PE有预防作用[9-11]。椎管内麻醉单独应用或与全身麻醉联合应用时，可显著减少术中和术后出血。这是由于麻醉过程中不但动静脉压下降，而且由于局部区域麻醉引起的交感神经阻断作用导致中心静脉压下降[12]。

与全身麻醉相比，神经阻滞具有术后苏醒更柔和、术中到术后过渡更平稳、术后恶心和呕吐发生率较低、对创伤的内分泌代谢反应较低、术前禁食时间短、更利于术后早期活动、术后镇痛效果好等优点，可预防DVT、PE、心肌梗死等主要并发症的发生。

9.3　结论

随着手术技术的快速发展，麻醉技术也取得了进步，以便为受术者提供一个更舒适和更安全的手术。

只要遵循技术标准和限制，所有麻醉技术都可以以安全有效的方式单独或联合使用。确定最好的麻醉方法绝非易事，因为这取决于多种因素，如受术者的身体和精神情况、手术技术、专业知识，以及麻醉医生和手术团队的个人喜好。

参考文献

1. Garambone Filho MA. Anestesia para Procedimentos em Cirurgia Plástica e Dermatologia. In: Cavalcanti IL, Assad AR, Lacerda MA, editors. Anestesia fora do Centro Cirurgico. Rio de Janeiro: SAERJ Editora; 2007. p. 353-87.
2. Pereira ACPM. Anestesia para Lipoaspiração. In: Cavalcanti IL, Cantinho FAF, Assad AR, editors. Anestesia para Cirurgia Plástica. Rio de Janeiro: SAERJ Editora; 2005. p. 227-36.
3. Condé-Green A, Kotamarti V, Nini KT, et al. Fat grafting for gluteal augmentation: a systematic review of the literature and meta-analysis. Plast Reconstr Surg. 2016; 138: 437e-46e.
4. Cárdenas-Camarena L, Durán H, Robles-Cervantes JA, et al. Critical differences between microscopic (MIFE) and macroscopic (MAFE) fat embolism during liposuction and gluteal lipoinjection. Plast Reconstr Surg. 2018; 141: 880-90.
5. Costa AN, Mendes DM, Toufen C, et al. Adult respiratory distress syndrome due to fat embolism in the postoperative period following liposuction and fat grafting. J Bras Pneumol. 2008; 34(8): 622-5.
6. Haeck PC, Swanson JA, Gutowski KA, et al. Evidence based patient safety advisory: liposuction. Plast Reconstr Surg. 2009; 124(Suppl): 28S-44S.
7. Duval Neto GF. Alterações Fisiologicas Decorrentes da Lipoaspiração. In: Cavalcanti IL, Cantinho FAF, Assad AR, editors. Anestesia para Cirurgia Plástica. Rio de Janeiro: SAERJ Editora; 2005. p. 105-29.
8. Scott GR, Rothkopf DM, Walton RL. Efficacy of epidural anesthesia in free flaps to the lower extremity. Plast Reconstr Surg. 1993; 91: 676-8.
9. Jorgensen LN, Rasmussen LS, Nielsen PT, et al. Antithrombotic efficacy of continuous extradural analgesia after knee replacement. Br J Anaesth. 1991; 66: 8-12.
10. Peixoto AJ. Venous thromboembolism and anesthesia. Rev Bras Anestesiol. 1995; 45(4): 273-82.
11. Navalón LAG, Morales LAM, Ribot PZ, et al. Anestesia espinal, un factor protector en la enfermedad tromboembólica. Estudio de chortes retrospectivo de 484 artroplastias. Rev Esp Anestesiol Reanim. 2001; 48: 113-6.
12. Richman JN, Rowlingson AJ, Maine DM, et al. Does neuraxial anesthesia reduce intraoperative blood loss? A meta-analysis. J Clin Anesth. 2006; 18(6): 427-35.

第 **10** 章 自体脂肪移植的临床原则

10.1 引言

自体脂肪移植是美容和重建外科常用的技术手段。脂肪具有生物相容性，无过敏风险，无毒，易于获取，并且对皮肤具有改善作用[1]。基于以上优点，它被广泛认为是理想的软组织填充物。从 1893 年 Neuber 报道第一例脂肪移植开始，到 20 世纪 80 年代 Illouz 率先开展脂肪抽吸术，再到 Coleman 为脂肪移植手术流程进行了标准化，脂肪移植已经成为美国[2-3]乃至世界范围内发展最快的手术之一。然而，脂肪移植手术多年来因脂肪存活率不稳定和效果过于依赖手术医生的技术而广受诟病[4-5]。

脂肪移植手术中脂肪的获取、加工和注射技术的多样性可能是导致脂肪存活率存在差异的原因[6]。现如今，关于脂肪移植过程中每一步的最佳技术并未达成共识。因此，为了获得完美的长期手术效果，脂肪移植新技术不断涌现。

10.2 脂肪组织生理

Peer 在 1950 年定义了脂肪移植的生物学行为概念。他介绍了处理技术、禁忌证、临床结果，并观察到移植脂肪组织吸收率在 50%[7]。

脂肪作为有生命的组织，其存活与脂肪移植的血运重建条件密切相关。术后第 1 周微循环减少是脂肪吸收最常见的原因，因为长时间缺血会导致坏死并激活凋亡机制[8]。

前脂肪细胞是理解脂肪移植过程的重点。它具有增殖能力，当它移植到合适的位置时，能够聚集脂肪并分化为成熟的脂肪细胞，这一现象已被体外和体内研究证实[9]。

除此之外，脂肪组织内结缔组织基质部分中存在一定量的前脂肪细胞。因此，当进行脂肪移植时，前脂肪细胞和结缔组织基质也被移植[9]。

在术后第 1 天，对移植区域的组织学分析显示大量移植的脂肪细胞破碎，证明成熟脂肪细胞在初始阶段对缺血非常敏感[10]。

以上事实表明前脂肪细胞可能更耐受缺血，是脂肪细胞长期保留在移植区域的主要原因。为了获得更好的脂肪组织移植效果并降低该过程的并发症，已有多项临床研究确立了最佳临床实践。

10.3 影响移植脂肪存活的技术

有多种因素可影响移植脂肪的存活。主要因素如下：
- 脂肪获取方法
- 脂肪处理方法
- 脂肪注射方法
- 受区部位的准备

10.3.1 脂肪获取

10.3.1.1 最佳脂肪抽吸针的直径（证据等级Ⅳ级）

Pu 等人进行了一项关于脂肪组织存活力的研究，比较了常规脂肪抽吸和手术切取的脂肪组织。他们得出结论：抽吸脂肪获得的脂肪组织结构和切取的脂肪结构一致，但细胞功能降低，导致移植后和受区融合较差[11]。

Erdim 等人注意到用大口径（6 mm）的吸脂钝针获得的脂肪细胞具有更好的存活能力。但是，如果我们考虑脂肪移植物融合的所有因素，吸脂钝针的直径将是一个孤立的因素。并且，当使用更大的吸脂针进行采集时，供区的创伤将更大[12]。

我们在临床实践中使用直径 2.5 ~ 3 mm 的钝针抽吸脂肪，这时获取的脂肪颗粒更小，移植后更容易再血管化，并且 2.5~3 mm 的吸脂针对供区造成的损伤更少，在移植过程中创伤更小（证据等级Ⅳ级）。至于吸脂钝针的孔数，我们建议使用含 6~12 个侧孔的钝针（2 mm×1 mm），较低的压力即可使脂肪在该钝针内快速流动（证据等级Ⅳ级）。钝针的直径最好与移植物的直径相等，以避免脂肪细胞破裂和损伤（证据等级Ⅳ级）。

10.3.1.2 负压

脂肪抽吸的负压可以通过抽吸机器或者注射器实现。负压保持在能将脂肪从供区分离且不会损伤脂肪细胞为宜。Har Shai 等人使用气压计证实：如果活塞没有拉到最大值，使用 60 ml 注射器会产生 200~300 mmHg 的真空压力。因此，使用注射器或真空吸引器时，最重要的是将负压保持在 300 mmHg 以下，以获得高活性的脂肪细胞（证据等级Ⅳ级）[13]。

10.3.1.3 供区

2008 年，Padoin 等人研究发现，与其他区域相比，从下腹部和大腿内侧获取的脂肪含有更多的间充质细胞。然而，实际临床工作中发现采用身体其他部位的脂肪移植获得的效果并没有显著差异（证据等级Ⅳ级）[14]。供区的选择取决于需要移植的脂肪组织量以及具体的手术方法。

虽然没有科学证据，但建议不要将脂肪抽吸液暴露在外部环境中（证据等级Ⅳ级）。为了避免污染和存活能力降低，最好使用封闭系统。供区的肿胀液不影响移植物融合（证据等级Ⅳ级）。

10.3.2 脂肪处理：组织准备（证据等级Ⅲ和Ⅳ级）

Smith 等人比较了不同的脂肪处理方法：静置法、离心法、乳酸林格液洗涤法、乳酸林格液洗涤联合离心法、生理盐水洗涤联合离心法，并未发现这些方法之间存在统计学差异[15]。

三种主要的脂肪处理方法如下：
- 生理盐水洗涤
- 静置
- 离心

Condé-Green 等人在 2010 年对这三种处理方法进行了比较，得出 3000 rpm（1286 g）离心对脂肪细胞有损伤的结论。然而，离心后成分分离，最低层中的间充质干细胞浓度较高[16]。洗涤后的吸脂液脂肪层（中间层）间充质细胞数量较多。

为了不损伤脂肪细胞，还引入了手动离心法。

Yoshimura 等人在 2008 年发现，当脂肪中富含间充质干细胞时，移植物存活率高，并发症发生率低[17]。

2008 年，Fraga 等人比较了自动化及非自动化脂肪移植物的获取和存活率，并观察到之前自动化提取的脂肪中存活的脂肪细胞数量更多，纤维化率更低，移植物坏死较少[18]。能够促进移植物与组织融合的物质也是需要不断研究的方向。Fraga 等人在 2010 年将脂肪移植与富血小板血浆（platelet rich plasma，PRP）结合，显示出较低的吸收率和较好的移植组织融合[19]。

10.3.3 脂肪注射（证据等级Ⅳ级）

建议使用直径 1.5~2 mm 的钝针注射脂肪，侧孔直径与吸脂钝针相一致，以减少创伤。可以使用 1 ml、3 ml 或 5 ml 注射器或使用推注量受控制的脂肪移植"手枪"（0.5 ml、1 ml、1.5 ml）来注射脂肪。脂肪不可成团注射或者注射入体腔内，因为它必须与受区广泛接触才能融合。必须多层次、多隧道地注射脂肪，并且在退行时注射。

10.3.3.1 受区

受区部位通过负压预处理在最近 10 年开始流行（图 10.1）。研究表明，它可以增加脂肪移植物的潜力，使得纤维化和挛缩区域扩张，并减少了脂肪细胞作为扩张器的需求，因为扩张将减小组织张力。它还能促进血管生成，减少手术时间[20]。

放射治疗中出现的纤维化区域可以通过一种名为"rigotomy"的手术来松解释放。该手术通过锐针反复穿刺创造一个多孔的网状结构，松解瘢痕或纤维性区域，从而允许脂肪植入。研究显示脂肪受区预处理的临床研究证据等级为Ⅲ、Ⅳ和Ⅴ级。

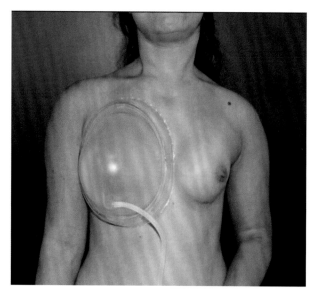

图 10.1　负压处理受区可提高移植物潜能，促进血管生成，减少手术时间

10.3.3.2　脂肪移植后活性定量分析的金标准

现如今尚没有标准的测试方法或成像设备来确定移植后的脂肪活性或体积增加的情况。脂肪移植物的活性主要通过肉眼观察、膜完整性染色（membrane integrity staining）、常规组织学、细胞凋亡或线粒体功能的特殊染色、细胞死亡的组织学分析、盐比色法、每高倍视野细胞计数和生化分析来评估。另外，磁共振成像、计算机断层扫描、三维激光扫描和其他方法也被用来测量移植物的留存率。

10.3.3.3　展望

干细胞特别是在研究脂肪抽吸物时发现的基质血管细胞引领了自体脂肪移植的未来。与成熟脂肪细胞相比，这些前体细胞恢复能力更强，对创伤和缺血更具抵抗力。此外，它们还具有分化能力。脂肪基质细胞扩增技术的发展将为脂肪组织不足的求美者提供填充材料。不过，生长因子、PRP、间充质细胞、激素调控和前脂肪细胞移植的应用还需要进一步研究。另外，细胞培养技术和组织工程技术还需要进一步科学验证和完善，才能在临床实践中得到应用。

参考文献

1. Sezgin B, Ozmen S, Bulam H, et al. Improving fat graft survival through preconditioning of the recipient site with microneedling. J Plast Reconstr Aesthet Surg. 2014; 67: 712-20.

2. American Society of Plastic Surgeons. National plastic surgery statistics: cosmetic and reconstructive procedures trends. https:// www.plasticsurgery.org/documents/News/Statistics/2017/plasticsurgery-statistics-report-2017.pdf. Accessed 20 Aug 2018.

3. Kaufman MR, Bradley JP, Dickinson B, et al. Autologous fat transfer national consensus survey: trends in techniques for harvest, preparation, and application, and perception of short- and long-term results. Plast Reconstr Surg. 2007; 119: 323-31.

4. Condé-Green A, de Amorim NF, Pitanguy I. Influence of decantation, washing and centrifugation on adipocyte and mesenchymal stem cell content of aspirated adipose tissue: a comparative study. J Plast Reconstr Aesthet Surg. 2010; 63: 1375-81.

5. Xie Y, Zheng DN, Li QF, et al. An integrated fat grafting technique for cosmetic facial contouring. J Plast Reconstr Aesthet Surg. 2010; 63: 270-6.

6. Sterodimas A, de Faria J, Nicaretta B, et al. Autologous fat transplantation versus adipose-derived stem cell-enriched lipografts: a study. Aesthet Surg J. 2011; 31: 682-93.

7. Peer LA. The neglected free fat graft. Plast Reconstr Surg. 1956; 18: 233-50.

8. Nishimura T, Hashimoto H, Nakanishi I, et al. Microvascular angiogenesis and apoptosis in the survival of free fat grafts. Laryngoscope. 2000; 110: 1333-8.

9. Tholpady SS, Aojanepong C, Llull R, et al. The cellular plasticity of human adipocytes. Ann Plast Surg. 2005; 54: 651-6.

10. Carpaneda CA, Ribeiro MT. Study of the histologic alterations and viability of the adipose graft in humans. Aesthet Plast Surg. 1993; 17: 43-7.

11. Pu LL, Cui X, Fink BF, et al. The viability of fatty tissues within adipose aspirates after conventional liposuction: a comprehensive study. Ann Plast Surg. 2005; 54: 288-92.

12. Erdim M, Tezel E, Numanoglu A, et al. The effects of the size of liposuction cannula on adipocyte survival and the optimum temperature for fat graft storage: an experimental study. J Plast Reconstr Aesthet Surg. 2009; 62: 1210-4.

13. Har-Shai Y, Lindenbaum ES, Gamliel-Lazarovich A, et al. An integrated approach for increaing the survival of autologous fat grafts in the treatment of contour defects. Plast Reconstr Surg. 1999; 104: 945-54.

14. Padoin AV, Braga-Silva J, Martins P, et al. Sources of processed lipoaspirate cells: influence of donor site on cell concentration. Plast Reconstr Surg. 2008; 122: 614-8.

15. Smith P, Adams WP, Lipschitz AH, et al. Autologous human fat grafting: effect of harvesting and preparation techniques on adipocyte graft survival. Plast Reconstr Surg. 2006; 117: 1836-44.

16. Condé-Green A, Baptista LS, de Amorin NF, et al. Effects of centrifugation on cell composition and viability of aspirated

adipose tissue processed for transplantation. Aesthet Surg J. 2010; 30: 249-55.

17. Yoshimura K, Sato K, Aoi N, et al. Cell-assisted lipotransfer for cosmetic breast augmentation: supportive use of adipose-derived stem/stromal cells. Aesthet Plast Surg. 2008; 32: 48-55.

18. Fraga MF, Helene A Jr, Nakamura F, et al. Comparative study of the integration and viability of autonomised and nonautonomised autologous fat tissue grafts—experimental model in rabbits. J Plast Reconstr Aesthet Surg. 2008; 61: 1044-8.

19. Pires Fraga MF, Nishio RT, Ishikawa RS, et al. Increased survival of free fat grafts with platelet-rich plasma in rabbits. J Plast Reconstr Aesthet Surg. 2010; 63: e818-22.

20. Khouri RK, Baker TJ. Initial experience with the BRAVA nonsurgical system of breast enhancement. Plast Reconstr Surg. 2002; 110: 1593-5.

第 **11** 章 脂肪抽吸技术概述

11.1 引言

　　随着安全麻醉和手术技术的发展，体形雕塑手术的需求日益增长[1]。20 世纪 70 年代末，脂肪抽吸术的出现极大地改变了整形外科手术。在过去的几十年里，脂肪抽吸术已经成为世界范围内开展最多的美容外科手术之一。脂肪抽吸术主要是通过去除部分堆积在深层和浅层的脂肪来重塑身体轮廓。虽然脂肪抽吸术并不是治疗肥胖的万能疗法，但它却是重要的补充技术，可以提高冗余皮肤切除术及其他美容和重建外科手术的美学效果[2]。鉴于脂肪抽吸术的技术种类繁多和最新进展，手术医生选择合适的吸脂设备及其对相关专业知识的掌握非常重要，因为这关系到受术者的安全和抽吸的脂肪能否用于移植[3-4]。

11.2 历史

　　第一次尝试重塑身体轮廓的手术是在 1921 年施行的，当时 Charles Dujarrier 在试图改善一名舞蹈演员的脚踝和膝盖时切除了大量组织。这次手术是一场灾难，导致了受术者下肢坏死和截肢。在 20 世纪，为了改善身体轮廓，还开发了几种其他技术，包括切除皮肤和皮下脂肪。20 世纪 60 年代，Pitanguy 发表了涉及"整块"切除皮肤和脂肪组织以重塑下肢轮廓的技术[1]。接下来，另一些外科医生在 20 世纪 70 年代冒险尝试其他方法来去除皮下脂肪。Schrudde 在 1972 年发表了一种侵入性较小的技术，他使用子宫刮匙来去除脂肪[5-6]。1975 年，Fischer 发明了一种使用中空钝针进行脂肪抽吸治疗大腿肥胖症的技术，其美观效果更可预测，并发症也更少[7]。随后，Kesserling 和 Meyer 在 1976 年使用了一个连接到低功率设备上的大型切割刮刀来吸除之前用剪刀

从深层分离出来的脂肪[2,5]。

　　脂肪抽吸术在 1977 年被定义为一种技术，当时 Illouz 引入了两个重要因素。一是使用改进的高吸引力装置连接到大直径（10 mm）的钝针上，这对减少血管、神经和淋巴管的损伤非常重要。二是皮下注射生理盐水和透明质酸酶后抽吸并获取脂肪组织，这一概念也很重要。隧道技术可以在去除局部脂肪时不会在皮肤表面留下大面积瘢痕，并且可以避免皮肤切除术中一些常见的并发症[3,5,8]。

　　这项标准技术被定义为经典脂肪抽吸术，也被称为负压辅助吸脂术（suction-assisted liposuction，SAL）。虽然基本原则仍然不变，但脂肪抽吸术在使用了许多能改变手术结果的新技术后，已经从机械脂肪抽吸发展到复杂的体形雕塑技术。由于进行大容量吸脂非常费力，这些新技术的开发在提高脂肪抽吸效率的同时，最大限度地减少了手术医生的工作量[5,7]。

11.3 现代概念和新技术

　　脂肪抽吸术的目的是去除多余脂肪，使身体轮廓和谐及促进皮肤充分收缩。最初，抽吸的目标是深层脂肪，以便留下足够厚的皮瓣来掩盖轮廓的不规则。如今这一概念已经改变，通过吸脂钝针的直接机械作用造成可控的皮下损伤成为一个重要的目标。运用不同口径的钝针进行全层吸脂，以避免损伤脆弱的真皮下血管丛。众所周知，吸脂结果与肥胖和皮肤松弛的程度有关。皮肤回缩的确切机制尚不清楚，同时皮肤拉伸和回缩通常具有部位特异性。吸脂术后皮肤收紧似乎与遗传、受术者习惯、皮肤质量和年龄有关。然而，在一定程度上，皮肤回缩可以通过传统的脂肪抽吸术（SAL）联合皮肤切除以及皮下热损伤或机械损伤来实现[3]。

SAL 被有效应用于临床之后，一些能量辅助技术（energy-enhanced techniques）逐渐被开发运用。首先出现的是超声辅助吸脂术（ultrasound-assisted liposuction，UAL）。不过超声辅助吸脂的额外辅助能量也会导致一些并发症，如皮肤烧伤和感觉异常。尽管如此，我们的目的是减少手术医生的疲劳，促进有效的脂肪分解，并获得更好的皮肤收缩。随后，动力辅助吸脂术（power-assisted liposuction，PAL）、激光辅助吸脂术（laser-assisted liposuction，LAL），以及最近发展起来的射频辅助吸脂术（radiofrequency-assisted liposuction，RFAL）相继诞生[2]。

11.4　可用技术

表 11.1 比较了脂肪抽吸术的各种技术。

11.4.1　负压辅助吸脂术（SAL）

使用真空泵的 SAL 是最经典的技术，真空负压可达 760 mmHg（1 个大气压）。该设备价格低廉，易于获得。当吸脂钝针在皮下组织中移动时，造成机械破坏和脂肪细胞撕脱，脂肪抽吸物被收集在储脂罐中。SAL 的主要优势是学习曲线相对较短，尽管吸脂技术新进展很多，但它仍然是世界上最常用的技术。

11.4.2　注射器辅助吸脂术

1988 年，Luiz Toledo 发明了一次性注射器脂肪抽吸术。虽然仍然依靠注射器内的真空来收集脂肪，但它使得手术医生在脂肪抽吸时可以更自由地运动和更好地控制。该技术简单方便，因为脂肪抽吸物可以保存在注射器内不与外界环境接触，同时脂肪处理后可直接用于注射。但该方法在大容量吸脂时可能比较麻烦和耗时[2-3,5]。

11.4.3　超声辅助吸脂术（UAL）

UAL 是 Zocchi 在 1992 年发明的。这项技术应用超声探头发射超声波作为高频声能。吸脂钝针的尖端发射的声波产生机械振动，声波产生膨胀和压缩的自然循环。压缩循环产生负压，造成间隙空化，由此产生的微气泡内爆导致细胞破碎和脂肪乳化。当脂肪被超声波溶解后，吸脂所需的体力消耗大大减少[3,9]。超声波的作用包括对周围脂肪细胞的热效应和机械效应。UAL 破坏的选择性和组织特异性是可控的，因为脂肪组织中的细胞破裂比周围高密度结构（如肌肉和筋膜）中的细胞破裂更快。超声波的热效应会产生大量的热量；因此，必须进行大量的肿胀液浸润来驱散头部热量并减少热损伤[3,9]。超声波能量刺激真皮之后可发生皮肤回缩。UAL 的缺点包括皮肤剥脱、烧伤、血清肿，以及需要更大的切口来容纳切口保护器和较长的学习曲线。最初 UAL 包括两个阶段，需先在抽吸之前使用超声波处理脂肪组织，这一步骤会将手术时间延长 40%。因此，第二代装置使用中空钝针并同时进行脂肪抽吸。最近，第三代基于超声波的设备被开发出来，该设备通过实心凹槽探头传送内部超声波，它在两个方面进行了改良：将持续的能量改为脉冲能量，探头尖端改为更小的同心圆结构。这些改良显著降低了脂肪碎片化所需的超声波功率水平，副作用更小。该系统被命名为 VASER（Vibration Amplification of Sound Energy at Resonance）（Solta Medical, Hayward, CA, USA）。VASER 辅助吸脂术在纤维性区域尤其是躯干和先前有过吸脂的区域有优势。研究表明，该方法所形成的瘀斑减少，出血减少，术后疼痛减轻[10]。然而，该设备高昂的成本限制了其广泛使用。

11.4.4　激光辅助吸脂术（LAL）

Apfelberg 于 1992 年首次对激光和脂肪组织之间的相互作用进行了研究[11]。根据选择性光热解理论，适当的激光选择允许优先选定特定组织，因为波长对脂肪、水和血红蛋白有不同的吸收系数。这些发色团根据它们在特定波长的吸收系数优先吸收激光能量。LAL 选择了不同的波长以特异性地针对皮下组织。最常用的设备是 1064 nm 掺钕钇铝石榴石（Nd: YAG）激光。激光系统以光束的形式发射，在脂肪、胶原组织和血红蛋白中转化为热能。光热能量可使脂肪细胞膜破裂，进而油性成分释放到细胞外液中，造成脂肪组织液化。由于激光还能使小血管凝固，因此它同时具有止血的作用。此外，它还能诱导胶原形成，重塑网状真皮，促进组织收紧[11]。目前尚没有证据支持 LAL 优于其他吸脂技术。LAL 的缺点包括设备成本高、手术时间长和热损伤。

11.4.5 动力辅助吸脂术（PAL）

Fodor 报道的 PAL 是使用电动马达或压缩空气提供动力，产生快速的进出运动或椭圆运动，吸脂钝针在运动中直接破坏脂肪细胞并吸出撕脱的脂肪颗粒[12]。根据所选择的振动模式，钝针的直线或旋转运动频率在 600 ~ 4000 转/分。PAL 可减少组织损伤、水肿、血管损伤和瘀斑。受术者恢复时间更短，明显减少了手术医生的疲劳。机械能释放的热能比 UAL 少，但仍然需要肿胀液。PAL 的缺点包括学习曲线较长，设备的噪声明显，手持钝针的持续运动可能导致手术医生的不适，有引起肌腱炎和关节疼痛的可能。

11.4.6 水动力辅助吸脂术（WAL）

水动力辅助吸脂术（water-assisted liposuction，WAL）在 2007 年就有报道。顾名思义，该系统是利用水流来松解结缔组织中的脂肪细胞。一个薄的中空钝针间歇地向前方 30° 扇形喷水。喷水压力可在 30 ~ 120 kPa 的范围内调节，在促进脂肪细胞分离的同时保持细胞的完整性，并减少对周围血管和神经的损伤。该方法的优点是减少了失血，降低了因容量超负荷引起的相关并发症，减少了术后疼痛、瘀斑和水肿[3]。缺点主要是设备成本较高。

11.4.7 射频辅助吸脂术（RFAL）

RFAL 通过使用双极射频能量来破坏脂肪细胞膜，从而促进脂肪分解。电流从钝针尖端流向皮肤面的电极，产生热能，从而使皮肤收缩和脂肪凝结。在手术过程中，无法通过夹捏皮肤或触诊来明确治疗终点。由于机器能分解脂肪，治疗的终点可以通过钝针向前运动的阻力减少来判断。与产生相对不受控的聚焦效应的 LAL 相比，射频装置根据需要自动调节温度，在皮肤各层产生均匀的热量。温度必须保持在 40 ~ 42 ℃，以便在没有烧伤和皮肤坏死的情况下实现最佳的皮肤收缩。钝针插入皮下组织，电极放置在皮肤表面。射频辐射的发射被分布在内部和外部电极之间，破坏脂肪组织并促进凝结。放置在皮下脂肪组织中的内部电极以与 SAL 相同的方式使用，因为射频能量本身能溶解脂肪，钝针在毫不费力地通过脂肪时制造了无数的隧道。RFAL 的优点是瘀斑产生少，疼痛和水肿轻微[3]，并能更好地促进皮肤回缩。皮肤回缩的机制是皮下组织受到可控的热损伤而促进新胶原产生。该方法的缺点同样是学习曲线较长和设备成本较高。

11.5 脂肪抽吸物中的脂肪细胞活力

脂肪组织可用于软组织填充，也是大量间充质干细胞的替代来源。选择合适的吸脂技术获取脂肪以供移植是脂肪移植的重要环节。由于使用的吸脂技术不同，在间质血管成分中的脂肪细胞及脂肪再生细胞的数量和活性有很大差异。

SAL 对于需要大量脂肪的脂肪丰臀术来说一直是金标准。因为收集脂肪组织的压力参数会影响脂肪源性干细胞（ADSCs）的数量和功能特性，一些作者建议使用低压注射器真空抽吸[13]。Coleman 方法是利用一个 3 mm 的钝头吸脂管连接到一个 10 ml 的 Luer-Lock 注射器上，这是目前国际上公认的自体脂肪移植方法。用该技术获得的脂肪细胞的活力和酶活性（甘油醛 -3- 磷酸脱氢酶）似乎明显高于其他技术。然而，那些蓬勃发展的新技术如 UAL、WAL、VASER 系统和 RFAL，需要得到更好的评估[14]。从技术上来说，所选设备必须安全、易于操作、节省时间、价格低廉，并且不应损害 ASC 的数量和功能特性[15]。

在现有的技术中，使用 WAL、第三代 UAL 和 PAL 似乎不会对 ASCs 产生负面影响[14-15]。同样，使用 VASER 系统采集的脂肪细胞的存活率估计为 85.1%，与传统的 SAL 结果一致[16]。

LAL 或 SAL 获取的 ASCs 同时进行成骨和成脂分化；对细胞产量和 ASC 生物学的影响使 SAL 在需要大量存活细胞进行组织修复和重建的临床应用中更有优势[17]。

表 11.1 不同吸脂技术的优缺点

时期（年代）	开发者/技术		优点	缺点
1976	Fischer	锐性分离结合抽吸		
1980	Illouz	SAL-钝针结合湿性技术	最常用的技术，容易获得	疲劳；二次手术中纤维性区域操作困难；机器噪声；脂肪抽吸物中含有大量血液
1989	Toledo	注射器吸脂	容易获得；成本低；精确测量去除的脂肪组织；即刻脂肪移植时没有外部污染的风险	大面积抽吸时疲劳
1992	UAL	Zocchi	二次手术中可更好地进入纤维性区域；手术医生不费力；由于超声波能量对皮肤的刺激，皮肤可以一定程度地回缩	高成本；烧伤和皮肤剥脱的风险；切口较大；手术分为两个阶段（手术时间延长）
	VASER	Fodor；de Souza Pinto；Zukowski	使用更先进的UAL技术的同代设备；二次手术中可更好地进入纤维性区域；脂肪抽吸物中的血液含量较少；瘀斑较少	热损伤或皮肤剥脱的风险；需要学习曲线；设备的成本和获得是临床应用的限制因素
1992	LAL	Apfelberg	选择性破坏脂肪，从而保持周围组织的完整性；皮肤收缩或组织收紧；止血作用增强	需要学习曲线；烧伤或皮肤剥脱的风险；手术时间延长；设备的成本是其使用的限制因素
1998	PAL	Fodor	二次手术中可更好地进入纤维性区域；减少组织创伤；减少血管损伤和肿胀	噪声；需要学习曲线；手术医生不适（疼痛、肌腱炎）；设备的可获得性是使用的限制因素
2007	WAL	Man	选择性破坏脂肪细胞，从而保持周围组织的完整性；止血作用增强；允许立即回收脂肪细胞	需要学习曲线；设备的成本和获得是使用的限制因素
2009	RFAL	Paul	因为射频可分解脂肪，操作不费力；温度可控；皮肤收缩	需要学习曲线；设备的成本和获得是使用的限制因素；烧伤的风险

虽然每种脂肪整形技术都有独特的优缺点，但在有经验的人手中，任何一种技术都可以取得极好的效果，包括负压辅助脂肪切除术、PAL、UAL 和 LAL[18]。吸脂所导致的轮廓畸形通常与操作者如何实施该技术有关，而不是与该技术本身有关。

参考文献

1. Pitanguy I, Radwanski HN, Machado BHB. Liposuction and dermolipectomy. In: Shiffman M, Di Giuseppe A, editors. Liposuction. 2nd ed. Berlin/Heidelberg: Springer; 2016.

2. Bellini E, Grieco MP, Raposio E. A journey through liposuction and liposculture: review. Ann Med Surg. 2017; 24: 53-60.

3. Berry MG, Davies D. Liposuction: a review of principles and techniques. J Plast Reconstr Aesthet Surg. 2011; 64: 985-92.

4. Hunstad JP, Aitken ME. Liposuction: techniques and guidelines. Clin Plast Surg. 2006; 33: 13-25.

5. Flynn TC, Coleman WP, Field LM, et al. History of liposuction. Dermatol Surg. 2000; 26: 515-20.

6. Coleman WP 3rd. The history of liposuction and fat transplantation in America. Dermatol Clin. 1999; 17: 723-7.

7. Fischer G. Liposculpture: the correct history of liposuction: part I. J Dermatol Surg Oncol. 1990; 16: 1086.

8. Illouz Y. Body contouring by lipolysis: a 5 year experience with over 3000 cases. Plast Reconstr Surg. 1983; 72: 511-24.

9. Fodor PB, Watson J. Personal experience with ultrasound-assisted lipoplasty: a pilot study comparing ultrasound-assisted lipoplasty with traditional lipoplasty. Plast Reconstr Surg. 1998; 101: 1103-16.

10. de Souza Pinto EB, Abdala PC, Maciel CM. Liposuction and VASER. Clin Plast Surg. 2006; 33: 107-15.

11. Chung MT, Zimmermann AS, Paik KJ, et al. Isolation of human adipose-derived stromal cells using laser-assisted liposuction and their therapeutic potential in regenerative medicine. Stem Cells Transl Med. 2013; 2: 808-17.

12. Fodor PB. Power-assisted lipoplasty versus traditional suctionassisted lipoplasty: comparative evaluation and analysis

of output. Aesthet Plast Surg. 2005; 29: 127.

13. Oedayrajsingh-Varma MJ, van Ham SM, Knippenberg M, et al. Adipose tissue-derived mesenchymal stem cell yield and growth characteristics are affected by the tissue-harvesting procedure. Cytotherapy. 2006; 8: 166-77.

14. Schafer ME, Hicok KC, Mills DC, et al. Acute adipocyte viability after third-generation ultrasound-assisted liposuction. Aesthet Surg J. 2013; 33: 698-704.

15. Keck M, Kober J, Riedl O, et al. Power assisted liposuction to obtain adipose- derived stem cells: impact on viability and differentiation to adipocytes in comparison to manual aspiration. J Plast Reconstr Aesthet Surg. 2014; 67: 1-8.

16. Alharbi Z, Opländer C. Conventional vs. micro-fat harvesting: how fat harvesting technique affects tissue-engineering approaches using adipose tissue-derived stem/stromal cells. J Plast Reconstruct Aesthet Surg. 2013; 66: 1271-8.

17. Shim YH, Zhang RH. Literature review to optimize the autologous fat transplantation procedure and recent technologies to improve graft viability and overall outcome: a systematic and retrospective analytic approach. Aesth Plast Surg. 2017; 41: 815-31.

18. Condé-Green A, Baptista LS, de Amorin NF, et al. Effects of centrifugation on cell composition and viability of aspirated adipose tissue processed for transplantation. Aesthet Surg J. 2010; 30: 249-55.

第12章 脂肪丰臀术的脂肪处理技术

12.1 引言

基质血管组分（stromal vascular fraction，SVF）细胞应用的领域包括隆胸、乳房重建、乳房切除术后放疗的组织损伤、面部偏侧萎缩（Romberg综合征）、半侧颜面萎缩[1]、烧伤、克罗恩病瘘和复杂肛周瘘、骨骼肌损伤、瘢痕和臀部软组织缺损、漏斗胸、皮肤纤维化和声带扩张。

内脏和皮下脂肪组织已被证实含有能在多细胞系中分化的祖细胞[2-3]。经胶原酶促消化的成人脂肪组织离心后，可以获得一种称为基质血管组分（SVF）的异质细胞群[3-4]。该细胞群含有名为脂肪源性基质细胞（adipose-derived stromal cells，ASCs）的成人干细胞[4]。ASCs通过增加血管化和分泌生长因子来提高组织存活率，从而改善组织预后。作者发表了通过Coleman的结构脂肪技术进行脂肪移植的一些研究成果[5]，将富血小板血浆（PRP）和脂肪混合后，在整形外科手术[6]、下肢慢性溃疡[7]、半侧颜面萎缩和隆胸[8-9]中进行了临床应用。在本章中，作者描述了他在丰臀术中使用脂肪工程技术和SVF的经验，同时回顾了不同的脂肪处理技术。

12.2 技术

制备SVF增强型自体脂肪（e-SVF）（基于最小程度的过滤和离心操作）

e-SVF是根据欧洲规范和EMA-CAT建议，通过离心和过滤自体脂肪获得的。脂肪（80 ml）以每10分钟1300转/分的速度进行自动过滤和离心循环，之后从袋中提取40 ml悬浮液。悬浮液通过120 μm过滤器进一步过滤，获得20 ml e-SVF悬浮液。随后，将e-SVF悬浮液与离心的脂肪混合。每1 ml离心脂肪中加入0.2 ml SVF。

将纯化的脂肪与SVF混合后放入1 ml注射器中，无菌状态下注射[10]到要治疗的区域。使用11号手术刀片在皮肤上切开约2 mm长的注脂口。拟注射区域需仔细选择，以便进行必要的调整[7, 11]。将与PRP相结合的脂肪组织"轻柔地"、多层次地植入先前钝针预制的隧道中。每次以边退针边注射的方式少量注射，形成一个大的网格，从而保证每个脂肪细胞周围的血管发育。

脂肪细胞周围的血管生长需要几天的窗口期。该技术对于脂肪细胞能在这几天内存活下来至关重要，这些血管可以永久地滋养它们[12]。切口用5-0尼龙线缝合。不用加压包扎。

制备SVF增强型自体脂肪（基于酶促消化法，EMA-CAT建议发表前由作者进行）

细胞和组织制备过程主要有两个阶段。第一阶段采用注射器吸脂，使用3 mm吸脂钝针在腹部行脂肪抽吸（所有患者平均2706 ml；范围：200～6300 ml）。在保持无菌条件的同时，取下60 ml注射器的活塞，用盖子封住注射器尖端。将一半的脂肪抽吸物（平均386.57 ml）放入组织收集容器中。通过多次洗涤从组织中去除血液和游离脂质，并加入特定的胶原酶（由收集容器的公司生产），通过酶促反应消化组织，从而释放出SVF。再通过多次洗涤和离心循环，提取4～5 ml SVF悬浮液。第二阶段，将脂肪抽吸物的剩余部分添加到组织收集容器中，并自动执行洗涤步骤。一旦完成，加入4～5 ml SVF悬浮液，并与洗净的脂肪移植物混合，获得大约434.5 ml（140～750 ml）（每侧217.25 ml）的SVF增强型脂肪组织用于移植。这种新加工的细胞增强型脂肪移植物通常含有25%～30%的水，在术后被身体重新吸收。整个过程由自动化传感器和处理算法控制，确保组织和细胞的标准处理，整个过程在160分钟内完成。将SVF增强型脂肪移植物转移到10 ml

注射器中，并使用特定的微型注脂针无菌地重新移植入受术者体内。

供区用冷盐水肿胀麻醉，肿胀液配方为每500 ml 盐水中含有 1 ml 肾上腺素，不含利多卡因或甲哌卡因。5 分钟后，用直径 3 mm 的钝针和60 ml 的 Toomey 注射器获取脂肪组织。SVF 增强型脂肪组织用特殊的微钝针（直径 1 ~ 2 mm）注射植入。

12.3　Coleman 技术

使用直径为 1 mm、5 mm、2 mm 和 3 mm 的特定钝针从腹部获取脂肪组织用于移植。注射器的活塞用盖子封闭，保持无菌情况下平放入无菌离心机中。注射器以 3000 转 / 分的速度离心 3 分钟。将纯化的脂肪放入 1 ml 注射器中并注射到待治疗的区域。

12.4　临床评估

通过术前和术后图像的分析比较来评估脂肪移植物的体积留存情况。此外，还使用了两种评估结果的方法：团队评估和患者自我评估。团队评估是一种基于临床观察的评估方法，使用 6 个值的量表（优秀、良好、足够谨慎、差和不充分）。考虑的因素 / 变量包括色素沉着、血管化、柔韧性、厚度、瘙痒和疼痛。患者自我评估也是一种基于临床观察的评估方法，使用 6 个值的量表（优秀、良好、足够谨慎、差和不充分），在第 2 周、第 5 周、第 3 周、第 6 周、第 12 周以及每年对患者进行随访。

12.5　讨论

Mendieta 等 [13] 和 Nicareta 等 [14] 都曾使用脂肪填充进行臀部整形。臀部是身体后方轮廓的中心，所起作用与身体前方的乳房作用相同。

臀部塑形是去除过量脂肪的臀部吸脂术和恢复体积、填充凹陷区域的臀部脂肪移植两方面塑形技术的结合。注射脂肪组织的解剖平面是皮下层的浅层和深层。我们已经治疗了由人类免疫缺陷病毒（HIV）引起的脂肪萎缩和臀部不对称（先天性或获得性）相关病例。这是唯一让我们获得理想效果的手术，受到患者的赞赏，并发症也很少。这种手术的局限性主要来自于可用脂肪组织的数量、手术时长和技术成本。

我们使用 PRP 结合脂肪移植来改善移植物的留存率。此外，我们的体外数据符合 PRP 刺激脂肪组织再生的假说，这在软组织和硬组织的对照动物研究中得到证实 [5]。此外，与传统脂肪移植 [15] 相比，前者将脂肪细胞成排平铺式植入，无法确保细胞与细胞之间血运的通畅；后者植入物的存活很可能是由于植入区新血管生成，从而减少了脂肪坏死。

Guerrerosantos 等 [16] 报告了在 Romberg 综合征患者中使用不含 PRP 的脂肪组织。此外，他们最近报道了通过悬吊和脂肪移植结合的面部提升案例 [16]。

最近，作者描述了在 Romberg 综合征患者中使用 PRP 脂肪移植和仅使用结构性脂肪移植技术 [12]。

结构性脂肪移植技术是从脂肪填充即 Coleman 技术发展而来的 [15]。

此外，Yoshimura 等 [1] 发表了脂肪移植的新技术。他们在隆胸中使用细胞辅助脂肪移植技术。该技术将脂肪源性干细胞 / 基质细胞和脂肪注射结合起来。取脂肪抽吸物的一半分离出含有 ASCs 的SVF，取其并与另一半混合。这个过程将相对缺乏 ASC 的脂肪转化为富含 ASC 的脂肪。

新的做法也可以是从一半脂肪组织中分离出来的 SVF 与 PRP 混合，再与另一半脂肪组织重新混合。

目前，对于 SVF 的自动提取，可以使用酶促消化法或机械处理法。采用酶促消化法，台盼蓝拒染法检测细胞存活率一直保持在 98% 以上。每毫升脂肪组织的细胞产量为 50 000 ± 6956 个有核细胞。SVF 可以通过机械处理、离心和过滤脂肪来获得。通过使用商用系统，80 ml 脂肪以每 10 分钟 1100 g 的速度进行自动过滤和离心循环，然后从袋子中提取 40 ml 悬浮液。悬浮液进一步通过 120 μm 过滤器过滤，得到约 20 ml SVF 悬浮液。后者以 600 g 离心 10 分钟，再悬浮于红细胞裂解缓冲液中，室温孵育 5 分钟。在 600 g 离心 5 分钟后，将颗粒再悬浮在几微升的培养基中，用血细胞计数仪计数细胞数量。台盼蓝拒染法检测细胞存活率始终保持在 98% 以上。从脂肪抽提液中可获得约 65 000 ± 3345 个有核细胞 / 毫升。

我们的目的仍然是为每毫升脂肪组织增加 50 000 ~ 70 000 个细胞。因此，与传统的脂肪通过洗涤或 Coleman 方法处理相比，在脂肪移植物中加入 SVF（作者实际上更喜欢仅使用通过离心和最小程度处理获得的 SVF）可以使脂肪得到更好的体积保留，更能诱导新血管形成微毛细管网络。

12.6　结果

体内实验：SVF 增强型自体脂肪对脂肪移植体积保留的影响。

我们一般在每侧臀部最多注射 180 ~ 350 ml 脂肪。我们观察到，接受每毫升脂肪组织 0.2 ml SVF 的脂肪移植受术者 1 年后臀部脂肪体积保留率为 58%，而接受按 Coleman 方法离心处理脂肪的受术者臀部脂肪体积保留率为 37%（ n =10 ）。

参考文献

1. Yoshimura K, Sato K, Aoi N, et al. Cell-assisted lipotransfer for facial lipoatrophy: efficacy of clinical use of adipose-derived stem cells. Dermatol Surg. 2008; 34: 1178-85.
2. Peterson B, Zhang J, Iglesias R, et al. Healing of critically sized femoral defects, using genetically modified mesenchymal stem cells from human adipose tissue. Tissue Eng. 2005; 11: 120-9.
3. Oedayrajsingh-Varma MJ, van Ham SM, Knippenberg M, et al. Adipose tissue-derived mesenchymal stem cell yield and growth characteristics are affected by the tissue-harvesting procedure. Cytotherapy. 2006; 8: 166-77.
4. Prunet-Marcassus B, Cousin B, Caton D, et al. From heterogeneity to plasticity in adipose tissues: site-specific differences. Exp Cell Res. 2006; 312: 727-36.
5. Coleman SR. Long-term survival of fat transplants: controlled demonstrations. Aesthet Plast Surg. 1995; 19: 421-5.
6. Cervelli V, Gentile P, Scioli MG, et al. Application of platelet-rich plasma in plastic surgery: clinical and in vitro evaluation. Tissue Eng Part C Methods. 2009; 15: 625-34.
7. Cervelli V, Gentile P, Grimaldi M. Regenerative surgery: use of fat grafting combined with platelet-rich plasma for chronic lower-extremity ulcers. Aesthet Plast Surg. 2009; 33(3): 340-5.
8. Gentile P, Orlandi A, Scioli MG, et al. A comparative translational study: the combined use of enhanced stromal vascular fraction and platelet-rich plasma improves fat grafting maintenance in breast reconstruction. Stem Cells Transl Med. 2012; 1: 341-51.
9. Gentile P, Di Pasquali C, Bocchini I, et al. Breast reconstruction with autologous fat graft mixed with platelet-rich plasma. Surg Innov. 2013; 20: 370-6.
10. Cervelli V, Gentile P, Scioli MG, et al. Application of Platelet-rich Plasma to Fat Grafting during Plastic Surgical procedures: Clinical and In Vitro evaluation. Tissue Eng Part C Methods. 2009; 15: 625-34.
11. Cervelli V, Gentile P, De Angelis B, et al. Application of enhanced stromal vascular fraction and fat grafting mixed with PRP in post-traumatic lower extremity ulcers. Stem Cell Res. 2011; 6: 103-11.
12. Grimaldi M, Gentile P, Labardi L, et al. Lipostructure technique in Romberg syndrome. J Craniofac Surg. 2008; 19: 1089-91.
13. Mendieta CG. Gluteoplasty. Aesthet Surg J. 2003; 23: 441-55.
14. Nicareta B, Pereira LH, Sterodimas A, et al. Autologous gluteal lipograft. Aesthet Plast Surg. 2011; 35: 216-24.
15. Coleman SR. Facial recontouring with lipostructure. Clin Plast Surg. 1997; 24: 347.
16. Guerrerosantos J, Guerrerosantos F, Orozco J. Classification and treatment of facial tissue atrophy in Parry-Romberg disease. Aesthet Plast Surg. 2007; 31: 424-34.

第13章 巴西提臀术30年回顾

13.1 引言

1980年11月，我们在巴西东北部阳光明媚的福塔莱萨参加巴西整形外科大会时，惊讶地看到了一种新技术，这是整形外科中一种罕见的、革命性的技术，该技术第一次使我们可以通过小切口改变身体的形状。

法国外科医生 Yves-Gérard Illouz 的演讲并没有在著名整形外科医生云集的主宴会厅中进行。相反，我们在一个只有50名听众的小房间里听了他的演讲。当时还未进入视频数字化时代，大多数演讲都是使用幻灯片，但 Illouz 用16 mm 胶片电影给我们展示了他的技术。事情是这样的，在一小群入迷的观众面前，我们第一次看到黄色的脂肪穿过透明的管子掉进了一个大瓶子里。这种后来被称为吸脂术的技术就在巴西问世了。剩下的都是历史了。

巴西是最早开始使用这项新技术的国家之一。Illouz 之前只在日本大阪的 Shirakabe 诊所展示过一次。1982年，在夏威夷举行的美国整形外科学会（American Society of Plastic Surgeons，ASPS）会议上，他首次在美国展示了这一技术。作为巴西整形外科学会科学委员会的一员，我们邀请 Illouz 和他的同事，也是该领域的另一位先驱——Pierre Fournier，于20世纪80年代初多次到巴西讲授和展示他们的手术技术。然而，直到1983年，Illouz 和 Fournier 才开始谈及抽吸脂肪用于注射，Fournier 才刚刚开发出注射器法脂肪雕塑[1-2]。该方法是他在给自己用注射器打针时意外发现的。当他拉动注射器的活塞以确认注射器针头是否在血管内，这时一些脂肪进入注射器内，灵感就此产生。

许多外科器械制造公司致力于完善钝针和设备，我们现在不但可以利用注射器来抽吸脂肪，还可以利用它来进行脂肪填充。

我从1982年开始做脂肪抽吸术，之后临床经验不断丰富。我和同事 Paulo Matsudo 医生一起做手术，脂肪移植成为我们日常手术的重要组成部分。我们从1983年开始在面部填充少量脂肪，直到1985年，我们开始通过填充大量脂肪来改善身体轮廓，诸如乳房、臀部、大腿、转子区域和手这些部位。我们用负压设备连接无菌脂肪收集器，然后将脂肪转移到60 ml 注射器中并注射到身体的不同部位。我们在1987年纽约举行的国际美容整形外科学会（International Society of Aesthetic Plastic Surgery，ISAPS）大会上展示了我们18个月的研究结果，并在1988年发表了这些研究结果[3]。

到1989年，我改变了我的吸脂技术，开始只使用一次性注射器抽吸和注射脂肪[4]。注射脂肪时，我用 Carlos Carpaneda 的方法，将脂肪注射成3 mm 宽线状，以提高存活率[5]。在手术效果改善后，我开始在巴西和国外讲授注射器法脂肪雕塑技术。从1990年开始，在长达15年的时间里，我在美国美容整形外科学会（American Society for Aesthetic Plastic Surgery，ASAPS）、北美脂肪整形学会（Lipoplasty Society of North America，LSNA）、ISAPS 和 ASPS 的年会上讲授面部和身体的脂肪雕塑技术。

13.2 术前准备

受术者的术前标记画线在这30年中几乎没有变化（图13.1）。术前，受术者标记时取站立位，因为当受术者躺在手术台上时，小的缺陷部位往往会消失。我用两种颜色标记画线，黑色代表供区，红色代表受区。切口标记在距治疗区域5 cm 处，以避免凹陷并有利于保持注射器内负压。根据不同的体型，我们从身体的不同部位获取脂肪。

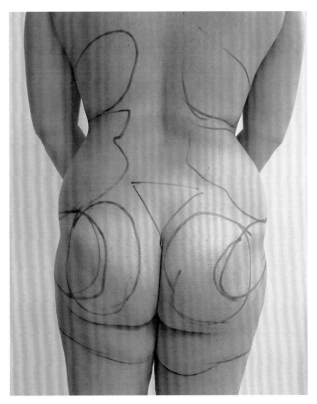

图 13.1　受术者以站立姿势进行画线标记。使用两种颜色：黑色代表供区，红色代表受区

有的求美者脂肪主要堆积在腰线以下，而其他一些求美者的脂肪则堆积在腰线以上。

我们在术前对受术者进行全血细胞计数、血糖、凝血试验、人类免疫缺陷病毒、乙型肝炎和丙型肝炎的筛查。最近增加了新冠肺炎病毒检测，现在这些在所有临床操作中都是强制性的。对于45 岁以上的受术者，需进行心电图检查。对于持续时间超过 2 小时的手术，需下肢穿戴长袜和气压泵（气动加压装置），以防止深静脉血栓形成。根据受术者血栓形成的危险因素，有时需使用低分子肝素。体温可通过用暖气毯来保持[6]。所有的静脉液体和肿胀液都要加热至 37 ℃，以防止体温过低导致的不良后果。当抽吸脂肪量少于 1 L 时，可在局部麻醉下完成手术。但当脂肪抽吸量大于1 L 时，需行静脉镇静或全身麻醉。当实施镇静时，麻醉医生需在场协助。镇静药物一般由咪达唑仑、异丙酚和芬太尼组成[7]。

1989 年，我们改良了肿胀液配方，将 2% 利多卡因（40 ml）、1∶1000 肾上腺素（2 ml）和 3%

碳酸钠（10 ml）加入 1 L 的乳酸林格液并加热[4]。注射量从 1∶1 到 2∶1 不等，也就是说，每抽出1 ml 脂肪，我们就注入 1 ml 或 2 ml 液体。我们使用直径 2 mm 或 3 mm 的多孔钝针来采集脂肪。获得的脂肪抽吸液在注射前静置 10 分钟。我们最多一次抽吸了 9 L 脂肪，抽吸脂肪的安全量是患者体重的 7% 以及整个体表面积的 30%。一些文献将吸脂量限制在 5 L 以内，但没有提到这个体积是代表总的抽吸液还是纯脂肪，以及它与患者体重的关系。因此，这些指南并不是很精确。

13.3　体位放置

当使用局部麻醉时，受术者取站立位，用消毒喷雾剂做术前准备。手术台上铺盖无菌单，位置可以根据需要改变。当受术者处于镇静或全身麻醉状态时，我们尽量将体位改变限制在俯卧位和仰卧位。侧卧位对治疗身体侧方凹陷或脂肪过多也很有用。受术者站立姿势的照片贴在醒目位置，有助于在手术过程中帮助识别身体轮廓和确定不规则之处（图 13.2）。

13.4　仪器设备

每当有新的钝针、设备或机器出现在市场上时，我们都会对它们进行测试，看看是否对受术者有任何益处。然而 20 多年来的实践使我们

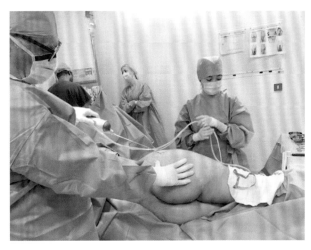

图 13.2　受术者以最能凸显其问题区域的姿势躺在手术台上，图示受术者为侧卧位

返璞归真，现如今，我们坚持使用最简单的技术：注射器法脂肪雕塑（图 13.3）。通过使用直径 3 ~ 5 mm、长度 15 ~ 35 cm 的钝针和一次性注射器，我们可以以安全、简单和经济的方式为身体塑形。在最近 5 年里，我使用了一种加热肿胀液并提供动力辅助吸脂的设备（Möller Liposat, MöllerMedical, Fulda, Germany）。脂肪抽吸液在中间的无菌容器中收集，并可转移到注射用的注射器中。

1989 年，我们开发了 Toledo V 形尖端钝针，可以在获取和注射脂肪时松解纤维化组织、粘连、收缩性瘢痕、皮肤畸形、臀窝和"脂肪团"[8]。V 形钝针的尖端是钝的，可以保护皮肤不被其穿破。而该钝针的内部有一个切割面。它有不同的长度和直径，以适用于面部和身体。我们总是把它放在手术台上备用，以防在抽吸或注射脂肪时出现凹陷或粘连区域需要治疗（图 13.4）。

13.5　脂肪获取

我们并不是简单地从供区抽吸脂肪进行注射。我们把每个区域作为整体的一部分来对待，确保去除所有多余的脂肪，并保证治疗区域和未治疗区域之间有平滑过渡。手术快结束时，在供区表面用细钝针羽化。脂肪丰臀时，我们需要大量的脂肪，因此我们从腰部、大腿、腹部和其他区域获取多余的脂肪。

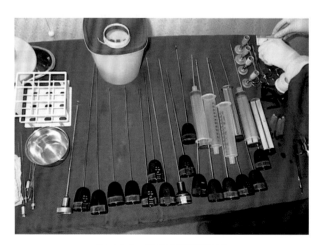

图 13.3　注射器吸脂器械

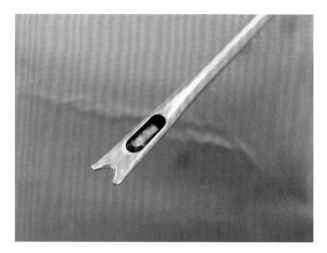

图 13.4　Toledo V 形尖端钝针

13.6　脂肪处理

1990 年，我们与巴西阿雷格里港的整形外科医生 Alberto Hodara 合作，发明了 10 ml 和 60 ml 注射器的手动离心机。制造商是一个造船厂，他们每个月生产一些这样的仪器。我用了很多年这种离心机，它可以让我在 1 分钟内从脂肪抽吸液中分离出脂肪，而不需要花 10 分钟来静置。离心 1 分钟可在不破坏脂肪细胞膜的情况下将脂肪从脂肪抽吸液中分离出来，保证了脂肪细胞的活力。我们的手动离心机在巴西使用没有任何限制。然而，一些国家的卫生条例规定，人工离心机内的注射器必须完全被覆盖。因此，当我在国外时，我会通过静置 10 分钟来处理脂肪。在脂肪分离后，我们通过连接器将脂肪从一个注射器推导至另一个注射器，使其乳化（图 13.5）。

13.7　脂肪注射

我常规使用以下三个切口进行注射：臀下、转子区域和骶骨区域。注射时用 60 ml 的 Toomey 头注射器连接直径 3 ~ 4 mm 的单孔钝针，多方向、多平面进行注射，术中保持不要团块注射，而是将脂肪注射成"线"，就像意大利面一样。

我通常从深层开始注射，然后注射浅层。以前我在肌肉内也注射脂肪，但最近由于大量的脂肪栓塞报道[9]，我现在只将脂肪注射在皮下（图 13.6 和图 13.7）。钝针必须始终与皮肤平行，边

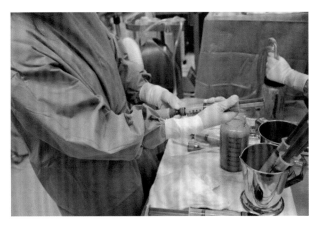

图 13.5 脂肪抽吸物收集在无菌容器中静置，将脂肪从一个注射器推导至另一个注射器，使其乳化

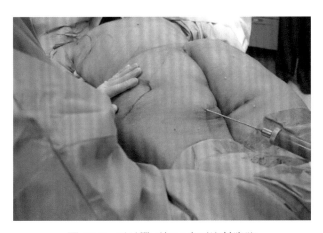

图 13.6 通过臀下切口皮下注射脂肪

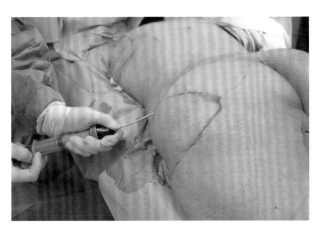

图 13.7 通过转子区切口皮下注射脂肪

退针边注射脂肪，避免注射脂肪时推注压力过高。切口用 4-0 尼龙线缝合，术后第 7 天拆线。有些手术医生在脂肪丰臀时脂肪用量很大。我在臀部

每侧最多注射 500 ml 脂肪，转子区域最多注射 200 ml 脂肪。这可能是由我的受术者人群特点决定的，他们本来在臀部区域已经有一定量的脂肪，故而不需要特别多的脂肪。如果需要更大量的脂肪移植，我一般会分期进行，安排二次手术。

13.8 术后处理

受术者术前静脉注射三代头孢菌素 1 g，每 12 小时注射一次，持续 24 小时或在整个住院期间都使用。出院时，给予阿莫西林克拉维酸片，每天 2 次，连续服用 7 天。疼痛时可服用非甾体类抗炎药等镇痛药。术后 24 小时后可以洗澡，术后 3 周需穿束身衣。1 周后可以开车，1 个月后可以锻炼和晒日光浴。术后可以坐起或侧卧，但 3 天内应避免仰卧。对高危受术者可给予预防深静脉血栓形成的药物治疗。

13.9 讨论

丰臀可通过多种手段实现，如硅胶假体植入、注射脂肪或填充物。假体丰臀会看起来不自然，因为它们常常放置位置较高。假体丰臀的并发症包括长期疼痛、植入物移位、感染和穿出。我个人不喜欢臀部假体植入的手术效果。在过去 10 年间，水凝胶填充物注射在中东地区很常见，直到开始出现并发症，其应用才逐渐减少。水凝胶填充物的并发症包括包括远期感染、重力引起的移位、不良反应导致开放清创，这通常是由不熟悉该技术或产品的普通外科医生施行手术引起的。

如果受术者有足够的脂肪，我认为脂肪丰臀是最有效、美观和安全的技术。在我们实施该术式的 30 年里，我们经历了许多阶段。1985 年，在我们最初应用该技术时，我们使用连接到无菌容器上的传统吸脂器。收集脂肪后静置，并将其转移到 50 ml 兽医用的可再消毒循环使用的注射器和钝针中，因为当时巴西还没有医用的 60 ml 注射器。1988 年，当我们开始进行注射器吸脂手术时 [10]，我们使用了尖端为导管的 50 ml 注射器及与之相适配的定制钝针。然而，这些注射器较脆弱，针尖有时会破裂。

1990 年，当我开始在美国讲课时，我从 Tulip

医疗产品公司购买了和 60 ml Toomey 尖端注射器适配的钝针。其产生的负压和以往不同，因为钝针尖端的直径是 3 mm，而 Toomey 尖端注射器的尖端直径是 8 mm。这些钝针的材质为锆熔合，对脂肪细胞的损伤较小，因此我用它来注射脂肪。

1995 年，我使用超声辅助吸脂术，皮肤灼伤、过敏、术后长期疼痛这些并发症也很快出现了，而且我不认为超声辅助吸脂技术中提取的脂肪可用于注射。2006 年，Rodrigo Neira 和我发表了被称为 Neira 4L 技术的"低强度激光辅助吸脂术"的研究成果。我们使用低强度激光在脂肪细胞的细胞膜上制造一个暂时性的孔，这样脂肪就可以从细胞内部移动到细胞外间质而不损伤细胞，同时可调节炎症反应[11]。脂肪抽吸和脂肪移植可导致肺栓塞、出血、穿孔、感染、利多卡因中毒、肾上腺素中毒、第三间隙液体流失、脂肪栓塞综合征和死亡等严重并发症。美容并发症包括矫正不足、过度矫正、轮廓不规则、持续性水肿、血肿、血清肿、局部感染、表皮松解、色素沉着、血管病变和永久性肤色改变。我们发表了预防和处理这些并发症的方法[12]。

同年，我们发表了一篇关于脂肪移植 20 年的综述[13]，文中也介绍了我们使用的几种技术。当时并没有一种被所有从业者采用的可确保最大限度地使脂肪存活的标准技术。在此期间，为了改善脂肪移植的结果，使用培养的自体前脂肪细胞进行脂肪组织工程的新兴方法开始进入试验阶段。

2007 年，我开始使用 SmartLipo 设备进行激光辅助吸脂 [DEKA M.E.L.A.srl|Via Baldanzese, 17-50041-Calenzano（FI），Italy]。我注意到颈部、手臂、大腿内侧等部位的松弛皮肤回缩有了改善，但这项技术对丰臀没有优势。2012 年，我开始将脂肪与富血小板血浆（PRP）和后来的脂肪干细胞（ASC）结合使用。在我的临床实践中，这两种技术极大地增加了手术成本。我不认为它们的优点和增加的费用相匹配，因为我发现在使用或不使用 ASC 和（或）PRP 时，所得到的临床效果差不多。而且，该操作通常需要两步来完成，第一步是获取脂肪，第二步是在 ASC 分离和增殖后 15 天再行脂肪和 ASC 混合物的注射。

现如今，我又回到了最基本的问题上，即在获取和注射脂肪时更注重受术者的安全。我和我的受术者对手术结果都非常满意（图 13.8 和图 13.9）。值得一提的是，我们在 30 多年前开发的这种技术以及我在 2000 年为 ASAPS 教学课程创造的术语"巴西臀技术"，已经成为国际公认的一种新术式。在此期间，求美者的心态也发生了转变。20 年前，美国求美者最关心的是乳房的大小，当时没有人要求丰臀。

根据最近的统计数据，巴西提臀术主要归功于 Toledo 从 1985 年开始的开创性工作[14]，在过去 1 年中，该手术量的增长位居榜首[15]。

13.10　结论

臀部脂肪移植是一种效果好、术后痛苦小、求美者满意度高的手术方法。我们已经使用这项技术 30 多年了，并取得了良好的效果。国际一致公认这是一种效果可重复的改善身体轮廓的方法。

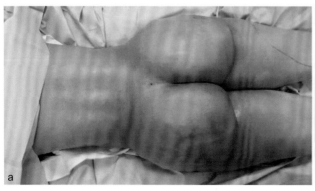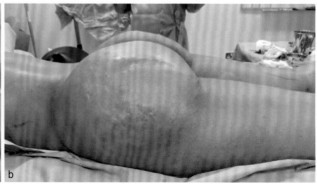

图 13.8　"巴西臀技术"术后即刻，在每侧臀部注射 500 ml 脂肪，在每个转子区域注射 200 ml 脂肪。（a）后视图；（b）侧视图

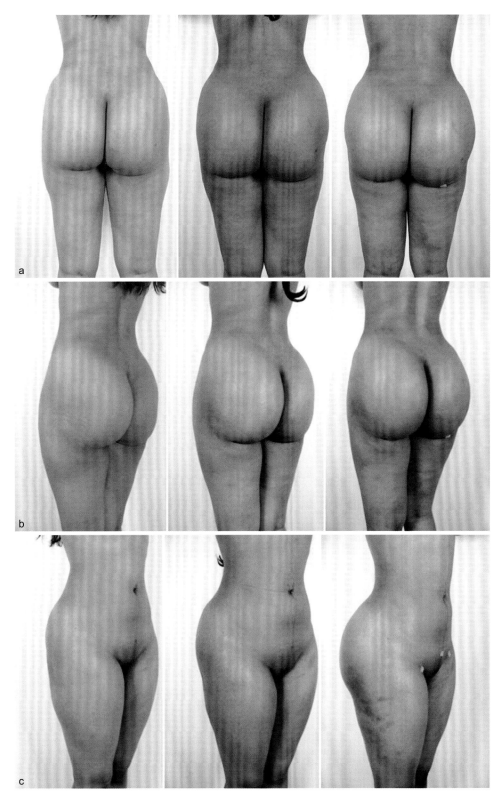

图 13.9 该求美者间隔 6 个月接受两次"巴西臀技术"手术，以避免在第一次手术中过度注射。3 张照片从左至右依次为：求美者的术前照片，第一次手术后 6 个月照片（第一次手术在每侧臀部注射 200 ml 脂肪，在每个转子区域注射 300 ml 脂肪），第二次手术后 2 周照片（在每侧臀部和转子区域注射 450 ml 脂肪）。她的臀围从 95 cm 增长到 112 cm。(a) 后视图；(b) 后斜视图；(c) 前斜视图

参考文献

1. Illouz YG. Body contouring by lipolysis: a 5-year experience with over 3000 cases. Plast Reconstr Surg. 1983; 72: 591-7.
2. Fournier PF. Facial recontouring with fat grafting. Dermatol Clin. 1990; 8: 523-37.
3. Matsudo PK, Toledo LS. Experience of injected fat grafting. Aesthet Plast Surg. 1988; 12: 35-8.
4. Toledo LS. Syringe liposculpture for face and body contour. Annals of the International Symposium Recent Advances in Plastic Surgery, Estadão, São Paulo, SP, Brazil, March 3-5, 1989.
5. Carpaneda CA, Ribeiro MT. Study of the histologic alterations and viability of the adipose graft in humans. Aesthet Plast Surg. 1993; 17: 43-7.
6. Toledo LS, Regatieri FL, Carneiro JD. The effect of hypothermia on coagulation and its implications for infiltration in lipoplasty: a review. Aesthet Surg J. 2001; 21: 40-4.
7. Regatieri FL, Mosquera MS. Liposuction anesthesia techniques. Clin Plast Surg. 2006; 33: 27-37. vi. Review
8. Toledo LS. Syringe liposculpture: a two-year experience. Aesthet Plast Surg. 1991; 15: 321-6.
9. Cárdenas-Camarena L, Bayter JE. Aguirre-Serrano et al. reply: deaths caused by gluteal lipoinjection: what are we doing wrong? Plast Reconstr Surg. 2016; 137: 642e-3e.
10. Toledo LS. My experience with syringe liposculpture in Brazil. In: Fournier P, editor. Liposculpture in the syringe technique. Paris: Arnette; 1991.
11. Neira R, Toledo L, Arroyave J, et al. Low-level laser-assisted liposuction: the Neira 4 L technique. Clin Plast Surg. 2006; 33: 117-27, vii.
12. Toledo LS, Mauad R. Complications in body sculpture and how to prevent them. Lipoplasty. Clin Plast Surg. 2006; 33: 117-27.
13. Toledo LS, Mauad R. Fat injection: a 20-year revision. Clin Plast Surg. 2006; 33: 47-53. vi. Review
14. Mofid MM, Teitelbaum S, Suissa D, et al. Report on mortality from gluteal fat grafting: recommendations from the ASERF task force. Aesthet Surg J. 2017; 37: 796-806.
15. Toledo LS. Gluteal augmentation with fat grafting: the Brazilian buttock technique: 30 years' experience. Clin Plast Surg. 2015; 42: 253-61.

第14章 脂肪丰臀术的策略和计划

14.1 引言

脂肪移植丰臀术是美国增长最快的手术之一，从 2011 年到 2015 年这 5 年间，手术例数增加了 280%[1]。用于丰臀的脂肪是一种理想的自体组织填充物。脂肪很容易从皮下脂肪堆积处获取后用于塑形。尽管已有 100 多年的临床应用历史，但脂肪移植效果的维持时间因人而异。它依赖于操作者的技术，有很高的吸收率，特别是大容量脂肪移植，移植的脂肪会随时间的推移而减少[2]。

脂肪组织已经成为人体生物工程组织中最有趣的材料之一，它具有产生再生细胞的巨大潜力和为自体组织填充提供材料的能力[3-7]。脂肪移植被广泛应用于整形外科，主要用于塑造身体轮廓和面部年轻化。脂肪移植手术没有标准化的步骤，在手术过程中使用了多种外科技术。具体采用的脂肪移植技术对脂肪细胞、脂肪间充质干细胞（adipose mesenchymal stem cells，AMSC）的存活和脂肪移植物的寿命有重要影响。脂肪移植要达到良好的远期效果取决于脂肪获取、加工方法、生物激活、移植技术和受区管理等因素[8-12]。

近年来，丰臀术已被整形外科医生普遍应用。丰臀术包括假体丰臀术、自体脂肪丰臀术和两者相结合的复合丰臀术。倾向假体丰臀的医生声称脂肪移植维持时间短，并且有不同程度的脂肪吸收问题。但另一方面，以臀部塑形和丰臀为目的的脂肪移植适用性更广、精确度更高、可治疗区域更多（假体丰臀对于臀部某些区域的缺陷效果不佳）、恢复更快、成本和并发症发生率更低[4, 7-8]。一项脂肪丰臀的荟萃分析评估了 4105 名求美者，从大腿和背部获取脂肪，平均每侧臀部注射 400 ml 脂肪，并发症发生率为 7%。总共有 46.7% 的文献报道将脂肪同时注射到皮下和肌肉内，26.7% 只注

射到肌肉内，26.7% 只注射到皮下[13]。

在本章中，我们将介绍采用脂肪抽吸和自体脂肪移植的臀部塑形和丰臀的手术计划，不涉及具体的临床处理措施、体质指数、术后护理和并发症。

14.2 臀部评估

在手术计划中，对臀部区域进行仔细分析和提高求美者配合度是获得满意结果的关键。需在静态和动态情况下对臀部的后位、侧位和斜位进行评估（图 14.1）。为了进行充分和详细的分析，臀部区域被分为 4 个象限（图 14.2）。所有需要进行脂肪抽吸和移植的区域需在术前直立位下做好标记。需评估以下参数：

- 皮肤质量
- 体积不对称
- 凹陷和隆起程度
- 瘢痕
- 臀部形态：圆形、椭圆形、不明确
- 臀周区域脂肪代谢障碍情况
- 是否存在异体材料（如聚甲基丙烯酸甲酯、硅胶液体等）

丰臀术的计划和术后效果评估有客观和主观两种方法。脂肪移植手术效果通过临床观察、检查和照片进行评估。超声、三维摄影、MRI 和 CT 是比较客观的测量工具[14]。CT 和 MRI 均可获得 5~10 mm 厚的切面照片。然后根据测量面积和相邻切片[15]之间的距离，使用几何模型计算体积。Har-Shai 等[16]建议使用 CT 扫描来量化脂肪的体积，他们认为 CT 扫描可以将脂肪密度与其他组织的密度区分开来。

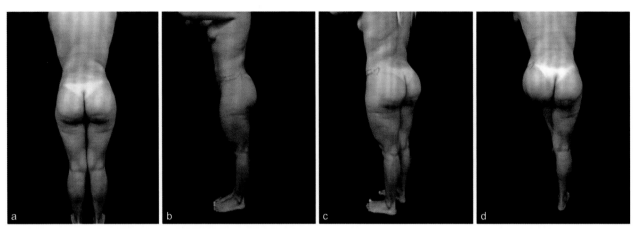

图 14.1 在静态和动态（d）情况下对臀部的后位（a）、侧位（b）和斜位（c）进行评估，评估参数包括体积、设计、不对称、萎缩、瘢痕、凹陷、膨出、臀肌功能和其他改变

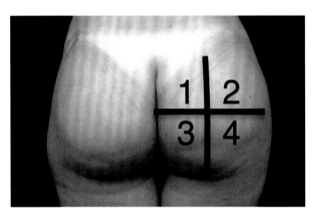

图 14.2 臀部被分为 4 个象限

14.3 臀部手术方案

基于术前分析，针对臀部美学的改善有不同的手术方式。虽然没有一个标准的方案，但对于臀部轮廓外形的改善有多种术式。根据满足求美者意愿的原则，在局部脂肪多余处去除脂肪，在需要增加体积处移植脂肪，在术中通过联合应用不同式式打造一个完美和谐的臀部。

- 臀周脂肪抽吸（图 14.3）
- 臀周脂肪抽吸 + 自体脂肪移植（图 14.4）
- 臀部假体植入 + 臀周脂肪抽吸（图 14.5）
- 臀部假体植入 + 臀周脂肪移植（图 14.6）
- 臀部假体植入 + 臀周脂肪抽吸 + 自体脂肪移植（图 14.7）

14.4 手术技术

14.4.1 脂肪采集

术前标记，确定体积不足的区域（图 14.8）。用氯己定对皮肤进行清洁消毒后，采用超湿性技术在下背部和上背部以及大腿外侧收集脂肪。用 22 号腰椎穿刺针注射含有 1 : 50 万肾上腺素的生理盐水溶液。使用直径 3 mm、长度 20 cm 的钝针（针头型号 3B，Richter®，巴西），连接在 60 ml 导管尖端注射器的针筒上，通过逐渐缓慢地抽出活塞产生轻微负压，采集 500 ~ 700 ml 脂肪。

14.4.2 脂肪处理

获取脂肪后，用生理盐水在注射器内洗涤 3 次，去除血液和细胞成分，然后静置。这一步骤仍在采集脂肪的 60 ml 注射器内进行，洗涤期间不要拔除注射器活塞，避免脂肪暴露在空气中。此外，为了降低吸收率，在脂肪中添加间质血管成分细胞。该技术在面部脂肪移植中已得到广泛应用 [17-18]（图 14.9）。

14.4.3 脂肪移植

明确体积缺损区域（中央或侧面），标记画线。用 15 号手术刀在三个部位做小切口：臀上区、臀外侧区和臀下区。然后使用 3 mm 单孔钝针连接

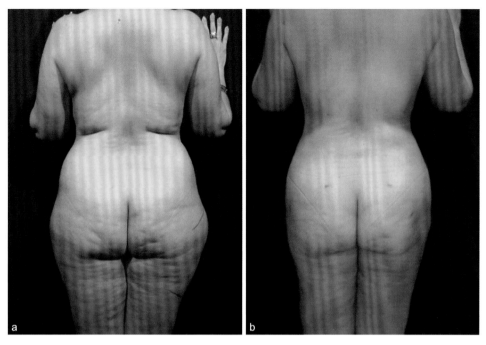

图 14.3　在臀部体积满意的受术者（a），建议对臀周（下背部和大转子区域）进行脂肪抽吸。该受术者进行了下背部和转子区域的脂肪抽吸术（b）

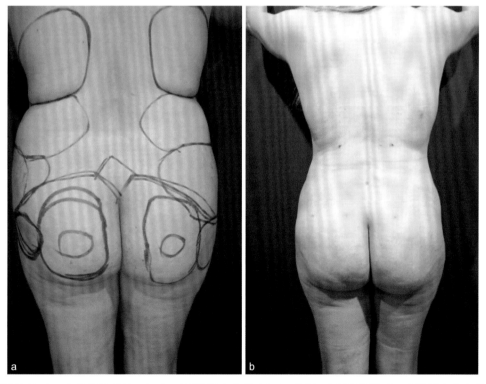

图 14.4　臀周脂肪抽吸 + 自体脂肪移植。（a）对侧腰部和背部（红色区域）进行脂肪抽吸，在臀部中央和外侧区域（黑色区域）进行脂肪移植。术后 6 个月显示臀部外形明显改善

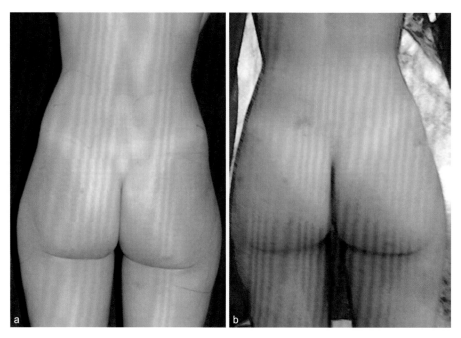

图 14.5 臀部假体植入 + 臀周脂肪抽吸。(a) 该受术者接受了臀部假体植入 (Oval 400 ml) 和背部及后侧腰部脂肪抽吸术。(b) 术后 6 个月随访

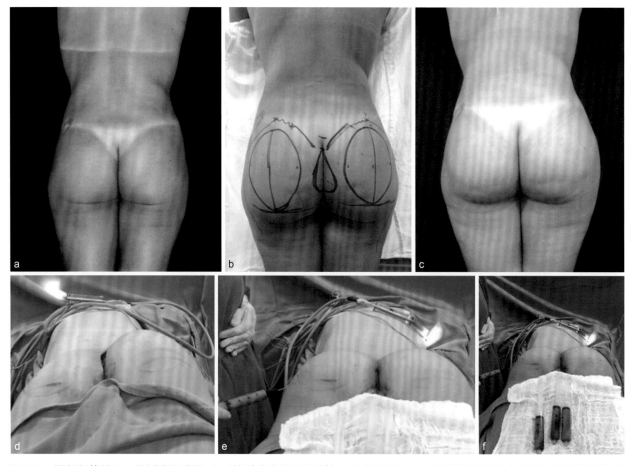

图 14.6 臀部假体植入 + 臀周脂肪移植。(a) 该受术者接受了假体丰臀术以及 (b, c) 臀部外侧区和上外侧区的脂肪移植术。脂肪组织从腹部和背部获取。(d) 右侧臀部植入假体后外观。(e) 双侧臀部植入假体后外观。(f) 在臀部外侧区和上外侧区进行脂肪移植后外观

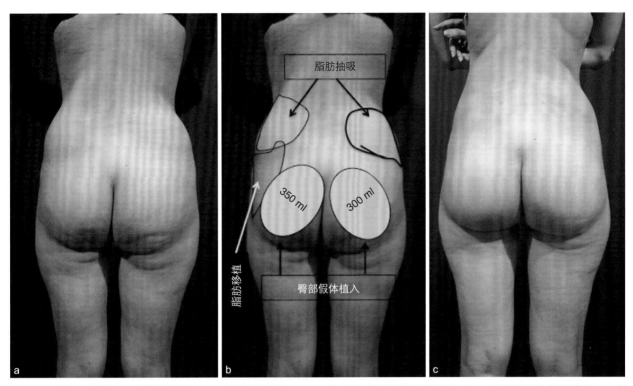

图 14.7　臀部假体植入 + 臀周脂肪抽吸 + 自体脂肪移植。（a）该受术者两侧臀部明显不对称，侧腰部脂肪代谢障碍，左侧臀部外侧区脂肪萎缩。（b）针对每个区域制订了不同的手术计划。双侧臀部放置不同体积的假体，同时行侧腰部吸脂和左上外侧区脂肪移植。（c）术后 6 个月外观

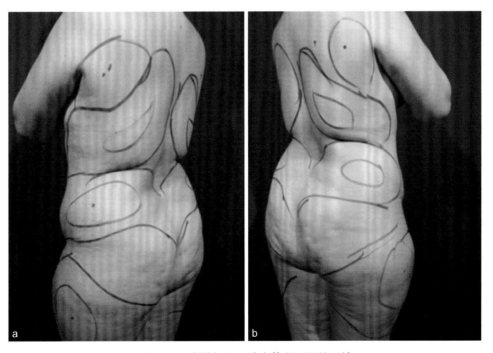

图 14.8　术前标记，确定体积不足的区域

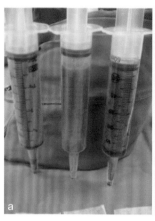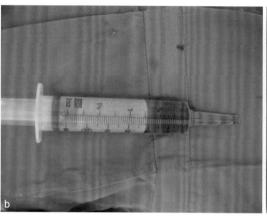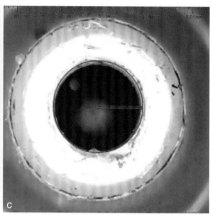

图 14.9 （a）获取脂肪后，用生理盐水在注射器内洗涤以去除血液和细胞成分，然后在同一注射器内静置。（b）弃去含有血液、渗透液和洗涤液的下层。含有脂肪组织的黄色部分用于移植。（c）由于该类注射器尖端为导管，直径较大，我们更喜欢用其来进行移植脂肪。我们测量了 60 ml 注射器（Luer Lock 尖端）管口直径：管口直径 =1.96 mm，半径 =1.03 mm，周长 =6.47 mm（形状误差：0.020 mm；误差区间：0.040 mm）。60 ml 注射器（导管尖端）管口直径：管口直径 =3.60 mm，半径 = 1.87 mm，周长 =11.37 mm（形状误差：0.020 mm；误差区间：0.040 mm）（数据来自作者）[19]

到 60 ml 注射器以多隧道退行方式注射脂肪（图 14.10）。移植所需脂肪量是根据体积缺失情况来评估的，应避免过度矫正和团块样注射。臀部不对

称情况下填充的参数是对侧臀部的情况。每侧臀部移植脂肪的体积从 150 ~ 600 ml 不等。在皮下平面注射脂肪，和深部平面平行，多层次注射以实现体积增大。脂肪移植过程中应避免钝针尖端向下弯曲。最后用 5-0 尼龙线缝合切口。

14.5　最终考虑因素

　　为了达到满意且持久的效果，在术前、术中和术后阶段，必须综合考量手术医生的技术、所采用的具体手术方法以及整个过程中受术者的配合程度这几个因素[19]。同时还必须考虑一些潜在的限制因素，这些限制因素包括受术者体形瘦削、臀部严重松弛、单次手术无法解决问题、脂肪吸收以及评估方法的准确性等。为了使脂肪丰臀成为一种可重复、效果持久稳定的手术，应积极开展不同手术方法之间的比较研究，以获得最佳的临床证据。完美的手术计划必须以安全有效的手术为目的，通过单次手术，求美者应有美学上的改善，并且在多年随访后不出现过度矫正的情况，无须再次手术。我们期望未来会有更完美的治疗方法和技术用于臀部成形术。

体积和轮廓
在皮下平行于深平面多层次移植脂肪

图 14.10　3 mm 单孔注脂钝针连接至 60 ml 导管尖端注射器，将脂肪以多隧道、边退边注射的方式注射到目标部位。钝针必须平行于深平面肌肉，脂肪注射过程中钝针尖端避免朝向深部组织。在大多数情况下，我们更喜欢在皮下平面丰臀。但在某些特定的情况下，可在浅层肌肉平面注射，以达到更大的体积和凸度。图示为脂肪移植至臀部各层示意图

参考文献

1. The American Society for Aesthetic Plastic Surgery 2015. Procedural Statistics. http: //www.surgery.org/sites/default/ files/ asaps-stats2015.pdf. Accessed 29 Nov 2016.

2. Gonzalez R, Spina L. Grafting of fat obtained by liposuction: technique and instruments. Rev Bras Cir. 1986; 76: 243-50.

3. Corrêa W, Garofalo F, Pitanguy I. Treatment of Romberg's disease with a combination of aspirated fat graft PTFE-E and Medpor. Rev Bras Cir. 1997; 87: 131-40.

4. Zuk PA, Zhu M, et al. Multilineage cells from human adipose tissue: implications for cell-based therapies. Tissue Eng. 2001; 7: 211-28.

5. Lee SH, Jin SY, Song JS, et al. Paracrine effects of adipose-derived stem cell on keratinocytes and dermal fibroblasts. Ann Dermatol. 2012; 24: 136-43.

6. Hitomi E, Hirotaka S, Daisuke M, et al. Characterization of adipose tissue. Plast Reconstr Surg. 2009; 124: 1087-97.

7. Del Vecchio D, Rohrich RJ. A classification of clinical fat graft: different problems, different solutions. Plast Reconstr Surg. 2012; 130: 511-22.

8. Gonzalez AM, Lobocki C, Kelly CP, et al. An alternative method for harvest and processing fat grafts: an in vitro study of cell viability and survival. Plast Reconstr Surg. 2007; 120: 285-94.

9. Mendieta CG. Gluteal reshaping. Aesthet Surg J. 2007; 27: 641-55.

10. Coleman SR, Saboeiro AP. Fat grafting to the breast revisited: safety and efficacy. Plast Reconstr Surg. 2007; 119: 775-85.

11. Rohrich RJ, Sorokin ES, Brown SA. In search of improved fat transfer viability: a quantitative analysis of the role of centrifugation and harvest site. Plast Reconstr Surg. 2004; 113: 391-5; discussion 396-397.

12. Mendieta CG. Intramuscular gluteal augmentation technique. Clin Plast Surg. 2006; 33: 423-34.

13. Condé-Green A, Kotamarti V, Nini KT, et al. Fat grafting for gluteal augmentation: a systematic review of the literature and meta-analysis. Plast Reconstr Surg. 2016 sep; 138(3): 437e-46e.

14. Fontdevila J, Serra-Renom JM, Raigosa M, et al. Assessing the long-term viability of facial fat grafts: an objective measure using computed tomography. Aesthet Surg J. 2008; 28: 380-6.

15. Shen W, Wang Z, Tang H, et al. Volume estimates by imaging methods: model comparisons with visible woman as the reference. Obes Res. 2003; 11: 217-25.

16. Har-Shai Y, Lindenbaum ES, Gamliel-Lazarovich A, et al. An integrated approach for increasing the survival of autologous fat grafts in the treatment of contour defects. Plast Reconstr Surg. 1999; 104: 945-54.

17. Gontijo-de-Amorim NF, Charles-de-Sa L, Rigotti G. Mechanical supplementation with the stromal vascular fraction yields improved volume retention in facial lipotransfer: 1-year comparative study. Aesthetic Surg J. 2017; 37(9): 975-85.

18. Condé-Green A, Lamblet H. Immediate cell-supplemented lipotransfer. Eur J Plast Surg. 2012; 35: 373-8.

19. Cansanção AL. Brazilian buttocks: fat grafting technique standardization. Plast Reconstr Surg Glob. 2016; 4(9s): 9.

第 **15** 章　真空（负压）辅助吸脂的脂肪丰臀术

15.1　引言

真空（负压）辅助吸脂术（VAL）是第一个公开发表的用于丰臀时脂肪组织获取的术式[1]，30多年后的今天仍被广泛使用。该技术简单易用，它可在很好的手感控制下获取脂肪。在本章中，我们将介绍个人的脂肪丰臀术经验。

15.2　术前准备

严格把握手术指征是获得良好手术效果的关键。在术前咨询阶段需要考虑 4 个要点：
- 体脂率（body fat percentage，BFP）
- 体质指数（BMI）
- 体型
- 皮肤质地

当受术者 BFP 较低（小于 20%）时，通常没有足够的脂肪可用。如果 BFP 较高（超过 30%），

我们经常要求受术者减肥和锻炼以增加肌肉重量，这有利于获得更健美的效果。当 BFP 在 20 ~ 30 时，脂肪丰臀会有较好的效果。

如果 BMI 低于 20 kg/m²，可能没有足够的脂肪来获得良好的效果。在巴西，出于安全考虑，可获取的脂肪量限制在体重的 7%。因此，如果 BMI 高于 30 kg/m²，就会留下更多的脂肪，导致效果不理想。当体质指数在 20 ~ 30 时，就可以安全地去除多余的脂肪，这样就能取得很好的效果。

告知受术者在术前 4 周内不要减肥，以防止术后贫血和低蛋白状态。

某些体型很难改造，想要达到理想的沙漏形身材可能是具有挑战性的。应在术前告知那些香蕉或苹果体型的受术者其体型的局限性，并降低其期望值（图 15.1）。

最后，皮肤必须有良好的质地和弹性，否则会出现皮肤松弛，需要进行皮肤切除术，这种情况尤其在大量减重的受术者中多见。

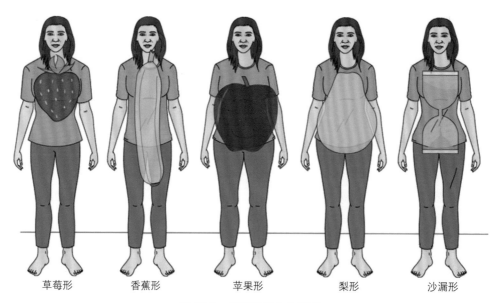

草莓形　　　香蕉形　　　苹果形　　　梨形　　　沙漏形

图 15.1　最常见的女性体型

15.2.1　标记

在站立位时标记受术者的供区和受区部位。供区部位因每位受术者而异，但通常包括大腿、躯干、骶骨区域，偶尔包括手臂、假胯和大腿内侧。重要的是在下躯干和臀部之间建立一个过渡区，从臀间沟的顶点开始，在每侧臀部上方形成一个敞开的弧形。此 1 英寸宽（约 2.54 cm）的线不宜抽吸或移植脂肪，移植的区域通常是横向椭圆形，指向外侧并稍微向臀上部（提升）和侧面部分（填充侧面曲线）移动。该区域与臀大肌以及臀大肌、臀中肌和阔筋膜张肌之间的窝重叠，从骶骨的外侧缘到股骨颈。对于一些受术者，我们还在大转子凹陷处进行脂肪移植，以获得和谐的轮廓（图 15.2）。

15.2.2　受术者体位

受术者采用俯卧位，因为我们认为俯卧位比侧卧位更稳定。它可以防止位置发生额外变化，并允许将插管的入口放置在明确的解剖标志中。当达到预期效果所需的脂肪量大于后侧可采集的脂肪量时，让受术者仰卧，从腹部和大腿收集部分脂肪。

15.2.3　麻醉技术

我们在硬膜外麻醉下进行脂肪丰臀术，因为它术后镇痛时间更长，并且已证实其对预防血栓栓塞有一定作用。当该手术与腹壁成形术或乳房手术同期施行时，术中需要多次改变体位。当蛛网膜下腔阻滞麻醉（脊椎麻醉）[3] 体位改变为卧位时，可能发生急性低氧心搏骤停，因此我们使用全身麻醉联合硬膜外麻醉来避免该情况。

15.3　术中处理

15.3.1　脂肪获取

15.3.1.1　肿胀浸润

采用湿性肿胀技术，注射的肿胀液为含有 1：50 万肾上腺素的生理盐水溶液，注射用钝针和

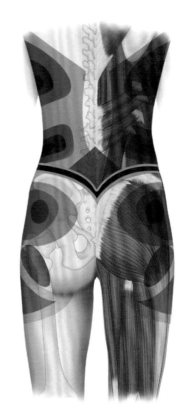

图 15.2　躯干下部和臀部之间的过渡区。求美者站立位时，标记出最明显的点或线进行抽吸或移植，并在它们周围画出同心区域。绿色区域为上身的脂肪采集部位，黄色区域为下身的脂肪采集部位，黑色区域为需要移植脂肪的部位。蓝色为过渡区或"禁止抽吸"区。大部分脂肪移植到臀大肌上（黑色）。在一些求美者中，大转子上区（红色）也需要移植脂肪，特别是该区域在屈髋过程中会出现凹陷的情况下

吸脂针相同。我们避免在溶液中使用局麻药，因为有报道称使用局麻药后会降低脂肪细胞活性[4]，而且受术者已经使用了神经阻滞，局麻药并非必需。

15.3.1.2　供区

我们尽量减少切口数量。在后背处，我们在胸罩的中点及臀间沟的顶点各做一个切口。以扇形的方式从整个背部抽吸脂肪，吸脂针针道纵横交错。

我们在臀下皱襞处开口，从鞍区（saddlebags）处的深层抽吸脂肪，保留该处完整的浅层脂肪，使得膝盖外侧至该处平滑过渡，避免出现任何轮

廓不规则。同样根据需要，也可从此切口获取大腿后内侧和臀下的脂肪。

15.3.1.3　使用设备

电动真空泵提供大约 -400 mmHg 的负压，负压设备通过柔性硅胶管和无菌玻璃罐相连，无菌玻璃罐用来储存脂肪抽吸物。然后将储脂罐和吸脂针用另一根柔性硅胶管连接（图 15.3）。吸脂针的直径一般为 4 mm 和 5 mm，因为一些研究表明，使用更大直径的钝针获取的脂肪细胞活力更强[5-6]。为了避免吸脂针被堵塞，我们常使用头部带有三孔的钝针。

15.3.2　脂肪处理

脂肪抽吸物在闭路循环内静置。我们只有在准备好脂肪移植时才会打开储脂罐。此时，收集并注射静置获得的脂肪。

15.3.3　脂肪注射

受术者取俯卧位姿势躺平，将脂肪多层次、多隧道注射在浅层，修饰臀部区域轮廓和形状，脂肪通过连接到 Toomey TIP 60 ml 注射器的 3.5 mm 单孔钝针进行注射，单点注射量要小。在臀部最外侧部分填充结束后，开始填充臀部内侧。如果臀部内侧区域发育不良，通常在皮下平面使用臀间切口以发散方式注射脂肪[7]。然后将脂肪向臀部外侧更深的皮下平面注射，以增加臀部凸度，

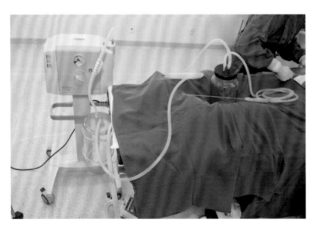

图 15.3　手术室内的真空泵抽吸系统

始终保持钝针与骶骨平面平行，最大角度为 30°，以免注射到肌肉内。20%~30% 的脂肪被移植到外侧的皮下深层平面，而不是中央部分，以避免损伤或压迫臀部血管[7]（图 15.4）。根据脂肪移植存活的经典理论[8]或最近提出的替代理论[9]，内径为 3 mm 的注脂针是首选。该理论指出，半径最多为 1.5 mm 时，脂肪的长期留存率较高。Toledo 30 年的临床经验表明，在每侧臀部注射 500 ml 脂肪就足以达到良好的效果，同时可将并发症的发生率保持在较低水平[10]。我们也避免在每侧臀部注射超过 500 ml 的脂肪（图 15.5）。如果求美者需要或想要更多的体积，可以进行第二次手术。

15.4　术后护理

麻醉诱导时常规静脉注射一代头孢菌素预防感染，术后 7 天口服抗生素。同时应用止痛药和

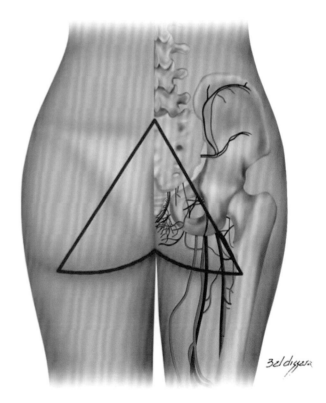

图 15.4　危险区：浅表（左侧）和骨骼（右侧）标志。臀部深层脂肪移植的危险区域近似金字塔形，其顶点位于骶骨凹陷之间的中点。它的底部沿着臀沟，包括大腿内侧宽度的 2/3，外侧线连接顶点和底部，越过坐骨棘（经 Rosique 等授权转载[7]）

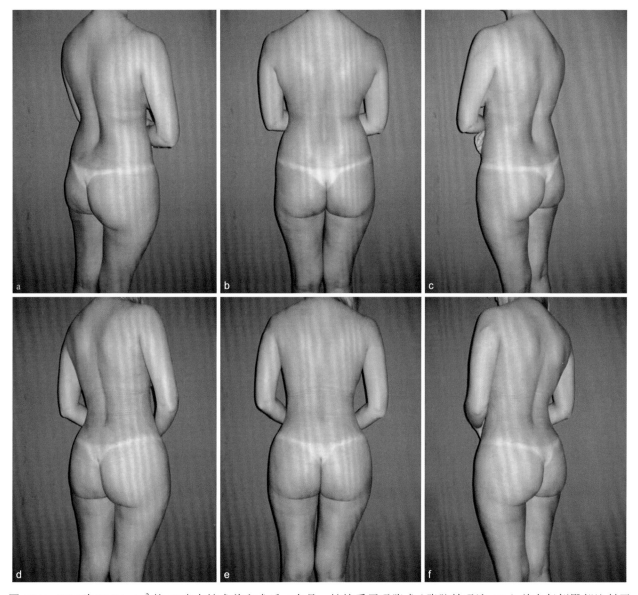

图 15.5 BMI 为 20.5 kg/m² 的 29 岁女性术前和术后 6 个月，她接受了吸脂术（脂肪抽吸液 4 L）并在每侧臀部注射了 540 ml 脂肪。注意臀间沟延长后的提升和增大效果。（a～c）术前观；（d～f）术后观

复合维生素。

根据深静脉血栓形成（DVT）风险因素评估静脉血栓风险[11]。我们在术后每天皮下注射标准剂量的低分子肝素，持续 7 天。受术者术后持续佩戴间歇性气动加压装置 12 小时[12-13]。鼓励受术者尽快下床走动，并在第 1 周内多摄入液体。

15.4.1 束身衣、压力袜、按摩

在术后即刻开始穿压力袜和束身衣，分别穿戴 1 个月和 2 个月。这种服装可在压迫吸脂区的同时稳定移植区域。为什么移植物上的一些压力不会影响其存活力，一种可能的解释是根据帕斯卡原理，气垫或液体床垫可以防止压疮。当封闭的液体受到外力作用时，这种力将被分解成几个小的力，散布在封闭的表面上。因此，当我们用束身衣包裹移植的脂肪时，施加在臀部上的力会被分解成几个小的力，这些力不足以阻止脂肪成活，更不用说衣服促进的移植物稳定效果了。

在最初的 6 周内，应避免按摩移植区域，因

为它会极大地破坏移植物正在进行的血管重新连接过程。在吸脂区域进行按摩是可以的，求美者通常会感到非常舒服。

15.4.2　建议和限制

从恢复室开始，受术者即保持臀部放松。1996 年，Pereira 和 Radwanski[14] 研究表明，临床上在进行身体前面的手术时，受术者仰卧，臀部受压不会对移植区域有影响。我们大多数的丰臀手术都是和腹壁成形术及乳房手术同时进行的，我们观察到仰卧姿势不会影响手术的最终结果。

15.5　随访及并发症

在 2011 年 1 月至 2016 年 1 月期间，我们进行了 845 例单独或联合其他手术的脂肪丰臀术。受术者的平均年龄为 34 岁，平均 BMI 为 25 kg/m²，平均每侧臀部注射的脂肪体积为 498 ml（图 15.6）。次要并发症包括骶部血清肿（4%），主要并发症包括 2 例经 CT 血管造影证实的深静脉血栓形成（DVT），以及需要长时间静脉补液的有症状

的低血容量（8%）。并发 DVT 的患者是在停药后 7 天和 9 天出现症状。没有出现死亡病例。

15.6　讨论

最佳的脂肪获取技术是能采集大量有活力的细胞并确保长期的理想效果[15]。关于采集脂肪的负压，有人认为注射器产生的负压比真空产生的负压要小。Rodriguez 和 Condé-Green 证明，如果完全拉动活塞，注射器可以产生和真空泵一样的负压[16]。可以将真空泵设置在最小压力时采集脂肪，以产生更少的细胞损伤并减少手术医生的疲劳。

15.7　结论

只要我们能够在最大限度保证求美者安全的前提下取得良好的效果，脂肪丰臀术将成为一个持续增长的手术项目。我们应该重视脂肪加工技术的改进，在最大限度减少活细胞和再生成分损失的同时，去除脂肪抽吸液中的肿胀液、血液和游离油滴。

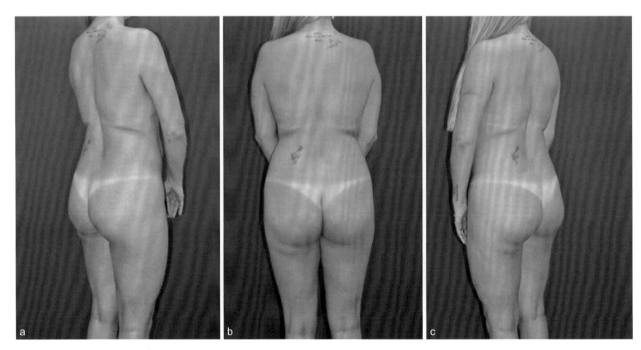

图 15.6　BMI 为 24.2 kg/m² 的 37 岁女性术前和术后 1 年，她接受了吸脂术（脂肪抽吸液 4.4 L）并在每侧臀部注射了 540 ml 脂肪。注意臀部轮廓和凸度得到了改善。（a~c）术前观；（d~f）术后观

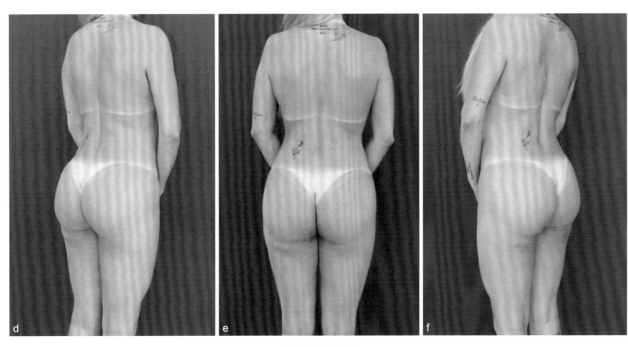

图 15.6（续）

参考文献

1. Gonzalez R, Spina L. Grafting of fat obtained by liposuction: technique and instruments. Rev Bras Cir. 1986; 76(4): 243-50.

2. Hafezi F, Naghibzadeh B, Nouhi AH, et al. Epidural anesthesia as a thromboembolic prophylaxis modality in plastic surgery. Aesthet Surg J. 2011; 31(7): 821-4.

3. Pollard JB. Common mechanisms and strategies for prevention and treatment of cardiac arrest during epidural anesthesia. J Clin Anesth. 2002; 14(1): 52-6.

4. Keck M, Zeyda M, Gollinger K, et al. Local anesthetics have a major impact on viability of preadipocytes and their differentiation into adipocytes. Plast Reconstr Surg. 2010; 126(5): 1500-5.

5. Ozsoy Z, Kul Z, Bilir A. The role of cannula diameter in improved adipocyte viability: a quantitative analysis. Aesthet Surg J. 2006; 26(3): 287-9.

6. Erdim M, Tezel E, Numanoglu A, et al. The effects of the size of liposuction cannula on adipocyte survival and the optimum temperature for fat graft storage: an experimental study. J Plast Reconstr Aesthet Surg. 2009; 62(9): 1210-4.

7. Rosique RG, Rosique MJ, De Moraes CG. Gluteoplasty with autologous fat tissue: experience with 106 consecutive cases. Plast Reconstr Surg. 2015; 135(5): 1381-9.

8. Carpaneda CA, Ribeiro MT. Study of the histologic alterations and viability of the adipose graft in humans. Aesthet Plast Surg. 1993; 17(1): 43-7.

第**16**章　动力辅助吸脂的脂肪丰臀术

16.1　引言

比例和对称性永远是身体形态审美的基石，也一直是臀部美学的重点。曲线、凹面和凸面构成的 S 形身材是女性审美的重中之重。脂肪抽吸和填充是形成这些曲线和增加臀部凸度最有效的方法。动力辅助的脂肪移植丰臀术旨在改善体型，突出求美者优美的曲线和比例。塑造臀部曲线比单纯增加臀部大小复杂得多，所以获得美观的臀部轮廓不仅仅是填充脂肪和增加体积。

根据我们的经验，这项技术以前是基于臀周的动力辅助吸脂和大容量脂肪移植，但最近该技术已演变为广泛脂肪抽吸和适度脂肪填充，以获得美观的臀部轮廓。该技术基于动力辅助吸脂和脂肪填充（power-assisted liposuction lipofilling，PALL）。

动力辅助吸脂的脂肪丰臀术的关键要素由以下几点组成：

- 术前评估和标记，这对手术计划至关重要。
- 使用动力辅助设备对臀周的轴线和区域进行脂肪抽吸。
- 皮下隧道化以扩大受区，释放韧带附着，并提供更大的空间容量（基质），使移植脂肪与受区部位之间有足够的接触。隧道化是将皮肤与皮下组织以及皮下组织与下层筋膜分离，以尽可能地减少张力，便于塑形和脂肪注射。
- 在脂肪移植过程中，受区振动和隧道化同时进行，优化脂肪在受区的分布，从而增加脂肪移植量。
- 脂肪移植后的外部振动进一步促进脂肪在受区分布。

16.2　术前

人体形似圆柱体，臀部轮廓的审美不能脱离腹部单独来看，应进行环吸以获得 S 形轮廓。手术前一天，受术者在站立姿势进行全面检查，向其指出不对称、脂肪过度沉积、皮肤松弛、下垂、疝气、腹直肌分离情况，以及轮廓不规则如凹陷、蜂窝状改变、香蕉卷样改变和粘连区域，并做好标记。与受术者详细讨论手术结果和对术后恢复的期望值。血栓形成危险因素的评估使用 Caprini 评分[1]，并采取相应的静脉血栓栓塞症（venous thromboembolism，VTE）的预防措施。

16.2.1　后方标记

术前，受术者站立位进行后方标记（图16.1）。标记后正中线、骶窝、腋后线、腋中线和腋前线。双侧连接腋窝后部和尾骨的两条线为骶骨三角的边界线，腋后方连接膝盖内侧的线界定了大腿后内方需要吸脂的区域。同样，腋后方连接膝盖外侧的线界定了大腿外侧的抽吸区域。标记好臀下皱襞。腹股沟前部和尾骨后部的连线为臀部上界。穿过脐部，在后方连接骶窝的水平线为腰线的位置。

以上轴线界定了 6 个特定的吸脂区，通过对这些区域进行脂肪抽吸，可以获得沙漏体型：区域 1 是骶骨三角，区域 2 包括臀上部和侧腰部，区域 3 是上外侧背部；区域 4 是大腿外侧，区域 5 包括大腿内侧和钻石区域，区域 6 是臀下区域。然后，根据臀上外侧部凹陷和轮廓畸形的情况，标记脂肪填充区域。

16.2.2 前方标记

受术者取站立位，标记前正中线。通过在外阴前连合水平画一条水平线并向外侧延伸到腹股沟来界定耻骨的宽度。标记乳房轴线并与耻骨的侧边相连，确定耻骨的形状。腋后侧至耻骨的连线为斜线，腋前侧至膝关节内侧的连线为大腿内侧吸脂区。腹股沟处也需标记。为了雕塑腹部，使腰、肋缘、白线和耻骨有更好的清晰度，标记不同的吸脂区。术前照片包括 8 个基本角度：后位与前位、左右侧位、右 - 左后 3/4 侧位、右 - 左前 3/4 侧位。

16.2.3 体位

在实施全身麻醉后，受术者取俯卧位以便于在先前标记处获取脂肪。头下放泡沫枕，其上有放置眼睛、鼻子和嘴巴的孔洞。必须保证头颈部在正确的位置，仔细保护好眼睛。手臂置于臂板上，肩部外展小于 90°，肘部弯曲。所有骨性隆起部位都需要保护好。胸部和臀部下放置枕垫。受术者的腹部不能受压，乳房应置于胸枕的内侧，臀周应充分暴露。气动压缩长袜应在麻醉诱导前连接好。除了有静脉或动脉血栓栓塞病史的受术者外，所有受术者常规使用共计 10 ml 氨甲环酸（Exacyl）0.5 g/5 ml[2]。术前 30 分钟给予一代头孢菌素预防感染。

16.2.4 切口

沿不同轴线对称取切口：①仰卧位，脐部上方做一个切口，两侧下腹各一个切口，两侧腹股沟各一个切口，两侧大腿外侧各一个切口，两侧侧腰部各一个切口，两侧中外侧腹部各一个切口；②俯卧位，两侧髂后上棘水平各一个切口，后方侧腰部做 1～2 个切口，两侧背部中外侧各一个切口，两侧臀下皱襞各一个切口。

16.2.5 肿胀

使用超湿技术肿胀麻醉，肿胀液注射是通过直径 3 mm 的多孔钝针相连的动力辅助吸脂系统进行（Lipomatic Eva SP，EUROMI SA，Verviers，比利时）。肿胀液配置为每升生理盐水中加入 5 ml 氨甲环酸（Exacyl）0.5 g/5 ml 和 1 ml 肾上腺素（1：1000）。在肿胀液中加入氨甲环酸（Exacyl）有助于减少失血，我们在临床实践中已经使用了十多年。在等待肾上腺素发挥缩血管作用的同时，隧道化操作以增强渗透溶液的扩散，松解附着，有助于脂肪抽吸。

16.3 脂肪获取

通过上述切口，将直径 3 mm 的多孔钝针连接到动力辅助手具上采集脂肪，设置三级振动压力和 0.7 atm 的负压。在上述的 6 个区域行动力辅助吸脂，按各自的顺序从骶骨三角开始，然后是腰线、侧腰部、大腿内侧和外侧（图 16.1）。为了避免轮廓不规则，应遵循两个主要原则：在不同

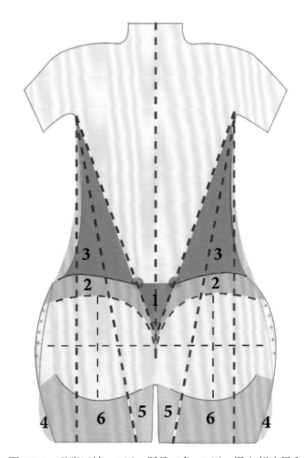

图 16.1 吸脂区域。1 区：骶骨三角；2 区：臀上部边界和侧腰部；3 区：上外侧背部；4 区：大腿外侧；5 区：大腿内侧和钻石区域；6 区：臀下区域

进针口对同一区域交叉多层次抽吸；深部使用较粗的钝针（直径 4 mm 或 5 mm）抽吸，浅部使用较细的钝针（直径 3 mm）抽吸。吸脂沿轴线进行，保持钝针侧孔朝向真皮，以更好地雕塑美学曲线，突出骶骨三角和臀部的上缘。最后，抽吸系统的振荡钝针在皮下深、浅平面和基质中走行，以进一步释放纤维带，促进基质成形和受区扩张，从而获得更光滑的表面。通过这些多方向、多层次的皮下隧道，为接下来受区的脂肪移植准备好基底床。

16.4　脂肪处理

作者使用静置法在封闭系统中处理获取的脂肪，以便移植物能与受区更好地融合。已证实被稀释的脂肪抽吸物的吸收率较高。因此，考虑到吸收所损失的体积，必须注射更多的脂肪。注射稀释脂肪并同时进行组织振动可以扩展皮下空间，分散脂肪，防止脂肪小叶融合，从而增加受区的被移植能力[3-5]。移植脂肪在术后第 7 天开始血管化[6]。稀释的脂肪抽吸物中的液体有足够的时间被吸收，因此不会影响脂肪移植物和受区。

在我们以往的经验中，脂肪通过静置并转移到 60 ml 注射器中。在过去的 4 年里，我们一直使用一个封闭的系统来获取、收集和注射脂肪，该方法非常实用。该系统内含一个有内置过滤器的储脂罐，脂肪被收集在储脂罐内，多余的液体则留在储脂罐的底部。

16.5　脂肪注射

为了创造更适合移植脂肪存活的环境，脂肪移植受区先通过动力辅助系统多切口、多方向、多层次制造隧道。在手具与抽吸系统断开连接的情况下，脂肪通过定制的钝针（V 形底座；3 孔，钝头，直径 3 mm）移植，此时受区可同步接受振动（图 16.2）。

脂肪填充是在皮下以多平面和多方向的方式实现的。脂肪填充可以改善臀部凸度、体积，并填补任何现有的不规则。臀部的上方、侧方和下方区域通常需要在皮下浅层和深层注入脂肪，以获得足够的体积；相反，臀部内侧区域注射到浅

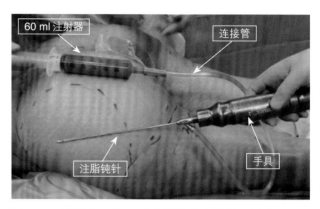

图 16.2　图示为一位 32 岁女性的术中情况，展示了用于将脂肪注射到臀部区域的动力辅助装置的组装。一根管子连接到 60 ml 注射器的尖端和 V 形钝针的底部。钝针又连接到助力手具上，抽吸功能被禁用（经 Abboud 等[3]许可使用）

表平面就足以纠正轮廓和体积。肌肉内或肌肉下不可移植脂肪。注射脂肪通过上、下两个切口完成，钝针需与肌纤维保持平行，以最大限度地减少肌肉内注射脂肪的风险。在脂肪移植过程中结合隧道化和振动，可以使脂肪最大程度地在受区分布，避免脂肪聚积在一起而局部堆积过多，确保脂肪与受区之间的最大接触，有利于血管化和脂肪存活。

对有些求美者，我们在臀周通过 3 mm 粗、3 孔的手术针引导，放置可吸收的带刺缝合线。该方法可以更好地界定臀部上缘，并勾勒出背部和臀部单位之间的过渡。此外，还可以通过该方法来加强臀下皱褶和钻石带的清晰度。

16.5.1　外部振动

在脂肪移植完成后，将动力辅助手具设置为 6 级的振动压力，将其施加在覆盖凡士林纱布的受区，将振动传递到整个区域，以进一步增加脂肪的扩散和分布。直到受区柔软后缝合切口，覆盖敷料。

16.5.2　仰卧位

受术者随后从俯卧位改为仰卧位，沿着大腿、腹部和侧腰部的术前标记，对腹外斜肌和腹股沟

进行塑形和脂肪获取。受术者仰卧位吸脂可以使白线、腹外斜肌、大腿内侧和外侧更加清晰。

　　与后方吸脂相似，深层吸脂是使用直径 4 mm 的钝针，浅层吸脂是使用 3 mm 的钝针。为了更好地突出美学曲线，可以通过将 4 mm 钝针侧孔面向真皮抽吸来实现。

16.6　术后护理

　　3 ~ 4 天后更换敷料。告知受术者在 6 周内始终穿束身衣。术后可以坐起。大容量脂肪抽吸移植手术可能需要 7 ~ 10 天才能恢复工作。3 ~ 4 周才可恢复正常活动。在脂肪采集部位进行按摩和淋巴引流很重要，从术后 3 天开始，持续 2 ~ 3 周，这是因为液体容易在这些区域积聚。治疗过程中还建议进行压力疗法，以进一步刺激间质液重吸收和淋巴引流。术后使用射频可以达到更好的皮肤紧致效果，术后 1 周开始，每周一次，持续 5 周。

16.7　结果

　　自 2009 年以来，我们共为 442 例求美者实施了动力辅助吸脂的脂肪丰臀术。求美者平均年龄 35 岁（21 ~ 55 岁），平均体质指数 29 kg/m²（25 ~ 36 kg/m²）。平均吸脂量 2700 ml（1400 ~ 5000 ml），单次注脂量平均每侧 500 ml（280 ~ 900 ml）（图 16.3 和图 16.4）。我们最开始通过注射大容量脂肪来实现丰臀。自 2014 年以来，我们一直在减少脂肪的移植量（平均每侧 350 ml），并对臀部周围进行更多的脂肪抽吸。平均手术时间为 90 分钟（60 ~ 120 分钟），不进行腹部吸脂，且受术者的体位没有改变。共有 9 名求美者（2%）为了达到预期结果接受了二次手术。

　　平均随访 20 个月（12 ~ 48 个月）。共有 22 例（5%）受术者出现侧腰部间歇性灼热感。这种感觉是由于这一区域的脂肪抽吸量较大引起的，该情况在术后 6 个月均自行消退。6 例（1.35%）出现骶部和腰部水肿，6 个月后消退。2 例（0.45%）在每侧臀部注射 600 ml 脂肪，10 天后出现轻度红斑。这些受术者没有出现任何全身感染的迹象，口服抗生素治疗后有效。术后无一例受术者出现血清肿或血肿，也未出现静脉血栓栓塞或脂肪栓塞等重大并发症。只在皮下平面使用粗钝针缓慢而连续地注射脂肪，注射方向与肌纤维平行。避免移植的脂肪充盈压力过高是必须遵守的安全准则[7]。是否会发生脂肪栓塞与我们在操作中能否坚持安全准则密切相关。

　　在 442 例受术者中，358 例（81%）在术后 6 个月完成了对手术满意率的问卷调查。共有 87% 的受术者表示，如果有再次选择的机会，他们还会接受同样的手术并会推荐朋友做这类手术。86% 的求美者对最终的臀部形状感到满意。85% 的受术者报告说，随着臀部变得丰满，心理状态也得到了改善。

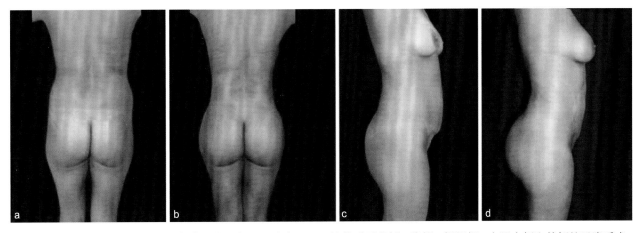

图 16.3　（a ~ d）一名 40 岁女性术前腰臀比（WHR）为 0.84。她接受了背部、腹部、侧腰部、大腿内侧和外侧的吸脂手术。脂肪抽吸量 3000 ml，臀部每侧填充脂肪 450 ml。术后 1 年她的 WHR 为 0.65

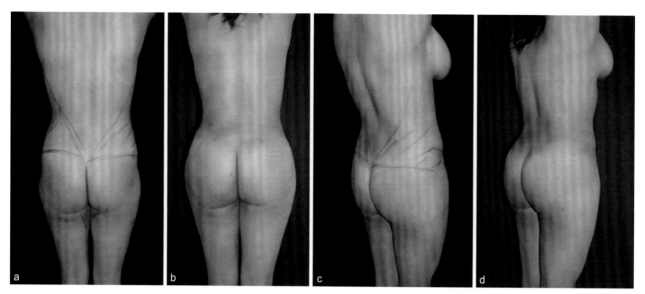

图 16.4 （a~d）一名 35 岁女性术前腰臀比（WHR）为 0.90。她接受了背部、腹部、侧腰部、大腿内侧和外侧的吸脂手术。脂肪抽吸量 3100 ml，臀部每侧填充脂肪 350 ml。术后 1 年她的 WHR 为 0.78

16.8　讨论

脂肪移植丰臀术不但能丰臀，还能改善整个体型。Mendieta 为臀部建立了一个分类系统，描述了 10 个美学单位，其中 6 个对于定义臀部的框架和形状至关重要[8]。臀部假体可为臀部提供局部凸度，而臀部脂肪抽吸可以解决臀部所有美学亚单位的问题，从而达到最佳的美学效果[8]。此外，臀部假体植入的固有风险包括旋转、包膜挛缩、血清肿、穿出、移位，以及最近报道的间变性大细胞淋巴瘤[9-11]。

然而，臀部脂肪移植也并非没有并发症，它们包括脂肪坏死、肉芽肿形成、脓肿、轮廓不规则、坐骨神经损伤，以及最为凶险的脂肪栓塞，一旦发生，其后果将是致命的[11]。虽然自体脂肪移植的并发症发生率最低（10.5%），但许多整形外科医生仍然害怕脂肪栓塞[12-14]。这促使我们改进技术，要在减少脂肪移植量的同时实现更好的臀部轮廓和凸度。根据特定轴位进行动力辅助脂肪抽吸与适量的自体脂肪移植相结合是这项技术的基石。

自 2009 年以来，我们一直使用 PALL 技术进行丰臀[3]，最近也发表了使用该技术用于乳房和手臂的重塑[4]。这项技术包括通过动力辅助振动和隧道化对受区进行处理，以增加受区部位的容量，在不影响手术安全性或显著增加手术时间的情况下，允许进行大容量脂肪移植。这一过程的重点在于术前做好标记，简化和加快脂肪抽吸区域的识别和臀部的塑形。术前的美学评估可以发现任何不对称，识别脂肪堆积区域以及体积缺陷的美学区域，因此术前评估对实现和谐的身体轮廓是至关重要的。

动力辅助系统的使用缩短了手术时间，该系统可以加速脂肪抽吸、完成受区的塑形和隧道化以及脂肪移植。臀部脂肪移植的理想人选是体重正常到轻度超重、体脂轻度到中度过剩、臀部平坦的求美者。最终的臀部形状更多地依赖于臀周的吸脂，而不是臀部脂肪填充。侧腰部脂肪抽吸、塑造圆柱体形状并凸显腰围是臀部塑形的关键。即使臀部填充的部分脂肪随着时间的推移被吸收，但臀周区域的精心雕刻也会为臀部形状提供长期的美学变化。与手动吸脂术相比，动力辅助吸脂术与可存活的脂肪干细胞相关，动力辅助吸脂系统被认为是一种有效的脂肪收集工具。此外，与手动吸脂相比，动力辅助吸脂获取的细胞表达的分化标志物水平更高，这表明通过动力辅助系统移植的脂肪可以更快地发育为成熟脂肪细胞[15-16]。

我们使用一个 3 mm 的钝针进行脂肪抽吸和脂

肪移植。Erdim 等 [17] 研究发现，使用较粗的钝针可以获取更多有活力的脂肪细胞。3 mm 钝针可以精确地完成臀周塑形并可以防止轮廓不规则。此外，抽吸压力设置在 0.7 atm 是安全的，不会降低脂肪移植物的存活率。

16.9　结论

成功的自体脂肪移植丰臀术可以创造出美观的凸度和轮廓，这有赖于细致的术前计划以及将臀周广泛吸脂和注射适量脂肪完美结合。联合动力辅助系统使该术式更为安全，使外科医生能够在合理的手术时间内进行脂肪丰臀，并获得令人满意的美学效果。

参考文献

1. Pannucci CJ, Bailey SH, Dreszer G, et al. Validation of the Caprini risk assessment model in plastic and reconstructive surgery patients. J Am Coll Surg. 2011; 212: 105-12.
2. Cansancao AL, Condé-Green A, David JA. Use of Tranexamic acid to reduce blood loss in Liposuction. Plast Reconstr Surg. 2018; 141: 1132-5.
3. Abboud MH, Dibo SA, Abboud NM. Power-assisted gluteal augmentation: a new technique for sculpting, harvesting, and transferring fat. Aesthet Surg J. 2015; 35: 987-94.
4. Abboud MH, Dibo SA. Immediate large-volume grafting of autologous fat to the breast following implant removal. Aesthet Surg J. 2015; 35: 819-29.
5. Abboud MH, Dibo SA, Abboud NM. Power-assisted liposuction and lipofilling: techniques and experience in large-volume fat grafting. Aesthet Surg J. 2019; https: //doi.org/10.1093/asj/sjz019. [Epub ahead of print].
6. Nishimura T, Hashimoto H, Nakanishi I, et al. Microvascular angiogenesis and apoptosis in the survival of free fat grafts. Laryngoscope. 2000; 110: 1333-8.
7. Villanueva NL, Del Vecchio DA, Afrooz PN, et al. Staying safe during gluteal fat transplantation. Plast Reconstr Surg. 2018; 141: 79-86.
8. Mendieta CG, Sood A. Classification system for gluteal evaluation: revisited. Clin Plast Surg. 2018; 45: 159-77.
9. Mendes J, Mendes Maykeh VA, et al. Gluteal implant associated anaplastic large cells lymphoma. Plast Reconstr Surg. 2019; https: //doi.org/10.1097/PRS.0000000000005910. [Epub ahead of print].
10. Mofid MM, Gonzalez R, De La Peña JA, et al. Buttock augmentation with silicone implants: a multicenter survey review of 2226 patients. Plast Reconstr Surg. 2013; 131: 897-901.
11. Shah B. Complications in gluteal augmentation. Clin Plast Surg. 2018; 45: 179-86.
12. Nahai F. Acceptable risk: who decides? Aesthet Surg J. 2017; 37: 852-3.
13. Cárdenas-Camarena L, Bayter JE, Aguirre-Serrano H, et al. Deaths caused by gluteal lipoinjection: what are we doing wrong? Plast Reconstr Surg. 2015; 136: 58-66.
14. Condé-Green A, Kotamarti V, Nini KT, et al. Fat grafting for gluteal augmentation: a systematic review of the literature and meta-analysis. Plast Reconstr Surg. 2016; 138: 437e-46e.
15. Keck M, Kober J, Riedl O, et al. Power assisted liposuction to obtain adipose-derived stem cells: impact on viability and differentiation to adipocytes in comparison to manual aspiration. J Plast Reconstr Aesthet Surg. 2014; 67: e1-8.
16. Shiffman MA, Mirrafati S. Fat transfer techniques: the effect of harvest and transfer methods on adipocyte viability and review of the literature. Dermatol Surg. 2001; 27: 819-26.
17. Erdim M, Tezel E, Numanoglu A, et al. The effects of the size of liposuction cannula on adipocyte survival and the optimum temperature for fat graft storage: an experimental study. J Plast Reconstr Aesthet Surg. 2009; 62: 1210-4.

第**17**章 富含基质血管组分的脂肪丰臀术

17.1 引言

几十年来，人们对身体及臀部形态美的需求越来越高[1]。硅胶假体丰臀是一种常见的术式。然而植入物相关并发症的发生率相对较高，例如感染、假体移位、神经压迫、伤口延迟愈合或外观不自然等，使得人们不得不寻求替代技术[2]。20世纪80年代以来，脂肪抽吸术开始流行，抽吸出的脂肪可用于回填，小容量脂肪移植用于软组织填充和轮廓外形不规则矫正在技术上得以实现[3]。25年来，人们为了矫正软组织缺损，实现外形美观和功能重建，开发出了不同的脂肪注射技术[4-5]。然而，由于脂肪移植物缺乏血管化，很大一部分植入的脂肪会发生吸收和坏死。移植脂肪的吸收率是无法预测的，可能需要反复移植才能获得满意的结果，这增加了受术者的费用和风险[6]。另外，大容量脂肪移植可能会导致一些并发症，如血清肿形成、脂肪坏死、囊肿形成、感染和脂肪栓塞综合征。与其他外科手术一样，臀部脂肪移植的成功取决于许多因素，包括所用器械、脂肪获取技术、脂肪处理方式、脂肪移植量、受区部位的特点和受术者个体差异等[7]。针对臀部不同解剖部位进行个体化的脂肪抽吸和移植这一理念的提出和完善对该手术的发展至关重要。在过去10年里，我们在提高脂肪移植存活率方面做了一些工作。向脂肪中添加含有再生细胞的基质血管组分（SVF）包括脂肪来源干细胞（ADSCs），已经证明可以增加脂肪存活率。本章中，我们将介绍富含基质血管组分的脂肪移植（Stromal Enriched Lipograft，SEL™）技术在脂肪丰臀术中的应用。

17.2 受术者选择

SEL™ 脂肪丰臀术的适应证为健康成年人，表现为轻度到中度的脂肪堆积，有增加臀部凸度和改善臀部轮廓的需求。

17.3 手术技术

在站立位标记供区和受区（图17.1）。给予静脉镇静和局部麻醉后，根据所需脂肪量的不同，受术者可能会先取仰卧位抽吸躯干前方和下肢的脂肪，当然一般更倾向于取躯干后方脂肪直接用

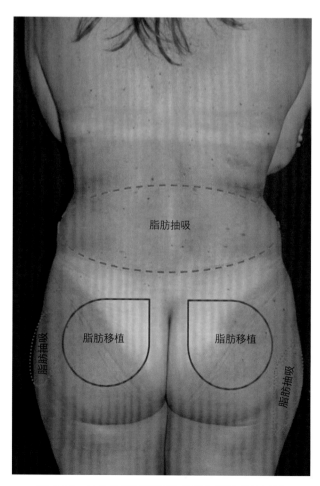

图17.1 站立位时标记脂肪抽吸和脂肪移植区域

于填充臀部。用生理盐水和肾上腺素以 1 : 500 000 的比例配置肿胀液，采用湿性技术以小口径钝针注射于供区。15 分钟后，将直径 4 mm 的吸脂针连接到 60 ml 注射器上，通过臀间沟进行脂肪抽吸手术，在髂嵴附近开两个上切口，在臀下沟开两个下切口。

在 SEL™ 技术中，脂肪抽吸物收集完成后按以下方式处理（图 17.2）。通常 2/3 的脂肪抽吸物在缓冲盐水中用 0.075% 胶原酶（Sigma，St. Louis，MO）消化，37 ℃搅拌 30 分钟分离 SVF。然后将溶液转移到 10 ml 注射器中，以 1200 g 的速度离心 5 分钟（IEC Medispin Tabletop Centrifuge，Needham，MA）。从离心溶液中提取的颗粒位于注射器的底部，即为 SVF。这一过程由两名实验室人员在手术室手动完成，所需时间约为 90 分钟。剩下 1/3 的脂肪抽吸物被保存在开口朝下垂直放置的注射器中，以便脂肪和血液分离。在注射器中加入生理盐水清洗脂肪，静置后丢弃带血的液体。重复以上过程，直到脂肪中没有血液和其他污染物（图 17.3）。将含有 ADSCs 的 SVF 和洗净的脂肪混合，转移到 10 ml 注射器

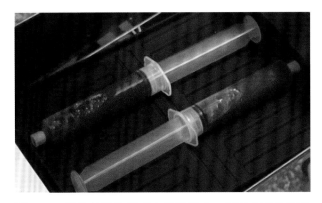

图 17.3 脂肪抽吸物保存在注射器中，开口向下垂直放置，使脂肪和血性液体分离

中。通过臀间沟切口，使用直径 3 ~ 4 mm 的钝头注脂针将富含 SVF 的脂肪以多隧道、边退针边注射的方式移植到臀部皮下。由于需要治疗整个臀部，可能会使用其他额外的切口进行脂肪注射（图 17.4）。受术者需住院 24 小时。术后 7 天内使用抗生素、止痛药和消炎药。术后第 2 天开始穿戴合身的束身衣，在背部和供区压迫塑形，维持 4 周，而在接受脂肪移植的臀部和大腿受区无须压迫。

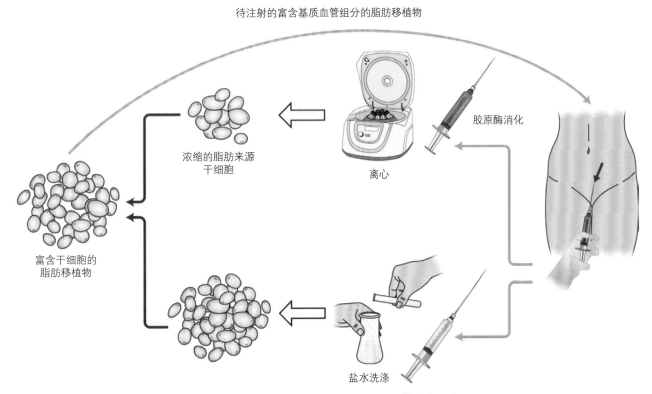

待注射的富含基质血管组分的脂肪移植物

浓缩的脂肪来源干细胞

离心

胶原酶消化

富含干细胞的脂肪移植物

盐水洗涤

图 17.2 富含基质血管组分的脂肪移植™技术示意

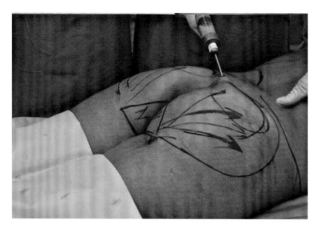

图 17.4 脂肪经臀间沟切口多隧道注入臀部皮下平面

术后没有特定的体位限制，受术者可以坐着或保持仰卧皆可。术后第 3 周后可以恢复轻度体力活动。

17.4 结果

17.4.1 求美者 1

求美者为 28 岁健康女性，体质指数（BMI）为 22.1 kg/cm²，来我科就诊，主诉臀部及大腿缺乏凸度和轮廓。查体示臀外侧凹陷，缺乏凸度，两侧侧腰部和大腿局部脂肪过多（图 17.5a, b）。该求美者背部、侧腰部和大腿上部接受了广泛脂肪抽吸（2100 ml）。单侧臀部共注射 350 ml 富含 SVF 的脂肪，无并发症发生，全身轮廓明显改善。图 17.5c, d 示术后 3 年的效果。

17.4.2 求美者 2

求美者为 36 岁健康女性，体质指数为 19.38 kg/cm²，来我科就诊，主诉臀部缺乏凸度和轮廓，下背部和大腿脂肪过多。查体显示其臀部呈 A 形，下背部和大腿有局部脂肪堆积（图 17.6a, b）。该求美者腹部、大腿、背部和侧腰部接受了广泛脂肪抽吸（2700 ml 脂肪抽吸物）。单侧臀部共注射 410 ml 富含 SVF 的脂肪，无并发症发生，全身轮廓明显改善。图 17.6c, d 示术后 1 年的效果。

17.5 讨论

Pereira 等 [5] 首先描述了一种标准化的脂肪丰臀技术，即将背部、侧腰部与臀部的脂肪抽吸和臀中上部的脂肪移植结合起来，以改善臀部轮廓和凸度。为了得到理想的效果，手术医生应该在无菌条件下处理脂肪，避免脂肪和外部接触而污染。如果脂肪中非活性成分（血液和其他污染物）比例较高，将导致术后形态不可控。众所周

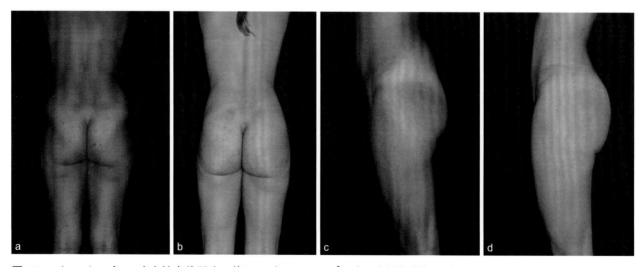

图 17.5 （a, b）一名 28 岁女性术前照片，其 BMI 为 22.1 kg/cm²，表现为臀部外侧凹陷，缺乏凸度，侧腰部和大腿局部脂肪过多。（c, d）术后 3 年的照片，每侧臀部注射 350 ml 富含 SVF 的脂肪

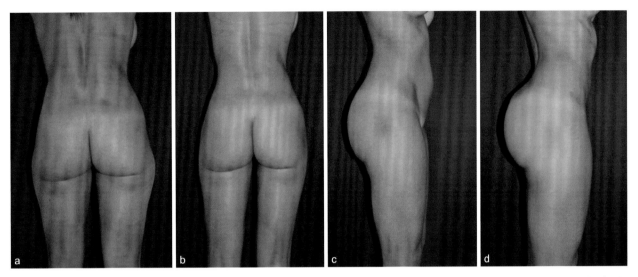

图 17.6 （a，b）一名 36 岁女性术前照片，其 BMI 为 19.8 kg/cm²，A 形臀，下背部和大腿局部有脂肪堆积。（c，d）术后 1 年的照片，每侧臀部注射 410 ml 富含 SVF 的脂肪

知，面部脂肪移植吸收率很高，臀部和大腿与面部不同，其脂肪移植后体积损失率要低得多。臀部脂肪注射后由于重吸收造成的平均组织损失在 24%～36%[8]。该研究证实了作者 18 年以来的临床观察，求美者满意度高，臀部自体脂肪移植术后并发症发生率低。Nicaretta 等[9] 的一项研究报道显示，手术后求美者的近期和远期满意度都很高。众所周知，脂肪移植的局限性是无法预测脂肪的远期留存率[10]。在单个区域一味增加脂肪移植的量可能会产生一系列并发症，如脂肪坏死、感染和危及生命的脂肪栓塞综合征[11]。基于细胞再生作用的脂肪移植技术为软组织填充带来了巨大希望。脂肪抽吸物作为一种美容手术的一次性副产品已被证实含有一类干细胞群，即脂肪来源干细胞（ADSCs）。它们位于脂肪 SVF 中，显示出广泛的增殖和多系分化能力[12]。随着对脂肪生物学更深入的了解和更多临床经验的积累，人们发现移植脂肪的存活率受多种因素的影响，包括求美者个体差异、脂肪加工方法的差别和受区部位不同等[13]。最近的研究显示，存在于移植脂肪组织表面 300 μm 内的脂肪细胞可以存活，但大多数位于较深部位的脂肪细胞将在 24 小时内死亡。一些 ADSCs 却可以存活在移植脂肪的深层，在脂肪组织再生中起着重要作用。SVF 的再生特性归因于其旁分泌效应。SVF 细胞在缺氧等刺激下分泌血

管内皮生长因子、肝细胞生长因子和转化生长因子 -β，对干细胞的分化产生了重要作用，可促进血管生成和伤口愈合，并有助于新组织的生长和发育[14]。在 SEL™ 技术中，自体 ADSCs 与脂肪联合使用。含有 ADSCs 的 SVF 是从 2/3 或 1/2 的脂肪抽吸物中即刻分离出来，并与另 1/3 或 1/2 的脂肪抽吸物混合。这一过程将相对缺乏 SVF 的脂肪转化为富含 SVF 的脂肪。SEL™ 技术已被证明较传统技术的脂肪成活更好，并且在脂肪抽吸物中可以检测到更多的微血管，特别是在脂肪的外层[9]。未来的脂肪移植技术可能不仅仅是脂肪组织的移植。它可能更接近脂肪细胞移植或脂肪组织工程，融合了脂肪细胞、SVF、ADSCs 和足够的支架材料。SEL™ 技术可以通过培养足够数量的 ADSCs 来升级，这可能会显著提高移植物的留存率。为了确保求美者的安全，干细胞治疗的临床推广由于受到法律约束而有所停滞。但在过去的 10 年里，干细胞治疗的效果已经通过科学验证得到了证实。

17.6　结论

　　熟悉脂肪移植技术，了解臀部解剖结构以及求美者的治疗目标，让求美者对疗效有合理的预期，是脂肪移植成功的关键。有经验的手术医生

可以预测达到预期结果所需移植脂肪的量。对于供区脂肪有限的求美者，SEL™ 技术脂肪丰臀是纠正臀部轻微不对称和体积不足的理想选择。它有可能缩短额外的脂肪移植疗程，并减少发生重大并发症的风险。

参考文献

1. Sterodimas A, Boriani F, Magarakis E, et al. Thirty-four years of liposuction: past, present and future. Eur Rev Med Pharmacol Sci. 2012; 16: 393-406.

2. Pereira LH, Nicaretta B, Sterodimas A. Correction of liposuction sequelae by autologous fat transplantation. Aesthet Plast Surg. 2011; 35: 1000-8.

3. Illouz YG. The fat cell "graft": a new technique to fill depressions. Plast Reconstr Surg. 1986; 78: 122-3.

4. Illouz YG, Sterodimas A. Autologous fat transplantation to the breast: a personal technique with 25 years of experience. Aesthet Plast Surg. 2009; 33: 706-15.

5. Pereira LH, Radwanski HN. Fat grafting of the buttocks and lower limbs. Aesthet Plast Surg. 1996; 20: 409-16.

6. Nicareta B, Pereira LH, Sterodimas A, et al. Autologous gluteal lipograft. Aesthet Plast Surg. 2011; 35: 216-24.

7. Pereira LH, Sterodimas A. Treatment of iatrogenic abdominal contour irregularities. Aesthet Plast Surg. 2010; 34: 129-35.

8. Wolf GA, Gallego S, Patrón AS, et al. Magnetic resonance imaging assessment of gluteal fat grafts. Aesthet Plast Surg. 2006; 30: 460-8.

9. Sterodimas A, de Faria J, Nicaretta B, et al. Autologous fat transplantation versus adipose-derived stem cell-enriched lipografts: a study. Aesthet Surg J. 2011; 31: 682-93.

10. Pereira LH, Sterodimas A. Free fat transplantation for the aesthetic correction of mild pectus excavatum. Aesthet Plast Surg. 2008; 32: 393-6.

11. Cárdenas-Camarena L, Bayter JE, Aguirre-Serrano H, et al. Deaths caused by gluteal lipoinjection: what are we doing wrong? Plast Reconstr Surg. 2015; 136: 58-66.

12. Sterodimas A, De Faria J, Correa WE, et al. Tissue engineering in plastic surgery: an up-to-date review of the current literature. Ann Plast Surg. 2009; 62: 97-103.

13. Pereira LH, Sterodimas A. Macroscopic and microscopic proof of long-term survival of gluteal fat transplantation. Plast Reconstr Surg. 2009; 123: 162e-3e.

14. Sterodimas A, de Faria J, Nicaretta B, et al. Cell-assisted lipotransfer. Aesthet Surg J. 2010; 30: 78-81.

第18章 标准化臀部脂肪注射：臀部编码技术

18.1 引言

臀部脂肪移植术也被称为巴西提臀术、脂肪丰臀术或臀部重塑术，在过去几年里变得越来越流行[1]。尽管臀部脂肪移植术在世界范围内得到了普及，而且手术例数大量增长，但我们几年前对臀部脂肪移植术的荟萃分析显示[2]，现有的脂肪丰臀术在脂肪获取技术、加工方法和注射层次方面均不相同，没有标准化的臀部脂肪注射技术可以实现双侧对称和臀部不同区域的一致增大。缺乏标准化的臀部脂肪注射技术可能会导致手术医生特别是那些刚开始做这类手术的医生，对如何进行臀部脂肪移植产生疑问，从而导致并发症（就像过去几年发生的那样）。我们使用臀部编码技术的目的是开发一种标准且可重复的臀部脂肪注射技术，使术者能在不损害求美者安全的情况下获得对称协调的臀部轮廓。

18.2 臀部编码技术

18.2.1 创造臀部编码技术的灵感来源

在我们开始进行臀部脂肪移植手术时，因为缺乏标准化的技术，我们对如何施行这项手术产生了一些疑问：

- 应该在哪里注射脂肪以改善臀部的美观？
- 应该在哪个平面注射脂肪：肌肉内、皮下浅层还是皮下深层？
- 应该注射多少脂肪？
- 如何在对侧臀部重现同样的步骤以获得对称性？

我们最初在臀部的中心区域也就是臀部假体植入的区域注射脂肪[3]。因为大多求美者对结果感到满意，这一策略在一段时间内相对有效；当然，

长期结果可能会更好。但是臀部并没有整体增大，仍然缺乏轮廓和凸度。很明显，臀部的其他区域也需要填充。

- 臀上部的体积不足给人一种臀部指向下方即臀部下垂的感觉。当脂肪被注射到臀上部时，会对整个臀部起到提升作用。
- 臀外侧区域的体积不足会导致方形臀外观，需要填充才能获得和谐的轮廓。
- 根据冈萨雷斯（Gonzalez）的分类，臀下部的体积不足可能会加重臀下皱襞，给人以臀下垂或假性臀下垂的感觉[3]。
- 臀部内侧的体积不足给人以臀部平坦且两侧臀部之间距离很远的感觉。

因此我们观察到，除了臀部的中心区域，也就是最大凸出点所在的地方，臀部的其他4个区域也需要填充，因为这些区域的比例减少导致臀部外观不美观。所以我们把臀部划分成5个区域来分析，创建5个臀部美学亚单位。

18.2.2 臀部编码技术的概念

我们技术的基本原理类似于 MD Codes™，这是一种用于向面部注射填充物的标准化技术[4]，填充物的体积、注射平面和区域都得到了很好的阐述，并为医生使用多模式方法进行安全有效的美容治疗提供了一个实用和标准化的框架。

我们脂肪丰臀术的标准化包括两个基本步骤：①将臀部划分为多个亚单位；②将脂肪注射技术系统化。

18.2.2.1 臀部美学亚单位

当臀部这样一个大的表面被分割成几个小区域时，手术计划会变得容易很多。同样，预期的结果也可以很容易地在对侧重复。我们遵循的原

则和 Centeno[5] 以及 Mendieta[6] 使用的相同，将后侧躯干和大腿划分为与臀部轮廓相关的美学单位，这些单位的保留、增加或缩小将直接影响臀部轮廓。两位作者都将臀部描述为一个单一的美学单位，这在计划进行臀部轮廓手术时是合适的。然而，当计划用脂肪填充增大臀部时，应该考虑对这些区域进行更详细的划分。

因此，我们引入了"臀部美学亚单位"的概念，根据臀区凹陷和凸出的特点将其分为 5 个亚单位：中央区（C）、上区（S）、外侧区（L）、下区（I）和内侧区（M）（图 18.1）。

划分臀部 5 个美学亚单位时应该遵循以下 5 个步骤：

（1）假想一条代表臀部高度的垂直线和一条穿过臀部中央的水平线（代表臀部的宽度），沿着

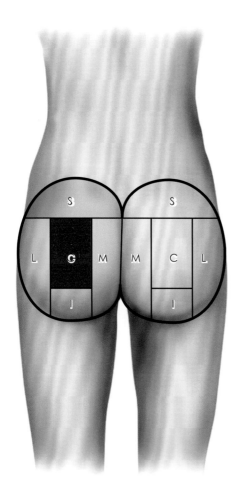

图 18.1　臀部分为 5 个美学亚单位：中央区（C，红色），上区（S，蓝色），外侧区（L，黄色），下区（I，紫色），内侧区（M，绿色）

每条线画两个点，将它们分成三个部分，比例如下：1/4、2/4 和 1/4（图 18.2a）。4 个点分别为上点、内侧点、外侧点和下点。

（2）从臀部内侧到外侧的界线划出一条水平线，穿过上点，此线为臀部上线（图 18.2b）。

（3）从臀部上线开始穿过外侧点到臀部下界画一条垂直线（图 18.2c）。

（4）从臀部上线开始穿过内侧点到臀部下界画一条垂直线（图 18.2d）。

（5）在内侧垂线和外侧垂线之间穿过下点画一条水平线（图 18.2e）。

然后，臀部被以上 4 条线分成 5 个亚单位：中央区（C）、上区（S）、外侧区（L）、下区（I）和内侧区（M）（图 18.2f）。

18.2.2.2　脂肪注射技术

我们在注射脂肪时坚持按比例填充的概念，创造了一种标准化的注射方法。该方法的每个亚单位都是根据求美者的臀部特征和她们的意愿来填充的。注射脂肪的平面对于获得预期的结果也很重要。皮下浅层和皮下深层注射脂肪对臀部凸度和紧实度（硬度）的改善是不同的。

注射脂肪的比例　我们技术最核心的内容是每侧臀部亚单位注射脂肪的比例是个体化的，以保持臀部 5 个亚单位之间的和谐。正如 Roberts 等人描述的，种族和文化差异可能会导致求美者对不同臀部形状的喜好不同[7]（表 18.1）。我们开发了预设的脂肪填充比例，可以根据每组求美者希望的特征和形状加以使用，并作为获得稳定且可重复结果的指南（图 18.3）。

（1）高加索女性：根据臀部的审美喜好不同，高加索女性可分为两类：一类是喜欢运动型身材（Ⅰ型），另一类则喜欢更加圆润丰满的臀部（Ⅱ型）。这两类都偏爱臀部丰满和凸出，臀上半部和下半部之间的体积比为 60/40[7]。

对于高加索Ⅰ型的女性，我们采用 3∶2∶1∶1∶1 的比例进行臀部亚单位脂肪注射（C 区 3 个体积，S 区 2 个体积，L 区 1 个体积，Ⅰ区 1 个体积，M 区 1 个体积）。

对于高加索Ⅱ型的女性，我们以 3∶2∶2∶1∶1 的比例在不同的臀部亚单位进行脂肪注射（C 区 3 个体积，S 区 2 个体积，L 区 2 个

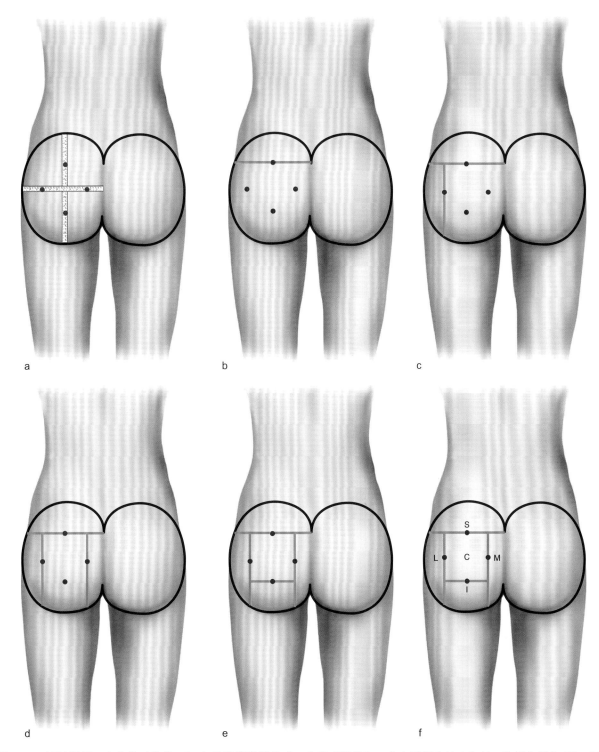

图 18.2　标记臀部 5 个美学亚单位。（a）确定将臀部分成 3 个垂直部分和 3 个水平部分的 4 个点，比例分别为 1/4、2/4 和 1/4；（b）标记上水平线；（c）标记外侧垂直线；（d）标记内侧垂直线；（e）标记下水平线；（f）臀部 5 个美学亚单位：中央区（C）、上区（S）、外侧区（L）、下区（I）、内侧区（M）

表 18.1 根据求美者种族和文化偏好总结的臀部形状的主要特征 [7]

臀部形状特征	臀部尺寸	臀部外侧丰满度	大腿外侧丰满度	臀部体积分布上/下比例	臀部各亚单位脂肪比例
高加索I型女性	丰满 凸出 不是非常大	运动型 轻度圆润	外侧无须填充	60%/40%	3：2：1：1：1
高加索Ⅱ型女性	丰满 凸出 不是非常大	圆润	外侧无须填充	60%/40%	3：2：2：1：1
非洲裔女性	极其丰满	非常丰满	外侧非常丰满	50%/50%	3：2：2：2：1
西班牙裔女性	非常丰满但不如非洲裔	非常丰满但不如非洲裔	轻微丰满	60%/40%	3：2：2：1：1
亚洲女性	外形小巧	无	无	60%/40%	3：2：1：1：1

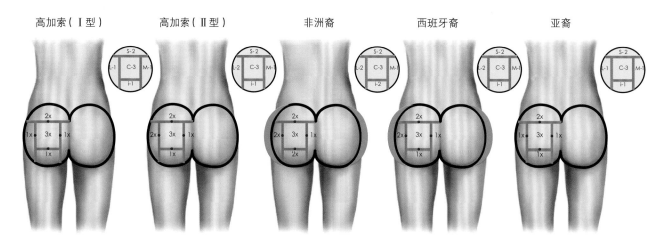

图 18.3 4 种臀部形状的预设比例示意图：高加索 Ⅰ 型（运动型臀部）和高加索 Ⅱ 型（圆形臀部）、非洲裔、西班牙裔、亚裔

体积，L 区 1 个体积，M 区 1 个体积）。

（2）非洲裔女性：求美者通常倾向于臀部后方和侧面非常丰满和凸出，臀上半部和下半部之间的体积比为 50/50，以及丰满的臀部和大腿外侧 [7]。对于这一组，我们以 3：2：2：2：1 的比例在不同的亚单位注射更大量的脂肪（C 区 3 个体积，S 区 2 个体积，L 区 2 个体积，I 区 2 个体积，M 区 1 个体积）。

（3）西班牙裔女性：她们更喜欢臀部后方和侧面非常丰满和凸出，但需求比非洲裔女性要少，臀上半部和下半部的体积比为 60/40，并且需要丰满的髋部和大腿外侧 [7]。对于这一组，我们以 3：2：2：1：1 的比例在不同的亚单位注射脂肪

（C 区 3 个体积，S 区 2 个体积，L 区 2 个体积，I 区 1 个体积，M 区 1 个体积）。这种体积分布与高加索 Ⅱ 型女性的喜好相似，不同的是需要更多的脂肪填充髋部。

（4）亚裔女性：亚裔女性喜欢体积较小但丰满、凸出的臀部，并且髋部或大腿不需要额外的体积 [7]。因此我们采用与高加索 Ⅰ 型女性相同的填充比例，不同亚单位的比例为 3：2：1：1：1（C 区 3 个体积，S 区 2 个体积，L 区 1 个体积，I 区 1 个体积，M 区 1 个体积）。

（5）巴西女性：巴西女性的喜好与种族无关，她们偏爱高加索型的臀部。因此，我们采用的比例与高加索 Ⅰ 型和 Ⅱ 型女性的相同。那些臀部出

现凹陷或不对称的求美者应该注射更多的脂肪，以纠正这些缺陷。这一额外增加的体积不计入臀部编码的填充量（图 18.4）。

注射平面　根据多协会臀部脂肪移植工作组安全咨询[8]的建议，我们仅进行臀部皮下脂肪移植，因为脂肪注射到肌肉平面时，脂肪栓塞致死的风险极高[9-11]。最近我们在对经过委员会认证的巴西整形外科医生的调查中发现：肌肉注射脂肪丰臀（任何原因）的死亡风险是皮下注射的 16倍[11]。注射到肌肉中的脂肪移植被广泛推荐为增加脂肪保留的手段在很大程度上是由于 Guerrero-Santos 的研究[12]。如今，随着脂肪获取和脂肪注射步骤方面知识的进步，将脂肪注射到皮下平面就能达到类似的效果，并且还可以避开主要的臀

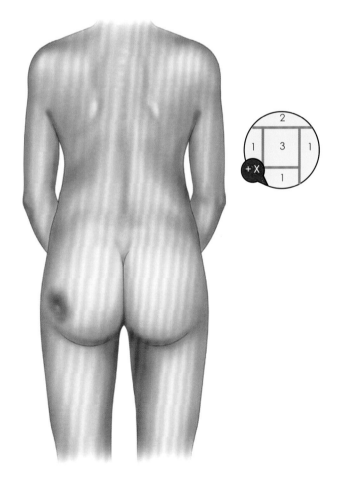

图 18.4　当求美者出现臀部不对称、凹陷或皮肤回缩时，应注射额外的量来纠正这些缺陷。这一额外的体积（由黄色圆圈中的 +X 表示）不包括在臀部编码的填充量中

部血管[13]。为了增加移植的脂肪细胞与受区部位的接触[14]，脂肪应该分布在整个皮下组织，包括皮下浅层和皮下深层。

无论脂肪注射在皮下脂肪的哪个层次，脂肪组织的厚度都会增加，臀部的紧实度（硬度）和凸度也会增加。然而，由于皮下脂肪层的解剖特点不同，臀部的紧实度和凸度会因哪一层移植的脂肪更多而有所不同。

皮下浅层（superficial subcutaneous layer，SSL）位于真皮和浅筋膜之间，由小的脂肪小叶组成，中间夹杂着大量的纤维隔膜，结构稳定，抗张强度高，从筋膜到真皮呈垂直排列。这些特性赋予这一层很高的弹性阻力，使其不易扩张。皮下深层（deep subcutaneous layer，DSL）位于肌筋膜和浅筋膜之间，由较大的脂肪小叶和不完整的纤维间隔组成。与皮下浅层相比，皮下深层的抗张能力小，而且容易分散得多[15]。因此，在皮下浅层进行脂肪移植主要是增加臀部的紧实度（硬度），在皮下深层进行脂肪移植将主要增加臀部的凸度。

在站立位分析求美者时，明确求美者是需要更大的凸度还是更大的紧实度非常重要，明确了这些需求才能制订相应的计划。由于皮下浅层的膨胀能力有限，在这一层中注入大量脂肪可能会由于细胞压力过大而导致脂肪的留存率下降，并导致皮肤表面不规则（橘皮效应）或脂肪坏死（图18.5）。

18.2.3　如何使用臀部编码技术进行臀部脂肪移植

18.2.3.1　脂肪获取

按湿性技术皮下浸润麻醉，肿胀液按生理盐水和去甲肾上腺素比例为 1 : 50 万配置，脂肪通过动力辅助系统抽吸（Lipomatic ; Euromi AS，Verviers，Belgium）获取。先用 9 孔直径 4 mm 钝针行脂肪抽吸，然后再用另一个 3 孔 4 mm 钝针进行抽吸以获取脂肪。

18.2.3.2　脂肪加工

获取的脂肪收集在无菌罐中，并在密闭系统中通过静置或清洗进行加工。当脂肪抽吸物含有太多血液时，用生理盐水清洗，去掉脂肪抽吸物

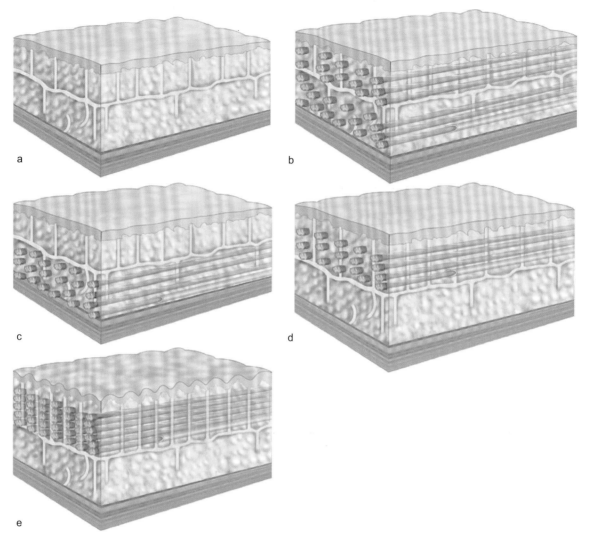

图 18.5　皮下浅层（SSL）和皮下深层（DSL）的解剖学差异。（a）正常的皮下组织；（b）正确填充脂肪的方法，将脂肪分配到两个平面，以改善移植脂肪与受体床的接触；（c）将脂肪注入皮下深层主要增加臀部的凸度；（d）将脂肪注入皮下浅层主要增加臀部的紧实度（硬度）；（e）在皮下浅层过量注射脂肪会导致皮肤表面不规则

的上下两层，保留由脂肪组织组成的中间层以供移植。

18.2.3.3　脂肪注射

当求美者俯卧时，使用膨胀振动脂肪填充（expansion vibration lipofilling，EVL）技术将脂肪注射到皮下[16]。通过臀间沟上方切口置入直径3 mm的3孔钝针，钝针尖端与臀肌保持平行。不需要引流。臀部脂肪注射的平均时间为30分钟（±5分钟）。

在我们的案例中，78.13%的求美者使用高加

索 I 型比例（3∶2∶1∶1∶1），21.39%的求美者使用高加索 II 型比例（3∶2∶2∶1∶1）。每侧臀部脂肪注射量为400～810 ml。根据求美者预期的凸度和紧实度，分别将脂肪注入皮下浅层和深层。在我们预先建立的脂肪注射公式中，遵循这样的规则：

- 中央亚单位：注入3个体积，第一个体积注入皮下深层，第二个体积注入皮下浅层，第三个体积分布在两层之间。
- 上亚单位：注入2个体积。第一个注入皮下深层，第二个分布在两层之间。

- 侧方亚单位和下亚单位：注入 1 个体积，并在两层之间分配。当注入 2 个体积时，第一个体积注入皮下深层，第二个体积分布在两层之间。
- 内侧亚单位：注入 1 个体积并分布在两层之间。

脂肪填充的入口应遵循方便注脂钝针从内侧往外侧填充的原则，最好设定在臀间沟上方。下切口（在臀下皱襞）和上切口可以安全地用于对臀部外侧、粗隆凹陷和髋部的脂肪移植。

只要是在皮下这个层次注射脂肪，整个臀部区域都可以进行注射，甚至是在被描述为走行臀部主要血管的"危险区"。当使用膨胀振动脂肪填充（EVL）技术时，皮下钝针振动的本体感觉有助于再次确认并保持钝针在皮下层[16]。使用实时超声辅助臀部脂肪移植技术是在注射脂肪时明确钝针所在平面的一个很好选择[17]（图 18.6）。

18.2.3.4　术后处理

在皮肤切开前 1 小时静脉注射环丙沙星，每隔 12 小时静脉注射一次，直至出院，出院后继续口服环丙沙星 7 天[18]。臀部脂肪移植后无体位限制。静脉血栓栓塞风险使用 Caprini 风险评估模型进行分层评估[19]。所有求美者在住院期间均使用序贯加压装置（sequential compression device，SCD），并使用长达膝盖的加压长袜 7 天。Caprini 风险评估评分为 3 分和 4 分的求美者术后 12 小时皮下注射一剂低分子肝素抗凝。评分为 5 分和 6 分的求美者接受抗凝治疗 7 天。

18.2.3.5　并发症

自 2015 年 1 月至 2018 年 9 月，416 名求美者使用臀部编码技术进行脂肪丰臀。无严重并发症，无脂肪栓塞、DVT/PE，无感染和死亡。2.4% 的求美者诉臀部体积增大不足，1.92% 的求美者抱怨皮肤持续回缩。腹壁脂肪成形术和迷你腹肌成形术联合脂肪丰臀术的求美者术后出现供区轮廓不规则（3.37%）、增生性瘢痕（4.57%）、侧腰部色素沉着（0.96%）、上腹部皮肤持续性冗余（1.92%）等轻微并发症。

18.2.3.6　脂肪留存

术后即刻行臀部超声检查，臀部皮下厚度平均增加 56.5%（范围 39.5% ~ 108.6%）（$P < 0.0001$）。术后 12 个月，填充量平均减少 18.2%（6.8% ~ 24.8%）（$P < 0.0001$）[13]。

18.2.3.7　求美者满意度

调查问卷在术后 12 个月连续发放给 85 例求美者。大多数求美者对治疗结果的评价为非常好（57.65%）和良好（41.18%）（$P > 0.05$）。所有求美者都声称如果再给一次选择的机会，她们仍会再次接受该手术，并且愿意推荐一位朋友来我们诊所就诊[20]（图 18.7）。

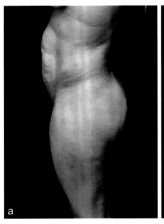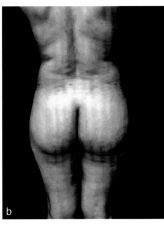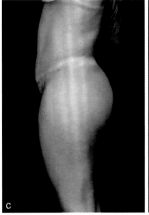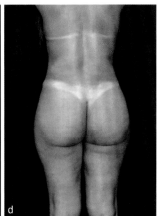

图 18.6　该 36 岁女性求美者臀部凸度不佳，臀部多余皮肤松弛。每侧臀注射 560 ml 脂肪，比例为 3：2：1：1：1。（a，b）术前观；（c，d）术后观

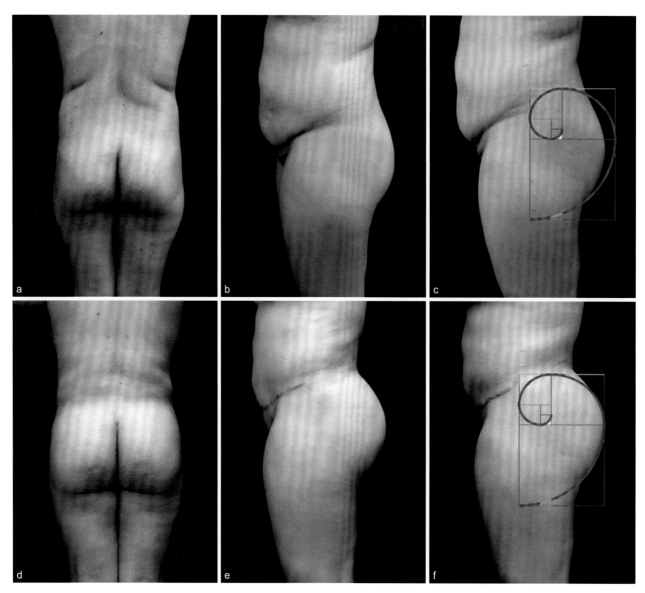

图 18.7 该 32 岁女性求美者 BMI= 27.9，方形臀，臀部凸度不佳。每侧臀部注射 560 ml 脂肪，比例为 3∶2∶1∶1∶1。（a，b）术前观；（c）术前侧位图利用斐波那契黄金比例曲线拟合，确定需要改善臀部轮廓的区域；（d，e）术后观；（f）术后侧位图利用斐波那契黄金比例曲线拟合，确定通过臀部编码技术按比例填充后的臀部轮廓改善情况

18.3　结论

臀部编码脂肪丰臀是一种旨在改善臀部轮廓、外观和凸度的手术。在与其他手术一样遵循安全原则时，该术式用途广泛，并发症发生率低。臀部编码技术使得脂肪能被均匀地注射到臀部各个区域，使双侧臀部可以获得相同比例的脂肪。特别是对初学的整形外科医生来说，该技术可重复，学习曲线短。因为该技术提供了能够"复制"的臀部注射量、注射点位和注射平面，从而能在不损害求美者安全的情况下获得良好的远期效果。

参考文献

1. American Society of Plastic Surgeons. 2016 plastic surgery statistics. Available at: https://www.plasticsurgery.org/documents/News/Statistics/2016/plastic-surgery-statistics-full-report-2016.pdf. Accessed 14 Oct 2017.
2. Condé-Green A, Kotamarti V, Nini KT, et al. Fat grafting for gluteal augmentation: a systematic review of the literature and

meta-analysis. Plast Reconstr Surg. 2016; 138: 437e-46e.

3. Gonzalez R. Augmentation gluteoplasty: the XYZ method. Intramuscular method. Aesthet Surg J. 2010; 30: 256-64.

4. de Maio M, Swift A, Signorini M, et al. Facial assessment and injection guide for botulinum toxin and injectable hyaluronic acid fillers: focus on the upper face. Plast Reconstr Surg. 2017; 140: 265e-76e.

5. Centeno RF. Gluteal aesthetic unit classification: a tool to improve outcomes in body contouring. Aesthetic Surg J. 2006; 26: 200-8.

6. Mendieta CG. Gluteal reshaping. Aesthet Surg J. 2007; 27: 641-55.

7. Roberts TL 3rd, Weinfeld AB, Bruner TW, et al. "universal" and ethnic ideals of beautiful buttocks are best obtained by autologous micro fat grafting and liposuction. Clin Plast Surg. 2006; 33: 371-94.

8. Urgent warning to surgeons performing fat grafting to the buttocks (Brazilian Butt Lift or BBL). Available at: https: // www.surgery. org/sites/default/files/URGENTWARNING-TO-SURGEONS.pdf. Accessed 24 Jul 2018.

9. Cárdenas-Camarena L, Bayter JE, et al. Deaths caused by gluteal lipoinjection: what are we doing wrong? Plast Reconstr Surg. 2015; 136: 58-66.

10. Mofid MM, Teiltelbaum S, Suissa D, et al. Report on mortality from gluteal fat grafting: recommendations from the ASERF Task Force. Aesthet Surg J. 2017; 37: 796-806.

11. Cansancao A, Condé-Green A, Rosique RG, et al. Brazilian butt lift performed by board certified Brazilian plastic surgeons: reports of an expert opinion survey. Plast Reconstr Surg. 2019; 144: 601-9.

12. Guerrerosantos J, Gonzalez-Mendoza A, Masmela Y, et al. Long-term survival of free fat grafts in muscle: an experimental study in rats. Aesthet Plast Surg. 1996; 20: 403-8.

13. Cansancao AL, Condé-Green A, David JA, et al. Subcutaneous-only gluteal fat grafting: a prospective study of the long term results with ultrasound analysis. Plast Reconstr Surg. 2019; 143: 447-51.

14. Carpaneda CA, Ribeiro MT. Study of the histologic alterations and viability of the adipose graft in humans. Aesthet Plast Surg. 1993; 17: 43-7.

15. Cunha MG, Cunha ALG, Machado CA. Hypodermis and subcutaneous adipose tissue - two different structures. Surg Cosmet Dermatol. 2014; 6: 355-914.

16. Del Vecchio D, Wall S Jr. Expansion vibration lipofilling—EVL: a new technique in large volume fat transplantation. Plast Reconstr Surg. 2018; 141: 639e-49e.

17. Cansancao AL, Condé-Green A, Vidigal RA, et al. Realtime ultrasound-assisted fat grafting. Plast Reconstr Surg. 2018; 142: 372-6.

18. Holt HA, Lewis DA, White LO, et al. Effect of oral ciprofloxacin on the faecal flora of healthy volunteers. Eur J Clin Microbiol. 1986; 5: 201-5.

19. Caprini JA. Risk assessment as a guide to thrombosis prophylaxis. Curr Opin Pulm Med. 2010; 16: 448-52.

20. Cansancao AL. Brazilian buttocks: fat grafting technique standardization. Plast Reconstr Surg Glob Open. 2016; 4(Suppl): 29.

第 **19** 章　超声辅助臀部脂肪移植

19.1　背景

脂肪丰臀术越来越受到人们的欢迎。该术式恢复快、效果好，深受许多外科医生和求美者的青睐。4 年来（2014—2017 年），美国脂肪丰臀手术量增加了 103%[1]。与此同时，也出现了相关的致命并发症，这使我们意识到这一手术并非没有风险。最近的研究[2-3] 表明，肌肉内注射脂肪会增加并发症的发生率和死亡风险。鉴于最近报道的多种并发症，美容外科教育和研究基金会在 2017 年进行了一项调查，对那些手术医生报告因皮下注射脂肪而死亡的接受巴西提臀术的求美者进行尸检，结果发现臀部肌肉中都有脂肪[4]。因此，脂肪注射的层次不清是值得关注的问题。为了避免意外的肌肉内注射脂肪，我们发明了通过实时超声引导[5] 来识别脂肪注射平面的技术，提高了手术过程的安全性。

实时超声辅助臀部脂肪移植可以与任何臀部脂肪移植技术一起使用。它是利用放置在臀部皮肤上的超声探头，实时识别不同层次（皮肤、皮下浅层、皮下深层、臀大肌）和钝针的位置，以避免钝针层次错误而导致脂肪误注入肌肉层（图 19.1）。

19.2　超声诊断原则

超声应用范围非常广泛，其在心脏病学、急诊医学、妇科学、骨科学以及当今的整形外科学等各个专业都有应用[6]。在描述实际技术之前，了解超声的基本概念是很重要的。它通过声音的物理性质形成图像。超声波是一种人听不到的振动频率大于 20 kHz 的机械波。在超声波检查中，使用的频率范围为 2～18 MHz，声波在换能器中产生后通过组织传播。低频（2～5 MHz）可用

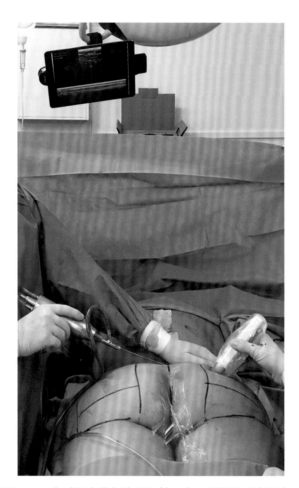

图 19.1　实时超声臀部脂肪注射：放置在臀部区域皮肤上的探头产生超声图像，脂肪注射过程中传输到屏幕上，可识别钝针所在层次和位置。医生一边注射脂肪（右手），一边用左手感知（触觉），同时助手握着的超声探头（屏幕上）跟踪钝针位置

于增大视野，探查深层结构，例如腹部超声。高频（7～11 MHz）主要用于表面结构的检查。当声音以不同的速度通过不同密度的介质时，可根据声波返回到换能器所花的时间来识别组织。声音的频率与图像的分辨率成正比，与图像的深度成反比。

有不同类型的传感器，传感器应根据检查的类型和要评估的器官或区域来选择：

- 凸传感器：扫描是扇形的 60° 角，频率范围在 3~6 Mhz。它视野开阔，主要用于腹部和产科检查，评估深部器官。
- 线性传感器：扫描是线性的，频率范围在 5~11 MHz。它用于评估表面结构，如乳房、甲状腺和周围血管结构的检查。
- 凸腔换能器：扫描角度为 120° 和 150°，频率范围为 5~11 MHz。它用于前列腺和女性生殖器检查。
- 扇形换能器：扫描有 90° 角，频率范围在 2~8 MHz。它的接触面积小，用于心血管检查。
- 环形换能器：频率范围为 6~10 MHz。它用于骨科和软组织检查。

为了直观地看到臀部区域的各个层次，我们可以使用一个凸传感器或线性传感器。我们的目的是评估钝针位置，确保它在皮下平面，因为术中并不需要深视野，并且线性传感器比凸传感器有更好的分辨率，所以我们使用线性传感器。实时超声技术的意义在于它可以实时看到注脂钝针穿过需要注射脂肪平面的图像。它相对安全（无辐射），成本低。然而，它也有缺点，即该技术依赖于操作者识别图像的能力，如果操作者认识不足，可能会导致误判。

19.3 臀部超声图像

19.3.1 臀部解剖

医生需要熟悉臀部超声图像，识别重要的解剖标志。臀部结构被筋膜分隔。超声图像上的筋膜由两条水平白线表示，即浅筋膜（上）和肌筋膜（下）（图 19.2a, b）。浅筋膜将皮下组织分成两层：浅筋膜以上的浅层皮下组织和两横线之间的深层皮下组织。肌筋膜将其上的深层皮下组织和其下的臀大肌分开（图 19.3a, b）。

19.3.2 钝针的定位

一旦钝针进入臀部，就需要追踪其位置以确保脂肪在相应平面注射。超声波不能直接显示钝针位置，因为它是钢制的，超声波能量不能穿透。然而，从钝针尖端向下穿过平面能产生黑色的声影。

- 如果声影开始于第 1 条水平白线（浅筋膜）之上，那么钝针位于浅层皮下组织（图 19.4a, b）。
- 如果声影从第 2 条水平线（肌筋膜）以下开始，则钝针位于肌肉平面（图 19.4e, f）。

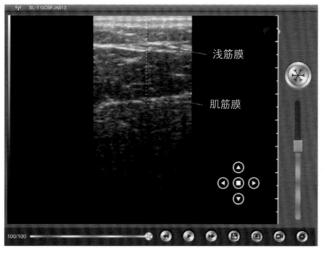

a

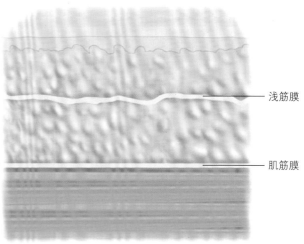

b

图 19.2 识别臀部的解剖标志和层次。两条水平白线代表浅筋膜和肌筋膜（从上到下）。（a）臀部筋膜的超声图像；（b）臀部筋膜示意图。图 a 摘自 Cansanção 等 [5] 的文章，经允许使用

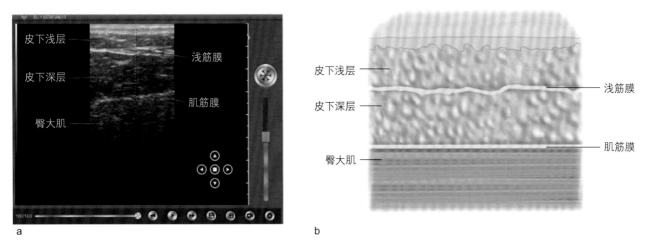

图 19.3 在超声图像上识别脂肪应该注射的平面。浅筋膜上方的浅层皮下组织；两条水平线之间的深层皮下组织。（a）臀部各平面的超声图像；（b）臀部各平面示意图。图 a 摘自 Cansanção 等[5]的文章，经允许使用

19.4 手术技术

超声检查是在注射脂肪时，随着注脂钝针的每一次移动，将探头放在臀部皮肤上进行的。这些图像被实时投影在屏幕上，这样手术医生和助手就能跟踪钝针和注射脂肪的平面（图 19.1）。我们能够实时评估钝针的位置，并在脂肪注射时控制其深度。在臀部进行脂肪移植的同时使用超声

可能会增加 25 ~ 30 分钟的手术时间，因为手术医生和助手必须在注射脂肪的同时通过触觉和超声跟随钝针。我们通常使用 7.5 MHZ 线性传感器，C10 型无线探头扫描仪（Konted Co, Beijing, People's Republic of China）连接到 IOS 软件的无线 US（Sonoptek Co., Beijing, People's Republic of China），图像被传输到 IOS 或安卓手机或平板电脑。

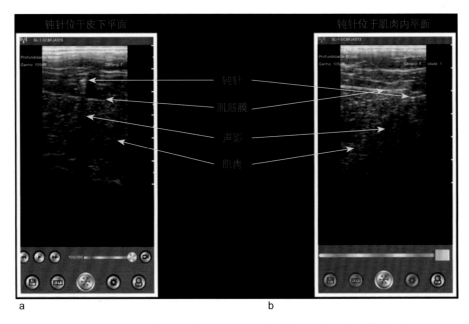

图 19.4 注脂钝针位置的识别。声影的开始代表钝针位置。（a）超声图像显示声影在肌筋膜上方，因此钝针位于皮下平面；（b）超声图像显示声影在肌筋膜下方，因此钝针位于肌肉内平面

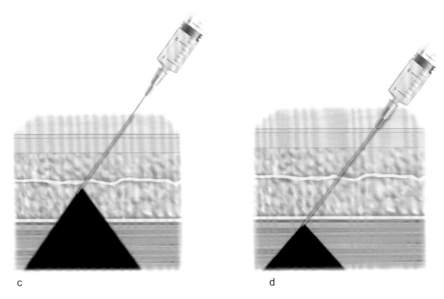

图 19.4（续）（c）钝针在皮下平面的超声图像示意图；（d）钝针位于肌肉内平面的超声图像示意图。图 a、b 摘自 Cansanção 等 [5] 的文章，经允许使用

19.5　讨论

了解脂肪丰臀术中导致脂肪肺栓塞的机制，使我们能够更好地制订避免或降低栓塞发生率的手术策略 [7]。其中最为有效的策略之一是仅在皮下注射脂肪，避免肌肉内注射，因为肌肉内注射的脂肪更容易误入血管或移位。许多熟悉臀部脂肪移植的整形外科医生认为，仅凭触觉和本体感觉，就可将钝针保持在皮下层。ASERF [4] 研究表明真实情况可能并非如此。所以，我们支持运用超声来客观地识别臀部区域的不同平面，避免在错误平面注射脂肪。我们使用 7.5 MHZ 的高频探头，该探头在浅表软组织平面能提供更好的图像分辨率，因为我们的目的是在脂肪注射过程中即时跟踪钝针。这项技术的缺点是超声仪器的一次性成本，并且注射脂肪时需要助手握住超声探头。另外，该技术会导致手术时间增加。对于手术医生和助手来说，该技术都有一个学习曲线，因为他们需要在求美者身上和屏幕上同时跟踪钝针轨迹，以确保脂肪注射在正确层次。钝针和探头的运动必须协调一致，以实时跟进注射平面，从而增加了手术时间。

19.6　结论

实时超声辅助臀部脂肪移植是一种可靠的技术，它可以在臀部脂肪注射的同时跟踪注脂钝针，确保其在注射脂肪时位于皮下平面，这样可以避免损伤深部血管结构，进而降低发生重大并发症的风险。

参考文献

1. American Society of Plastic Surgeons. 2017 plastic surgery statistics. Available at: https: //www.plasticsurgery.org/ documents/News/Statistics/2017/plastic-surgery-statistics-report-2017.pdf. Accessed 14 Aug 2018.
2. Condé-Green A, Kotamarti V, Nini KT, et al. Fat grafting for gluteal augmentation: a systematic review of the literature and meta-analysis. Plast Reconstr Surg. 2016; 138: 437e-46e.
3. Cárdenas-Camarena L, Bayter JE, et al. Deaths caused by gluteal lipoinjection: what are we doing wrong? Plast Reconstr Surg. 2015; 136: 58-66.
4. Mofid MM, Teitelbaum S, Suissa D, et al. Report on mortality from gluteal fat grafting: recommendations from the ASERF task force. Aesthet Surg J. 2017; 37: 796-806.
5. Cansancao AL, Condé-Green A, Vidigal RA, et al. Real-time ultrasound-assisted gluteal fat grafting. Plast Reconstr Surg. 2018; 142: 372-6.
6. Oni G, Chow W, Ramakrishnan V, et al. Plastic surgeon-leg ultrasound. Plast Reconstr Surg. 2018; 141: 300e-9e.
7. Rosique RG, Rosique MJ. Discussion: deaths caused by gluteal lipoinjection: what are we doing wrong? Plast Reconstr Surg. 2016; 137(3): 641e-2e.

第 20 章 脂肪丰臀术的术后评价

20.1 引言

尽管脂肪丰臀术很受欢迎，但时至今日，其疗效仍没有被很好地定量研究[1]。为了满足循证医学的要求，手术医生必须要量化手术结果。否则，治疗可能仅仅基于临床印象，而这是非常不可靠的。循证医学很大程度上等同于基于测量的医学[2]。之前超声成像已经被用来评估皮下脂肪层的厚度[3-4]。有学者将这种方法与人体测量法和计算机轴位断层摄影技术进行了比较，发现在测量臀部凸度变化方面的准确性和敏感度相似[5]。标准化照片的测量也可用来评估脂肪厚度的变化。计算机辅助技术可用来辅助匹配照片和进行测量[6]。大多数手术医生都拥有管理数字照片的软件系统，该系统可以存档和简化照片对比。如果没有计算机辅助技术帮助进行照片大小和方向的匹配，摄影时的焦距或求美者在拍照时位置的微小差异很容易影响数字照片的比较。匹配是通过将光标放在非治疗区域的体表标志上来完成的。其中的一张照片放置一把尺子以供校准。软件调整图像以匹配方向和大小（图 20.1）。在作者的临床实践中，有 20% 的女性在接受脂肪抽吸时也进行了臀部脂肪填充[2]。脂

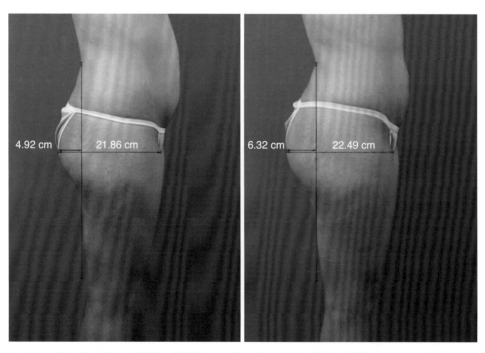

4.92 cm　21.86 cm　　6.32 cm　22.49 cm

图 20.1　图示为一位 25 岁女性求美者在腹部、侧腰部、大腿内侧、手臂和腋窝吸脂前（左）和吸脂后 6 个月（右）的侧位照片。将 285 ml 脂肪注射到每侧臀部皮下。该求美者的脂肪注射量与平均注射量（287 ml）近似。使用 Canfield 7.4.1 成像软件（Canfield Scientific, Fairfield, N.J.）匹配照片的大小和方向。该求美者的后位片如图 20.5 所示。臀部凸度被定义为连接耻骨和最大臀部凸出点的水平距离。该测量值增加了约 0.6 cm。相对凸度是从腰椎前凸水平到臀部最大凸出点的距离。该求美者变化了 1.4 cm。侧腰部和下背部同时吸脂可以增加相对凸度（摘自 Swanson[1] 的文章，经 Wolters Kluwer Health 许可使用）

肪在移植过程中能存活多少这个问题是求美者常问的问题。几乎没有什么信息可以作为回答该问题的依据。为了更多地了解臀部脂肪移植的效果，作者进行了一项测量研究，使用摄影测量和超声测量[1]。

一些术者担心使用 60 ml 这样大容量的注射器可能会在每次注射时推注过多的脂肪，导致脂肪无法成活和油性囊肿的形成。超声成像提供了评估这一可能问题的方法[1]。

20.2 解剖标志

臀部形状包括 A 形、V 形、方形和圆形[7]。骶骨三角是由骶窝（髂后上棘）和尾骨界定的。臀部的上缘位于髂嵴水平，下缘由臀下沟界定。臀外侧（或粗隆）凹陷称为 C 点。许多求美者希望在臀部脂肪移植时填充这一凹陷。坐骨结节位于臀部下方[8]。臀部凸度是沿着连接阴阜和臀部最凸出点的水平面测量的。臀部相对凸度是臀部最凸出点相对于腰椎前凸垂直平面的距离（图 20.1）[1]。

20.3 脂肪抽吸

和臀部脂肪移植一样，脂肪抽吸术在接受严格测量之前已经流行了很多年[9]。在对能量代谢正常的求美者进行精确测量之前，许多研究人员都陷入同样的误区，认为在吸脂后脂肪能重新分布，回到未治疗的区域[10]。测量后显示脂肪并没有发生重新分布[6]。人体并没有已知的相应机制来感应皮下脂肪的分布，并分配脂肪到某些区域。脂肪细胞是通过调节细胞大小来对热量平衡做出反应。除非体重明显增加，脂肪细胞的绝对数量是保持不变的[6]。吸脂后的身体形态除治疗区域外没有改变。如果吸脂后未治疗区域的形态也发生变化的话，那在任何吸脂或脂肪移植的研究中，这项干扰因素都很难控制。在评估脂肪厚度的变化时，考虑手术后体重变化也很重要，这些变化会影响脂肪层的厚度，从而影响测量结果。在数值上控制体质指数的变化是可能的[1]。

可以通过脂肪抽吸减少臀部邻近区域多余脂肪来改善臀部的外观。不管是男性还是女性，减少侧腰部和下背部的脂肪堆积都会突出臀部轮廓，即使不进行脂肪填充也能让臀部看起来很丰满。增加臀部的相对凸度需要将侧腰部和下背部体积减少，这样才能明显改善臀部凸度（图 20.1）[1]。

20.4 测量设备的选择

虽然有几项研究提供了臀部脂肪移植的临床数据和主观评估结果[11-17]，但客观测量鲜有报道。研究脂肪体积变化的第一步是选择有效的测量工具或设备。最简单的工具是卷尺。但该方法有局限性，因为不同的术者施加到卷尺上的张力不同，而且对于测量数值的读取误差也会影响测量准确性。如果采用非影像学的测量方法，总体误差在 3% ~ 15%，这可能都超过了预期治疗效果的范围。

众所周知，磁共振成像（MRI）测量的结果准确性佳[6, 9]。但这种方法不太方便，成本也很高，而且无法在诊间进行。临床数据观察需要观察对象连续且样本量足够，这在方法学上是重要的考虑因素。一组连续的求美者不太可能同意额外的时间投入，也不太可能忍受 MRI 检查带来的不便。Murillo[16] 使用 MRI 技术评估了 6 名接受臀部肌肉内脂肪注射的求美者，臀部丰满度有质的增加。Wolf 等[13]也使用了 MRI 技术来观察术后效果。该研究对 10 名接受臀部肌肉内脂肪注射的求美者进行了定量研究。虽然该研究在皮下和肌肉内两个位置都注射了脂肪，但只测量了肌肉区域的变化。上述两项研究都没有控制术后体质指数的变化。

与卷尺测量和影像学测量不同，超声检查具有很高的实用性，并为求美者所接受。超声检查在诊间就能迅速、简便地完成。之前通过 MRI 测量进行的脂肪注射研究提示脂肪层厚度在 3 个月后几乎没有变化，这表明肿胀在那时已经消退，因此我们设定至少随访 3 个月的时间[18-19]。虽然更长的随访时间更有说服力，但随访时间延长可能会造成失访，并且求美者的体重也会发生变化，因此随访时间的选择需要权衡上述因素。理想情况下，需要由同一观察者执行前后测量，以避免观察者不同造成的误差[1]。

标准化照片上的一维测量已经成功用于评估脂肪厚度的变化。照片价格低廉，只需要几分钟时间，最大限度地提高了求美者的参与度。入组率超过 80%，增加了可靠性[1]。这使获得大样本进行统计分析成为可能，统计学中的 I 类或 II 类错误的风险较低。标准化和大小匹配的照片上的线性测量在重复测量中的组内相关性为 0.98，用于临床足够精确。非肥胖成年人体重增加 80% 是由于脂肪体积的增加，因此身体尺寸的变化与皮下脂肪体积的增加或减少密切相关[6]。当然，从求美者的角度来看，身体外部尺寸的改变是最值得关注的问题。

超声测量方法的局限性在于它是一维的，在臀部的固定点提供深度评估。同样，通过摄影比较臀部凸度和相对凸度也是一维的。不过对于评估连续入院的求美者标准化图像时，一维测量操作简单并能提供可靠的数据。

20.5 脂肪丰臀术的前瞻性对照研究

在作者的研究中，25 例连续求美者接受了臀部脂肪移植[1]。合格入组的标准是单纯接受臀部脂肪移植并在术后返回随访 ≥ 3 个月的求美者。入组率为 84%。在同一研究期间，另一组 30 名接受美容手术但未行臀部脂肪移植的求美者作为对照组。25 名对照组的求美者在术后随访 ≥ 3 个月（入组率为 83%）。对照组中有 8 名接受了脂肪抽吸。这 8 名求美者作为照相分析的对照案例。脂肪抽吸供区通常包括腹部、下背部和侧腰部。有 6 名求美者接受了大腿外侧的治疗。预期的脂肪留存率与手术技术有关。因此，任何关于脂肪移植

的讨论都必须提供手术的细节。本章简要介绍作者的脂肪移植技术，并进一步介绍研究结果。

20.6 手术技术

20.6.1 术前标记

求美者取站立位设计标记，勾勒出供区和受区的轮廓。受区外侧界为臀外侧缘，内侧界为臀间沟，上侧界位于臀部和侧腰部之间的过渡区，下侧界位于臀下沟（图 20.2）。许多求美者更喜欢臀外侧区（粗隆部位）饱满，以突出沙漏状体型[8, 11-12]，这一区域在脂肪移植期间通常与臀部的其余部分一起治疗。

20.6.2 麻醉和求美者体位

作者倾向于使用异丙酚全身静脉麻醉。求美者在站立位下用温热的氯己定溶液消毒准备。先仰卧在手术台上，然后使用超湿肿胀（肿胀液：抽吸物体积约为 1：1）技术注射肿胀液（图 20.2 ~ 20.4）。肿胀液由 1 L 生理盐水、500 mg（0.05%）利多卡因和 2 mg 肾上腺素（1：526 000）组成。俯卧位时不注射肿胀液。吸脂时和注射肿胀液类似，肿胀液注入后需至少等待 15 分钟起效。该方法降低发生静脉淤滞和深静脉血栓的可能性，应在操作时为下肢提供按摩与活动。

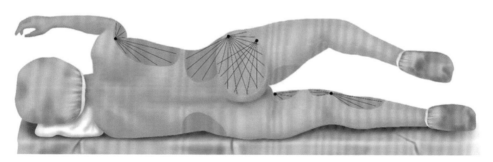

图 20.2 图示为脂肪抽吸区域（绿色）和脂肪移植区域（蓝色），求美者左侧卧位，抽吸右侧侧腰、手臂、腋窝（包括肩胛骨区域）和左内侧膝盖区域脂肪。腹部和大腿内侧已经在仰卧位进行了脂肪抽吸。在某些情况下，求美者侧卧时，也会治疗小腿左内侧和右外侧。如果需要，该体位也可抽吸大腿外侧。然后，求美者转至右侧卧位，以相同的抽吸顺序进行治疗，完成吸脂手术。然后，通过侧面的两个切口将脂肪注射到每侧臀部皮下，两切口注脂方向在臀中央区有交叉（摘自 Swanson[1] 的文章，经 Wolters Kluwer Health 许可使用）

20.6.3　脂肪移植

使用直径 4 mm 的 3 孔钝针和直径 4 mm 的单孔刮刀尖钝针进行脂肪抽吸。脂肪抽吸过程中不使用超声辅助、激光辅助或射频辅助（设备），以最大限度地提高脂肪细胞活力。

作者目前使用的是 Tissu-Trans Filtron 500 封闭式内联过滤系统（Shippert Medical Technologies，Centennial，Colo.）。该设备可以在不离心的情况下处理脂肪[1-2]。该设备无须手动处理脂肪，提高了工作效率，优化了无菌操作。如果求美者同时接受腹壁成形术，下腹部可以最大程度地抽吸脂肪，因为该处皮肤将被切除。

使用 4 mm 的钝头单孔注脂针（Genesis Biosystems，Lewisville，Tx）连接到 60 ml 注射器上（图 20.3 和图 20.4），将脂肪注射到臀部和臀外侧区域。该钝针大而不易弯曲，因此不会误入危险层次。侧腰部吸脂的切口可用于脂肪注射（图 20.4）。另外，在下方还可做一个单独的切口以利于交叉注射（图 20.3）。在使用 Luer 锁接头紧固这些接头时必须小心，以免在注射过程中不小心使注脂针角度倾斜。只能在皮下注射脂肪以免损伤臀静脉。臀下沟下方不做切口[2]。不需要引流。

20.6.4　术后护理

求美者术后穿戴加压腰带 1 个月。1 个月内可恢复包括锻炼在内的全部活动。坐位并非禁忌，但需要尽量减少坐位。坐位时优先坐骨区承重，并需要经常起身。睡觉时可选择仰卧位。

20.7　标准化摄影和测量

在使用摄影测量作为研究指标的整形外科研究中，摄影严格的标准化是必需的。所有求美者均使用相同的检查室、照明、焦距、尼康 D80 数码相机和 60 mm 定焦镜头（尼康，日本东京）。记录耻骨前缘到臀部最大凸出点的水平距离（图 20.1）。此外，还测量了最大腰椎前凸水平到最大臀部凸出点的水平距离。此测量表示臀部相对凸度。

使用 Canfield 7.4.1 成像软件（Canfield Scientific，Fairfield，N.J.）匹配求美者照片。测量治疗区域内臀部的表面积（图 20.5）。该区域包括术前标记的区域，从臀外侧缘延伸到臀间沟，上方延伸到臀部和侧腰之间的过渡区，下方延伸到臀下沟。该区域面积测量是用来计算脂肪留存情况。

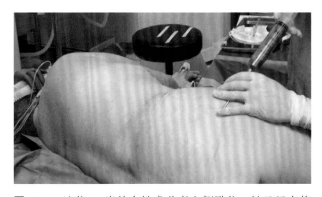

图 20.3　这位 43 岁的女性求美者左侧卧位。她已经在仰卧位进行了乳房缩小和腹壁成形术。她使用静脉全身麻醉和喉罩自主呼吸。通过臀下外侧切口将脂肪放射状注射到右臀下区的皮下（摘自 Swanson[2] 的文章，经 Springer Nature 许可使用）

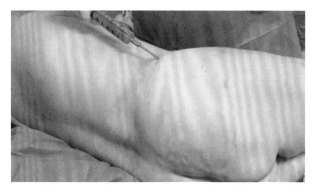

图 20.4　最后注射臀外侧区域。注射前先缝合臀下切口，使脂肪不会在注射过程中流出（摘自 Swanson[2] 的文章，经 Springer Nature 许可使用）

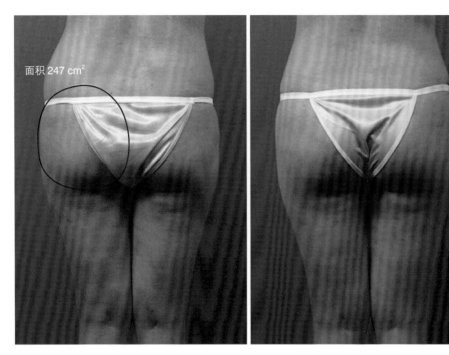

图 20.5 为图 20.1 所示的同一位求美者，臀部脂肪注射前（左）和注射后（右）6 个月的后位观照片。照片的大小和方向是匹配的。使用成像软件的面积测量功能测量两侧臀部的治疗面积。左臀部表面积显示为 247 cm²。供区侧腰部无轮廓畸形（摘自 Swanson[1] 的文章，经 Wolters Kluwer Health 许可使用）

20.8 超声测量

　　求美者俯卧状态下在臀部中央区域脂肪厚度最大点[1] 进行深度测量（图 20.6）。所有的超声测量都是在办公室内由同一位全职超声医师进行的。这种一致性消除了因操作者不同导致的误差。使用诊断超声系统的卡尺功能。作者使用的是 Terason t3200 系统（Terason Ultrasound，Burlington，MA）（图 20.6）。在术前预约（通常在手术前 2 周）以及术后随访（≥ 3 个月）时进行超声测量记录。术后超声检查可明确脂肪注射平面（图 20.7）。同时在同一医院记录求美者体重。对这一重要变量进行协方差控制分析。脂肪留存量使用以下公式计算：脂肪留存率 = 臀部区域面积（cm²）× 臀部脂肪厚度差异（cm）/ 注射脂肪量（ml）。

　　在作者的临床实践中，求美者常规接受下肢多普勒超声扫描，作为监测深静脉血栓的措施。计划进行腹部脂肪抽吸或腹壁成形术的求美者也会在手术前进行腹壁缺损筛查，以减少钝针穿透入腹腔的可能性[2]。

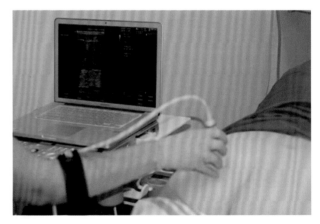

图 20.6 臀部脂肪厚度是在求美者俯卧位时每侧臀部脂肪厚度最大点处测量的。手术前和手术后 ≥ 3 个月分别进行测量（摘自 Swanson[2] 的文章，经 Springer Nature 许可使用）

20.9 研究结果

　　治疗组有 1 名男性求美者，对照组有 2 名男性求美者，其他求美者均为女性[1]。治疗组和对照组的年龄、性别、吸烟状况和体质指数相似。

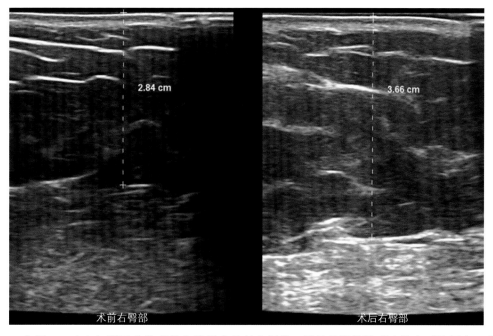

图 20.7 图 20.1 和图 20.5（左）所示求美者的右臀部术前超声图像。测量从肌筋膜到皮肤表面的厚度，脂肪层厚度为 2.84 cm。右图为同一位求美者术后 6 个月的右臀部超声图像。脂肪层厚度为 3.66 cm，增加了 0.82 cm（摘自 Swanson[1] 的文章，经 Wolters Kluwer Health 许可使用）

治疗后平均随访 5.8 个月（3～15.5 个月）。平均每侧臀部的脂肪注射量为 287 ml（范围为 70～550 ml）。图 20.1 和图 20.5 中提供了脂肪注射量（每个臀部 285 ml）的近似平均值。

超声测量发现术后皮下脂肪层厚度有显著变化（$P \leq 0.001$），右臀部平均增加 0.66 cm，左臀部平均增加 0.86 cm，校正后体质指数略有下降。计算的脂肪留存率平均为 66%。摄影测量显示，经校正体质指数变化后，求美者臀部凸度（右 0.44 cm，左 0.54 cm）和臀部相对凸度（分别为 0.69 cm 和 0.73 cm）显著增加（$P < 0.01$）。对照组求美者没有明显变化[1]。不可否认，脂肪厚度增加小于 1 cm 并不是很明显，但侧腰部脂肪抽吸后加强了脂肪丰臀的效果，如臀部相对凸度增加所表现的那样。即使脂肪留存率为 100%，287 ml 的脂肪分布在 250 cm² 的面积上，预计只能增加大约 1 cm 的凸起。虽然臀部增加程度较小，但不至于产生脂肪抽吸过多引起的供区畸形、血清肿及感觉异常。当然，如有需要，也可二期再次行额外的脂肪注射。

20.10　并发症

连续实施手术的 25 例求美者均未发生感染。没有出现脂肪坏死的症状或体征，在超声检查中均未发现脂肪坏死（油性囊肿）的证据。考虑到使用的是大注射器，这是一个可喜的发现。求美者中无血清肿或血肿发生。无脂肪栓塞病例。所有超声检查均未发现深静脉血栓。没有求美者需要住院或输血。所有求美者均接受 1 次脂肪注射。没有出现坐骨神经病变或痛性感觉异常的病例。重要的是，供区未发生并发症和轮廓畸形[1]。

20.11　求美者的预期

在咨询时，充满期望的求美者通常会展示他们在互联网上看到的令人激动的臀部变化照片。这些照片与那些发表在我们期刊上的照片不同，往往展示了夸大的结果[2]。通常这些照片并没有说明脂肪移植和脂肪抽吸治疗的次数以及术后的时间。这些照片有时还有胶带和瘀伤痕迹，这表明这些照片是在手术后不久拍摄的，当时正是水肿最严重的时候。而且这些照片很少被标准化，身体不同姿势（例如求美者在后一张照片中臀部弯曲，腰部旋转）减小了腰臀比，有时甚至低于理想化的 0.70。夸大的结果导致了求美者不切实际的期望，使求美者对本来良好的手术效果并不感到满意。这就是言过其实的承诺导致结果难以兑现种下的恶果[2]。

20.12 结论

摄影和超声测量是评价臀部体积变化的有效工具。研究结果证实，脂肪移植有效且安全地增加了臀部的凸度。脂肪留存率约为 66%。该方法可在今后的研究中用于不同臀部脂肪移植方法的比较。

参考文献

1. Swanson E. Prospective controlled study of buttock fat transfer using ultrasound and photographic measurements. Plast Reconstr Surg Glob Open. 2016; 4: e697.

2. Swanson E. Buttock fat transfer. In: Evidence-based body contouring surgery and VTE prevention. Cham: Springer Nature; 2018. p. 221-40.

3. Garibyan L, Sipprell WH III, Jalian HR, Sakamoto FH, Avram M, Anderson RR. Three-dimensional volumetric quantification of fat loss following cryolipolysis. Lasers Surg Med. 2014; 46: 75-80.

4. Coleman SR, Sachdeva K, Egbert BM, Preciado J, Allison J. Clinical efficacy of noninvasive cryolipolysis and its effects on peripheral nerves. Aesthet Plast Surg. 2009; 33: 482-8.

5. Raposo-Amaral CE, Ferreira DM, Warren SM, Magna LA, Ferreira LM. Quantifying augmentation gluteoplasty outcomes: a comparison of three instruments used to measure gluteal projection. Aesthet Plast Surg. 2008; 32: 333-8.

6. Swanson E. Photographic measurements in 301 cases of liposuction and abdominoplasty reveal fat reduction without redistribution. Plast Reconstr Surg. 2012; 130: 311e-22e; discussion 323e-324e.

7. Mendieta CG. Classification system for gluteal evaluation. Clin Plast Surg. 2006; 33: 335.

8. Centeno RF, Mendieta CG, Young L. Gluteal contouring in the massive weight loss patient. Clin Plast Surg. 2008; 35: 73-91.

9. Swanson E. Assessment of reduction in subcutaneous fat thickness after liposuction using magnetic resonance imaging. J Plast Reconstr Aesthet Surg. 2012; 65: 128-30.

10. Hernandez TL, Kittelson JM, Law CK, et al. Fat redistribution following suction lipectomy: defense of body fat and patterns of restoration. Obesity. 2011; 19: 1388-95.

11. Mendieta CG. Gluteoplasty. Aesthet Surg J. 2003; 23: 441-55.

12. Cárdenas-Camarena L, Arenas-Quintana R, Robles-Cervantes J-A. Buttocks fat grafting: 14 years of evolution and experience. Plast Reconstr Surg. 2011; 128: 545-55.

13. Wolf GA, Gallego S, Patrón AS, et al. Magnetic resonance imaging assessment of gluteal fat grafts. Aesthet Plast Surg. 2006; 30: 460-8.

14. Rosique RG, Rosique MJF, De Moraes CG. Gluteoplasty with autologous fat tissue: experience with 106 consecutive cases. Plast Reconstr Surg. 2015; 135: 1381-9.

15. Abboud MH, Dibo SA, Abboud NM. Power-assisted gluteal augmentation: a new technique for sculpting, harvesting, and transferring fat. Aesthet Surg J. 2015; 35: 987-94.

16. Murillo WL. Buttock augmentation: case studies of fat injection monitored by magnetic resonance imaging. Plast Reconstr Surg. 2004; 114: 1606-14.

17. Roberts TL III, Toledo LS, Badin AZ. Augmentation of the buttocks by micro fat grafting. Aesthet Surg J. 2001; 21: 311-9.

18. Hörl H, Feller A, Biemer E. Technique for liposuction fat reimplantation and long-term volume evaluation by magnetic resonance imaging. Ann Plast Surg. 1991; 26: 248-58.

19. Swanson E. Malar augmentation assessed by magnetic resonance imaging in patients after facelift and fat injection. Plast Reconstr Surg. 2011; 127: 2057-65.

第3篇
其他丰臀技术

第 21 章 脂肪丰臀术后死亡率：脂肪栓塞的病理生理学

21.1 引言

在过去的 5 年中，脂肪注射的臀部轮廓塑形手术（即自体脂肪注射丰臀术）的手术例数显著增多[1]。过去，臀部区域的美学认知仅限于臀部提升后会留下难看的瘢痕。随后，医生们开始施行假体丰臀术，但在初期并没有获得理想的结果。此外，并发症的发生率高且需要长时间的学习过程，这限制了假体丰臀术在临床的应用。随着吸脂术的技术进步，自体脂肪开始应用于身体各部位和提升形体美学，自体脂肪注射丰臀开始逐步成为一种新的选择。通过臀部脂肪注射进行体形雕塑的概念包括两个联合手术：吸脂术去除臀大肌周围的脂肪，以改善轮廓和形状；在臀部注射脂肪让臀部体积增大，从而获得理想的臀部外形[2-3]。

尽管自体脂肪注射丰臀术取得了良好的效果，但是近期随之而来的逐步增多的并发症不容小觑。起初，并发症都是轻微的，而且可以用简单的方法处理[4]。然而，近来有不少因脂肪进入血流而导致发生严重并发症，甚至死亡[5]。

20 世纪 80 年代中期，Dillerud 报告了第 1 例脂肪抽吸术继发的脂肪栓塞综合征[6]。最初，这些病例是散发的，而且是罕见的。随后，在吸脂和臀部脂肪注射手术中脂肪栓塞综合征的报道逐渐增多，甚至成了该类手术固有的并发症[7-9]。其与几十年前 Gurd 在一些医学文献中描述的脂肪栓塞综合征的特殊体征和症状十分类似[10]。近期，出现了一种与典型脂肪栓塞综合征的临床特征和病理表现不同的疾病，其具有更高的发病率和死亡率。

因此，我们试图去查明与臀部脂肪注射相关的具体问题。虽然继发于同一病因，即外源性脂肪进入血流中，但是根据发病机制、临床表现、愈后和治疗，我们证实它们有两种完全不同的病理学表现[5]。这两种病理学表现被称为显微镜下可见的微观脂肪栓塞（microscopic fat embolism，MIFE）和宏观脂肪栓塞（macroscopic fat embolism，MAFE）。

21.2 临床表现

21.2.1 微观脂肪栓塞（MIFE）

MIFE 通常被称为脂肪栓塞综合征，常见于长骨骨折及多发伤患者[11-12]。继发于创伤后，脂肪以脂肪微栓子的形式被挤压进入血管中，当然大颗粒脂肪也可以进入血管（图 21.1）。这些脂肪微栓子通过血清脂肪酶的作用降解为游离脂肪酸，可引起组织损伤，诱发全身炎症反应。这种全身

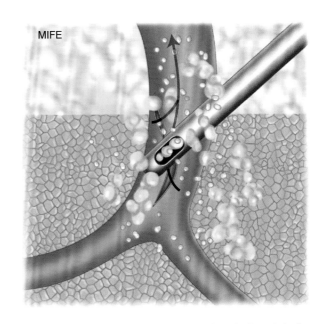

图 21.1 微观脂肪栓塞（MIFE）。即使大血管没有损伤，但在高度血管化的区域注射脂肪也会导致脂肪微颗粒被吸收到血液循环中

炎症反应可影响机体微循环，涉及中枢神经系统、呼吸系统和皮肤[11, 13]。临床表现包括定向障碍伴意识改变、呼吸困难伴低氧血症和皮肤瘀点。如前所述，Gurd 和 Schonfeld 已经描述了所有这些表现[10, 14]。Schonfeld 的任务是对各种临床表现进行评分，而 Gurd 则对这些临床表现进行了分类：主要标准和次要标准。Schonfeld 提出的总得分及 Gurd 提出的主要和次要标准之和均有助于我们描述并随后进行临床诊断（表 21.1）。这些患者的典型临床表现通常在手术后 24～72 小时内开始出现。如果患者有呼吸和神经系统表现，必须进行肺部放射诊断检查。胸部计算机断层扫描（CT）显示肺部毛玻璃浑浊样变和胸腔积液可以提供对诊断有用的数据[15-16]。一旦诊断为 MIFE，治疗旨在提供积极的血流动力学和呼吸支持，以促进心脏和呼吸功能，并稳定患者的急性状态[17-18]。脂肪酸产生的急性炎症状态会持续 7～10 天。然后，经过适当的治疗，患者病情稳定并逐渐改善。通过早期治疗，这些患者的死亡率可低于 10%；如果诊断和治疗延迟，死亡率将达到 30%。

考虑到任何注射到身体的物质置于高度血管化的组织比如肌肉中，都很容易被强烈地吸收，几年前，我们开始减少向肌肉内注射脂肪。现在，我们只在皮下平面注射脂肪，以避免任何脂肪进入血管。同样，为了降低血液中游离脂肪酸的浓度，我们要求受术者在术后住院至少 12～24 小时，以确保适当的水合，因为它有助于通过肾排出脂肪酸。在我们近 30 年的手术经验中，我们遇到过 2 例 MIFE，分别在 1998 年和 2000 年的文献中以脂肪栓塞综合征报道过[3-4]。我们对这些病例采用了与骨科文献中相同的防治方法，效果较好。随着这些措施的实施，在 17 年多的时间里，我们没有再发生过 1 例 MIFE 的案例，因为这些措施有助于减少脂肪进入血液，并促进其排出。

21.2.2　宏观脂肪栓塞（MAFE）

在另一些脂肪注射丰臀案例中，脂肪栓塞的临床表现不同于典型的 MIFE，包括猝死。目前，在墨西哥和哥伦比亚等对丰臀有较高需求和较多操作的国家，脂肪注射丰臀是吸脂术中死亡的主要原因，约占 30%。需要强调的是，手术过程中臀部大血管的损伤可导致大颗粒脂肪组织进入血流中。因此，术语 MAFE 也被称为大颗粒脂肪栓塞[5]（图 21.2）。死于该手术的患者尸检结果显示臀部大血管有直接损伤，使得脂肪以宏观大颗粒脂肪而不是 MIFE 中提及的脂肪微颗粒的形式进入血液。这些臀部大血管位于臀大肌和臀小肌深面，与梨状肌相邻（图 21.3）。这种创伤不一定是由吸脂管造成的静脉或者静脉分支完全离断或者撕裂，

表 21.1　Gurd 提出的脂肪栓塞诊断标准

主要标准	次要标准
腋下的或结膜下的瘀斑	心动过速，心率＞110次/分
低氧血症，PaO_2＜60 mmHg；FIO_2＝0.4	发热，体温＞38.5 ℃
与低氧血症不符的中枢神经系统抑制	眼底镜检查发现视网膜内有栓子
肺水肿	尿液中有脂肪
	红细胞比容、血红蛋白或血小板计数突然下降
	红细胞沉降率（ESR）增高
	痰液中存在脂肪小球

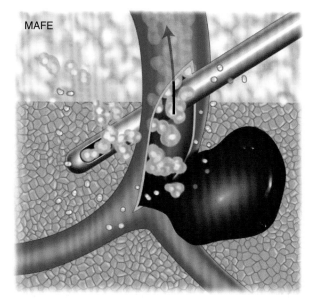

图 21.2　宏观脂肪栓塞（MAFE）。脂肪颗粒可以通过针管或血管的裂口直接进入血液循环

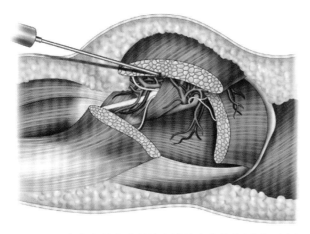

图 21.3　肌肉内注射脂肪是最常见的脂肪栓塞原因，因为它有损伤臀部大血管的风险

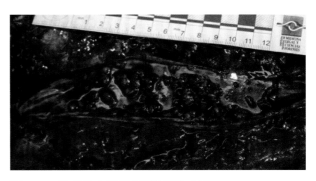

图 21.4　腔静脉中发现大颗粒脂肪（经 Cardenas-Camarena 等 [5] 许可使用）

在手术过程中吸脂管刮伤、撕裂静脉也足以造成问题的产生。当臀静脉被撕裂时，巨大的腔静脉负压使得臀静脉周围的脂肪被吸入臀静脉中。尸检分析显示，由于臀静脉的损伤，在下腔静脉、心腔和肺血管水平中均存在肉眼可见的大颗粒脂肪 [5]（图 21.4 和图 21.5）。

　　当在臀部深层肌肉内进行脂肪注射时，容易导致梨状肌周边的臀静脉被损伤。根据臀部区域的解剖，臀静脉位于内侧深层。有许多因素可促使脂肪进入血液，包括：针管的位置不当、注射时压力过大、针管尖端锐利、针管直径小于 3 mm，以及注射时的动作粗暴。然而，决定静脉损伤可能性最重要的因素是注射的定位。因此，肌肉内深层尤其是在内侧部分注射脂肪，是损伤血管和造成问题的根本原因 [19]（图 21.6）。针管从臀下皱襞入路是最容易损伤臀静脉的。因此，我们强烈建议，如果通过臀下皱襞切口注射脂肪，针管一定要与大腿平行，并始终朝臀部表面行进，以到达臀肌表面。要看到和触到针管的走向。

　　MAFE 的临床表现与 MIFE 完全不同。MIFE 起始于术后 24～48 小时，而 MAFE 常常发生于脂肪注射即刻：臀部血管有损伤，脂肪随即进入血流中。患者开始出现体征和症状，包括突然出现低氧血症、低血压和难以纠正的心动过缓。这些症状与大范围肺血栓栓塞症表现的症状相似，除了病因不是血凝块，而是脂肪栓子。不幸的是，大多数出现这种临床症状的患者会在发病后几分钟内死亡 [20]。

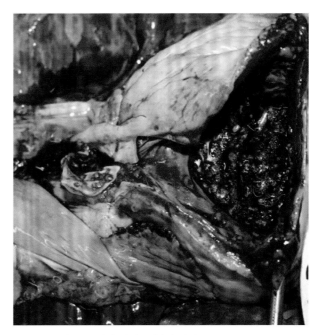

图 21.5　右心室中存在大颗粒脂肪（经 Cardenas-Camarena 等 [5] 许可使用）

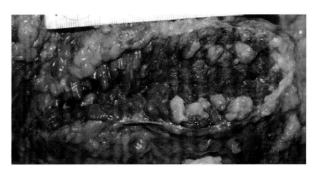

图 21.6　部分臀大肌中显示肌肉深部存在脂肪（经 Cardenas-Camarena 等 [5] 许可使用）

表 21.2 列出了 MIFE 和 MAFE 之间的一般特征和最重要的差异。

21.3 结论

从事脂肪注射丰臀的整形外科医生都应该知道吸脂或脂肪注射时，脂肪进入血流中可导致两种不同的临床表现，即 MIFE 和 MAFE。两者的致病因素是相同的，即脂肪进入血流。MIFE 是由微量脂肪颗粒和游离脂肪酸被带入血流中引起的，MAFE 是由大颗粒脂肪栓子进入血流中所致。臀部肌肉内注射脂肪和脱水是触发 MIFE 的危险因素。所以，充分水化和减少或避免向臀部肌肉内注射脂肪是预防这些并发症的关键。臀深部脂肪注射尤其是通过臀下皱襞切口朝臀大肌区的内侧区域注射，会增加臀部血管损伤的风险。因此，保持针管平行于大腿，向上和朝向臀部区域的表面注射，可以防止臀部血管的损伤。为了防止损伤臀部血管，我们主要的建议是避免臀部肌肉内注射脂肪。

Guerrerosantos 医生几年前就证实了注射到大鼠肌肉中的脂肪比皮下注射的脂肪存活率高很多，因为肌肉是高度血管化的。这在面部脂肪移植中得到了证实，面部肌肉内注射后，这些区域脂肪高度存活并融合。当他们想要把这些发现推广应用，将脂肪注入更大的肌肉如臀大肌区域，却出现了宏观脂肪栓塞的并发症。在处理臀大肌区域时，我们改变了观念。我们现在在皮下平面尽可能多地注射脂肪，同时减少肌肉内的注射。总的来说，规则必须改变，我们必须始终考虑患者的安全和生命，而不是为了更多地移植脂肪。

表 21.2 微观脂肪栓塞（MIFE）和宏观脂肪栓塞（MAFE）的一般特征

	微观脂肪栓塞（MIFE）	宏观脂肪栓塞（MAFE）
病因	微细脂肪通常以液态或微粒形式存在，形成小栓塞	大颗粒脂肪形成团块状造成大血管栓塞
病理生理	由于脂肪酶的作用，脂肪酸从微栓子中释放出来，刺激肺泡和毛细血管，同时伴有血流动力学改变	脂肪团块机械性急性阻塞静脉管腔和心脏
发生时间	术后24 ~ 72小时	几乎都在术中，通常是在注射脂肪同时，伴有心脏突然受累
临床表现	Gurd提出的标准：微循环变化导致肺、皮肤和中枢神经系统的改变	对心脏产生类似于血栓栓塞的机械作用，可引起心搏骤停
诊断	计算机轴向断层扫描（CT）：肺部毛玻璃浑浊样变、胸腔积液	突然发作，注射脂肪的同时发病，心力衰竭
预后	死亡率在10% ~ 30%，取决于能否快速采取救治措施	几乎均导致死亡
治疗	重症监护病房内接受呼吸和血流动力学支持	无特殊的处理方法，积极的心血管系统支持；试验性方法：环索奈德、瑞舒伐他汀、经皮栓子切除术
预防	避免注射液态脂肪，充分水化，避免在高度血管化的区域注射脂肪	避免向肌肉内平面注射脂肪

参考文献

1. https: //www.isaps.org/Media/Default/globalstatistics/2016%20 ISAPS%20Results.pdf. As reviewed 19 Apr 2017.
2. Cárdenas-Camarena L, Lacouture AM, Tobar-Losada A. Combined gluteoplasty: liposuction and lipoinjection. Plast Reconstr Surg. 1999; 104: 1524-31; discussion 1532-3.
3. Cárdenas-Camarena L, Arenas-Quintana R, Robles-Cervantes JA. Buttocks fat grafting: 14 years of evolution and experience. Plast Reconstr Surg. 2011; 128: 545-55.
4. Cárdenas-Camarena L. Lipoaspiration and its complications: a safe operation. Plast Reconstr Surg. 2003; 112: 1435-41; discussion 1442-3.
5. Cárdenas-Camarena L, Bayter JE, Aguirre-Serrano H, et al. Deaths caused by gluteal lipoinjection: what are we doing wrong? Plast Reconstr Surg. 2015; 136: 58-66.
6. Dillerud E. Complications after liposuction. Plast Reconstr Surg. 1987; 79: 844-5.
7. Franco FF, Tincani AJ, Meirelles LR, et al. Occurrence of fat embolism after liposuction surgery with or without lipografting: an experimental study. Ann Plast Surg. 2011; 67: 101-5.
8. Mentz HA. Fat emboli syndromes following liposuction. Aesthet Plast Surg. 2008; 32: 737-8.
9. El-Ali KM, Gourlay T. Assessment of the risk of systemic fat mobilization and fat embolism as a consequence of liposuction: ex vivo study. Plast Reconstr Surg. 2006; 117: 2269-76.
10. Gurd AR, Wilson RI. The fat embolism syndrome. J Bone Joint Surg Br. 1974; 56B: 408-16.
11. George J, George R, Dixit R, et al. Fat embolism syndrome. Lung India. 2013; 30: 47-53.
12. Levy D. The fat embolism syndrome. Clin Orthop Relat Res. 1989; 261: 271-6.
13. Fulde GW, Harrison P. Fat embolism-a review. Arch Emerg Med. 1991; 8: 233-9.
14. Schonfeld SA, Ploysongsang Y, DiLisio R, et al. Fat embolism prophylaxis with corticosteroids. A prospective study in high-risk patients. Ann Intern Med. 1983; 99: 438-43.
15. Gallardo X, Castaner E, Mata JM, et al. Nodular pattern at lung computed tomography in fat embolism syndrome: a helpful finding. J Comput Assist Tomogr. 2006; 30: 254-7.
16. Nucifora G, Hysko F, Vit A, et al. Pulmonary fat embolism: common and unusual computed tomography findings. J Comput Assist Tomogr. 2007; 31: 806-7.
17. Glover P, Worthley LIG. Fat Embolism. Crit Care Resusc. 1999; 1: 276-84.
18. Habashi NM, Andrews PL, Scalea TM. Therapeutic aspects of fat embolism syndrome. Injury. 2006; 37(4 Suppl): 68-73.
19. Ramos-Gallardo G, Medina-Zamora P, Cardenas-Camarena L, et al. Where does the transplanted fat is located in the gluteal region? J Investig Surg. 2017; 29: 1-4.
20. Cárdenas-Camarena L, Durán H, Robles-Cervantes JA, et al. Critical differences between microscopic (MIFE) and macroscopic (MAFE) fat embolism during liposuction and gluteal lipoinjection. Plast Reconstr Surg. 2018; 141: 880-90.

第 **22** 章　脂肪丰臀术的并发症

22.1　背景

女性的性感和魅力值可以通过臀部得到充分的展示。随着对丰臀的需求逐渐增多，各种手术方法不断更新。从 2001 年到 2010 年，假体植入丰臀术的需求比脂肪移植多。但从 2011 年开始，脂肪移植丰臀更受欢迎且需求量呈指数级增长。巴西整形外科协会调查显示 [1]，80% 的医生更喜欢选择脂肪移植丰臀手术。根据美国美容整形外科学会（ASAPS）2016 年的统计数据 [2]，美国 92% 的丰臀术是通过脂肪移植完成的，只有 8% 选择植入假体。

脂肪丰臀手术例数的增加是由于该手术使用求美者自体脂肪组织，恢复更快，且并发症更少：据报道，脂肪丰臀术的总体并发症发生率是 7.2%，而假体植入丰臀术的并发症发生率为 21.6% [3-4]。最近，脂肪丰臀术的一些致命并发症有所增加 [5]。我们将介绍与该手术相关的主要和次要并发症。

22.2　脂肪的吸收

脂肪吸收问题并不被认为是一种并发症，因为在面部及身体脂肪移植案例中均存在。脂肪吸收的比例主要与几个因素有关，包括患者自身及所使用的技术等。Cansanção 等 [6] 曾报道，臀部皮下脂肪移植术后 1 年平均脂肪吸收率约为 18.2%。但是当一侧臀部脂肪吸收率远远大于另一侧，并造成两侧严重不对称时，这就被视为并发症，因为很可能需要二次脂肪移植手术来纠正。

22.3　血清肿

血清肿的发生是多因素的，可能与淋巴管破裂、失活组织或脂肪碎片有关 [7]。它的发生率

为 3.5% [4]，在脂肪采集的供区更为常见 [8-9]。穿着束身衣和使用淋巴引流装置可能有助于降低其发病率。

22.4　脂肪坏死和油性囊肿

脂肪坏死可能与身体特定部位的脂肪注射量无关。该并发症的发生率为 4% [4]。脂肪如果不能很好地与移植区融合，就很难存活，将被液化成油滴状被重吸收。在一个区域的脂肪注射量越高，发生脂肪坏死和油性囊肿的发生率就越高。这些并发症通常无症状，除非通过影像学诊断，否则患者可能不会主动报告。这些油性囊肿可以演化为自发性的流动，并伴有红斑、疼痛和局限性水肿等。此时 B 超引导下穿刺抽液要用粗大的针或吸脂针管。如果囊肿较大，未被恰当诊断和治疗，脂肪坏死会成为培养基，增加发生严重感染性并发症的概率。当脂肪坏死被吸出时，应进行分泌物培养，以区分它与其他潜在感染。也有报道油性囊肿为无菌性脓肿。

22.5　神经损伤

坐骨神经损伤是一种少见并发症 [8]，当在肌肉内或肌肉下方注射脂肪，针管靠近大血管和神经时易发生。随着最新的共识推荐仅在皮下平面进行脂肪移植，这种并发症明显减少。术后即刻出现肢体麻木、无力、疼痛时，应怀疑坐骨神经损伤（图 22.1）。臀部区域和患肢出现较大水肿时会导致神经压迫，通常在几天内好转。

22.6　感染

感染率从 0.3% ~ 1.96% 不等 [9]。我们必须始

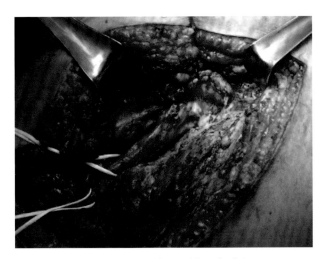

图 22.1 脂肪沉积在坐骨神经的神经束膜（经 Alexander Cardenas-Mejia 许可使用）

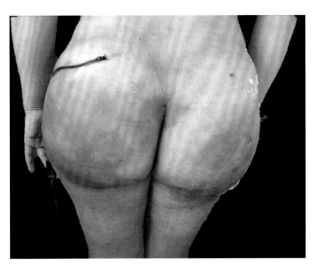

图 22.2 脂肪丰臀术后第 2 天，患者复诊发现臀部填充区域明显红斑和水肿。注意术中常规放置的引流管，左侧臀部区域有血清样引流液

终意识到这种并发症，因为臀部脂肪移植后可能发生败血症。据报道，它是脂肪丰臀术的第 2 大死因[1]。至少在术后第 4～7 天的血管化期间，移植脂肪是理想的培养基。此外，臀部由于靠近肛门，是潜在的污染源，而且包括取脂、加工和注射在内的任何步骤都有可能受到污染。臀部脂肪移植中最常见的与感染相关的细菌为革兰氏阴性菌，如大肠埃希菌、脆弱拟杆菌、微需氧链球菌、铜绿假单胞菌、肠球菌、非产气性梭状芽胞杆菌，以及皮肤菌群的细菌如消化链球菌属和金黄色葡萄球菌[8]。临床表现可有疼痛、水肿、局部充血、发热等。这些症状可以认为是术后正常病程的一部分（图 22.2）。但是必须保持警惕，因为一旦延迟诊断和治疗，这些感染可能导致脓肿和败血症的发生。当某个区域出现脓性分泌物，治疗包括立即引流脓性分泌物、清除失活组织和大量生理盐水冲洗。应进行分泌物和病变组织的培养，包括分枝杆菌的培养。应开始经验性应用静脉抗生素治疗（甲硝唑或克林霉素加第二代或第三代头孢菌素）（图 22.3）。一旦获得了培养物结果，就应使用适当的抗生素治疗。

吸脂或脂肪移植引起的分枝杆菌感染病情复杂，因为感染是惰性的。症状可能在手术后几周开始，患者出现局部红斑和水肿，在多个部位演变为脓性分泌物和组织坏死（图 22.4）。特别是在医疗旅游的案例中，当怀疑有分枝杆菌感染时，应该用改良罗氏培养基（Lowenstein-Jensen）或其

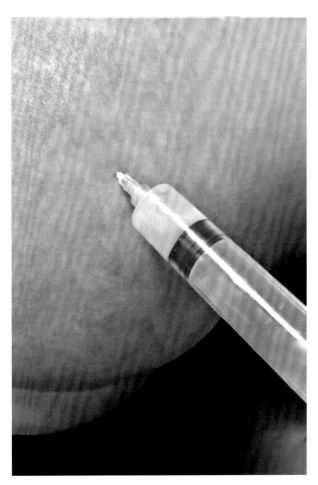

图 22.3 用带 18 G 针的 20 ml 注射器吸出脓性分泌物

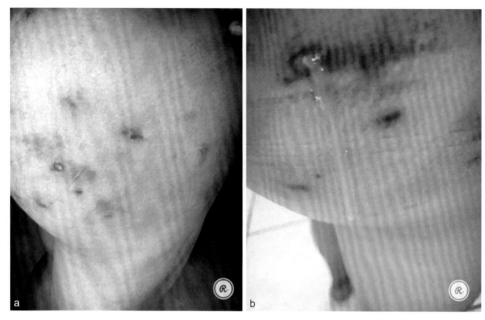

图 22.4 （a）32 岁的女性患者每侧臀部注射脂肪 500 ml，术后 35 天局部出现红斑和脓性分泌物，培养显示分枝杆菌感染。（b）患者术后 3 个月（经 Miguel Angel Leon 博士许可使用）

他分枝杆菌培养基[10-11]。聚合酶链反应也可用于确诊[12]。其他可能引起分枝杆菌感染的原因有在未经认证的非医疗场所如水疗中心和健身房内注射不明物质。患者可能在手术前数月接受了注射，分枝杆菌仍处于初发状态，一旦臀部注射脂肪，分枝杆菌感染进展为活动期[13]。必须术前询问患者既往是否在该区域注射了填充物或其他材料如矿物油、药物、脱氧胆酸等，并与其讨论可能发生感染的风险[14]。必须采取严格的抗生素方案，防止臀部脂肪移植术后感染。建议预防性使用一代头孢菌素或环丙沙星至术后第 7 天[3]。术前使用聚维酮碘溶液消毒术区。在切开皮肤前和手术过程中，应在臀间沟处放置敷料卷或透明的薄膜敷料，以尽量减少来自肛门区域的污染。使用密闭系统来获取、加工和注射脂肪也有助于避免脂肪暴露，减少污染和随后的感染[15]（图 22.5）。

22.7　血栓栓塞

在对臀部区域进行吸脂和脂肪移植时，血栓栓塞是一个值得关注的问题。受术者在术前必须进行深静脉血栓形成和肺栓塞的筛查，并评估 Caprini 评分。麻醉诱导前，应在下肢穿着压缩服，

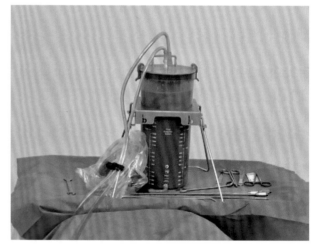

图 22.5　密闭式脂肪移植系统获取、加工和注射脂肪，进一步降低污染风险

在整个手术过程中和术后期间进行间歇性按压，以降低血栓形成的风险。

22.8　脂肪栓塞

Cardenas-Camarena 等[16] 最先强调了臀部脂肪移植中脂肪栓塞的高风险，原因是将脂肪注射到

高度血管化的组织（肌肉）和靠近臀部大血管。他们也是最先描述脂肪颗粒穿过血流造成脂肪栓塞的机制。这些机制被称为 MIFE（微观脂肪栓塞）和 MAFE（宏观脂肪栓塞）[17-18]，详见第 21 章。

22.9　死亡

随着这项手术的普及，死亡人数也有所增加[16]。美容外科教育与研究基金会课题组的一项调查显示，根据使用的手术方法，死亡率从 1/2351 到 1/6214 例不等[5]。最近一项针对巴西整形外科医生进行的调查显示，死亡风险为 1∶20 117，其中脂肪栓塞是最常见的原因（54.55%），其次是血栓栓塞症（18.18%）和感染（18.18%）[1]。

22.10　结论

脂肪移植是丰臀术的首选方法，其远期效果美观，恢复快，并发症少。整形外科医生需要做好术中和术后可能出现的任何并发症的诊断和治疗准备，以提高该手术的安全性。

参考文献

1. Cansancao AL, Condé-Green A, Rosique RG, et al. "Brazilian butt lift" performed by board certified Brazilian plastic surgeons: reports of an expert opinion survey. Plast Reconstruct Surg. 2019; 144. Publication ahead of Print. https: //doi.org/10.1097/PRS.0000000000006020.
2. American Society of Plastic Surgeons. 2016 plastic surgery statistics report. Available at: https: //www.plasticsurgery.org/documents/News/Statistics/2016/plastic-surgery-statistics-report-2016.pdf. Accessed 14 Aug 2019.
3. Condé-Green A, Kotamarti V, Nini KT, et al. Fat grafting for gluteal augmentation: a systematic review of the literature and meta-analysis. Plast Reconstr Surg. 2016; 138: 437e-46e.
4. Sinno S, Chang JB, Brownstone ND, et al. Determining the safety and efficacy of gluteal augmentation: a systematic review of outcomes and complications. Plast Reconstr Surg. 2016; 137: 1151-6.
5. Mofid MM, Teitelbaum S, Suissa D, et al. Report on mortality from gluteal fat grafting: recommendations from the ASERF Task Force. Aesthet Surg J. 2017; 37: 796-806.
6. Cansancao AL, Condé-Green A, David JA, et al. Subcutaneous-only gluteal fat grafting: a prospective study of the long term results with ultrasound analysis. Plast Reconstr Surg. 2019; 143: 447-51.
7. Tremp M, di Summa PG, Oranges CM, et al. Reconstruction of gluteal deformities: a systematic review and experience of four cases. J Plast Surg Hand Surg. 2017; 51: 313-22.
8. Bruner TW, Roberts TL, Nguyen K. Complications of buttocks augmentation: diagnosis, management and prevention. Clin Plast Surg. 2006; 33: 449-66.
9. Shah B. Complications in gluteal augmentation. Clin Plast Surg. 2018; 45: 179-86.
10. Cusumano LR, Tran V, Tlamsa A, Chung P, Grossber R, Weston G, Sarwar UN. Rapidly growing mycobacterium infections after cosmetic surgery in medical tourists: the Bronx experience and a review of the literature. Int J Infect Dis. 2017; 63: 1-6.
11. Ruegg E, Cheretaks A, Modarrest A, et al. Multisite infection with mycobacteria abscesses after replacement of breast implants and gluteal lipofilling. Case Rep Infect Dis. 2015; 2015: 361340.
12. Ramos-Gallardo G. How I can suspect of mycobacteria infection in breast implant surgery. World J Plast Surg. 2016; 5: 328-31.
13. Zhang J, Lui L, Liang L, et al. Mycobacterium avium infection after acupoint embedding therapy. Plast Reconstr Surg. 2017; 5: e1471.
14. Senderoff DM. Aesthetic surgery of the buttocks using implants: practice-based recommendations. Aesthet Surg J. 2016; 36: 559-76.
15. Cansancao AL, Condé-Green A. Low cost closed injection system for fat grafting. Plast Reconstr Surg. 2019. Presentation Plastic Surgery the Meeting 2019.
16. Cárdenas-Camarena L, Bayter JE, Aguirre-Serrano H, et al. Deaths caused by gluteal lipoinjection: what are we doing wrong? Plast Reconstr Surg. 2015; 136: 58-66.
17. Cárdenas-Camarena L, Durán H, Robles-Cervantes JA, et al. Critical differences between microscopic (MIFE) and macroscopic (MAFE) fat embolism during liposuction and gluteal lipoinjection. Plast Reconstr Surg. 2018; 141: 880-90.
18. Ramos-Gallardo G, Orozco-Rentería D, Medina-Zamora P, et al. Prevention of fat embolism in fat injection for gluteal augmentation, anatomic study in fresh cadavers. J Investig Surg. 2018; 31: 292-7.

第**23**章 脂肪丰臀术的安全性

23.1 引言

脂肪丰臀术由巴西整形外科医生 Raul Gonzales 首次提出，后由 Luiz Toledo 于 20 世纪 80 年代发布 [1-2]，在拉丁美洲广受欢迎。由于文化偏好，这种受欢迎程度最初在北美和欧洲并未出现，因为在这些国家，人们的审美标准是更小的看起来有运动感的臀部。21 世纪末，随着社交媒体的出现，世界各地的美貌和性感范式都发生了变化，特别是在美国 [3]，臀部丰满的名人越来越受欢迎，导致许多女性渴望更丰满的身材。近年来，采用自体脂肪移植进行丰臀手术的需求猛增 [4]，原因是人们认为这是一种恢复快、并发症发生率低的安全手术 [5]。

Cardenas-Camarena 首次报道，随着脂肪丰臀需求的增加，严重的并发症和死亡率也随之增加 [6]。死亡原因以肌肉内注射脂肪导致的脂肪栓塞为主。他描述了脂肪颗粒穿透血流到达肺部的不同机制 [7-8]，即宏观脂肪栓塞（MAFE）和微观脂肪栓塞（MIFE）。随后，Rosique 等进行了一项研究，他们描述了危险区，这是一个包含臀部深层血管的三角形区域，应避免进行肌肉内脂肪移植 [9]。2017 年，美容外科教育与研究基金会在董事会认证的整形外科医师中开展了一项调查，报告了与臀部脂肪移植有关的死亡率为 1/3000 [10]。曾报道患者因脂肪栓塞死亡的一些外科医生声称他们将脂肪注射在皮下平面，但是尸检却显示在肌肉里发现了脂肪。这一发现证实了肌肉内臀部脂肪移植与脂肪栓塞的相关性，但对手术医生能否在最安全和正确的平面内注射脂肪的能力提出了质疑。臀部区域注射脂肪被认为是一种盲视操作。

由美国整形外科医师协会（ASPS）、美国美容整形外科学会（ASAPS）、国际美容整形外科学会（ISAPS）、国际整形再生外科学会（ISPRES）、国际脂肪治疗与科学联合会（IFATS）等多个组织组成了一个多社团的臀部脂肪移植特别工作组，制定了该手术的安全指南。最重要的建议是脂肪丰臀术中应避免肌肉注射 [11]。

2018 年，死亡事件仍在发生，一些整形美容协会正在考虑是否暂停或禁止脂肪丰臀手术，直到他们更好地理解脂肪栓塞发生的机制。Cansanção 等人介绍了一种"实时超声辅助臀部脂肪移植技术"，同年发表在《整形外科与重建外科》杂志上 [12]，该技术包括在超声引导下进行脂肪移植，使术者能够准确地知道脂肪在哪个平面（皮下浅层或皮下深层）注射，避免任何时候向肌肉内的注射。这种技术可使注脂钝针在直视下注射脂肪，使其不至于成为一项盲视的操作。

随后，Del Vecchio 等 [13] 描述了脂肪迁移理论，他认为肌肉注射的脂肪可以迁移到臀大肌的任何区域，包括深肌平面和肌下平面（大血管所在），从而增加了脂肪栓塞和死亡的风险。这一理论推翻了在浅层肌肉平面注射脂肪是安全的论点，表明无论脂肪注射在臀大肌的哪个区域都存在发生并发症的危险。因此，注射应远离肌肉平面。多社团工作组于同年晚些时候发表了另一份声明，表明在佛罗里达州禁止开展臀部肌肉内脂肪移植，并建议其所有成员遵循这一建议 [11]。

自 20 世纪 90 年代 Guerrero-Santos 发表有关脂肪存活的研究以来 [14]，臀部肌肉内脂肪移植一直被认为是可增加移植脂肪存活率的金标准。然而，随着工作组出台了建议，许多外科医生对发生严重并发症的可能性持谨慎态度。2019 年，Cansanção 等在一项仅在皮下平面注射脂肪的长期脂肪存活的研究中报告了他们的臀部脂肪留存情况 [15]，他们发现该平面大约有 80% 的移植物存活，使得外科医生更有信心采用皮下平面进行脂肪丰臀。尽管有了认识方面的进展以及保障求美者安全的努力，但基于 2017 年 Moffid 提出臀部脂肪移植是死亡率最高（1/3000）的美容手术[10]，一些外科医生仍然主张禁止臀部脂肪移植，但最近一项来自巴西认证整形外科医生的调查显示死亡率为 1/20 000[16]。最近的这份调查使那些拥护臀部脂肪移植的人相信该手术是可以安全进行的，而教育和培训整形外科医生安全执行这项手术比禁止这项手术更重要。

Cansanção 等发表的巴西调查显示了其他重要的数据，例如在臀部脂肪移植的其他死亡原因中，脂肪栓塞是主要的死亡原因（50% 的病例），但肺血栓栓塞症和感染也有报道。这项研究也证实了臀部肌肉内注射脂肪与脂肪栓塞的直接关系，当在臀部肌肉内注射脂肪时，死亡风险（来自任何原因）要高出 16 倍，脂肪栓塞的风险也极高[16]（无法估量的风险 − OR =0）。

23.2 理解和避免臀部脂肪移植死亡的主要原因

像任何手术一样，脂肪丰臀术也有风险。整形外科医生应该知道如何识别并减少它们的发生。在我们最近的研究中，有三种并发症可导致死亡：

- **感染**：据报道，感染是臀部脂肪移植可能会演变为致命结果的并发症之一[16]。有两个因素可导致臀部区域成为易感染部位：
  - 切口部位与肛周区域邻近，肛周区域有革兰氏阴性菌（肠球菌）。
  - 与面部、乳房或脂肪抽吸术中的脂肪移植不同，在臀部区域，大量脂肪移植增加了脂肪坏死和油性囊肿的发生率，而油性囊肿可成为细菌的培养基。以往由于注射前处理脂肪的方法中对脂肪的操作较多，感染发生率较高。随着密闭脂肪处理系统的出现，在整个过程中减少了操作和接触空气，风险大大降低。
- **肺血栓栓塞症**：做任何大型手术时，应考虑肺血栓栓塞症发生的可能，脂肪丰臀术也是如此。然而，脂肪丰臀术发生该病的风险并不比其他外科手术高。肺血栓栓塞症不应与脂肪栓塞相混淆，因为两者的发生机制不同。应根据 Caprini 导管风险评估模型[17]对受术

者的深静脉血栓形成 / 肺栓塞（DVT/PE）的风险进行分级，以便采取抗凝剂（低分子肝素）等预防措施。应常规采取机械预防措施如水化、间歇性充气加压装置、加压袜、早期下床活动等。手术团队应时刻警惕任何 DVT/PE 的征象。
- **脂肪栓塞**：在所有与脂肪丰臀术相关的研究中，脂肪栓塞都被认定为一个主要的危险因素。它的发生是由于脂肪颗粒进入血液，迁移到肺部血管和支气管，造成阻塞，阻止肺部的气体交换，这可能在几分钟内造成灾难性的后果。

脂肪进入血液中有三种不同方式：
- 血管内注射：钝针刺入固定大口径血管，随后注入脂肪。
- 虹吸效应：血管局部受损（静脉），血液流动会产生一个负压梯度，从而将小的脂肪颗粒吸入血液中。
- 毛细血管通透性：血管壁具有亲油特性，允许小颗粒含油物质进入。处理后的脂肪抽吸物中的油脂如果未完全清除，就会进入血流中，最终降解为脂肪酸分子[18]。这些脂肪酸会刺激血管壁，最终导致脂肪栓塞综合征。脂肪栓塞综合征具有独特的病理生理、症状和治疗方法。

23.3 安全建议

根据我们的经验和目前关于臀部区域解剖及该区域手术流程的知识，我们建议脂肪丰臀术采取以下安全措施（表 23.1）：

- **脂肪只能在皮下平面注射**：臀部肌肉注射脂肪和脂肪栓塞之间的关系已经被充分证明，所以在明知严重并发症的发生率还继续在肌肉中注射脂肪是不合理的。
- **避免大容量脂肪移植**：没有统计证据表明臀部皮下平面注射脂肪量与脂肪栓塞之间存在关系。大容量脂肪移植可导致更多的脂肪坏死和油性囊肿形成，这些都是细菌的培养基，可导致感染。此外，大量注射脂肪会导致脂肪局部高压，并促使脂肪迁移进入血管内。如果患者需要进行大容量脂肪移植，则必须

表 23.1 脂肪丰臀术的安全建议

1	脂肪只能在皮下平面注射
2	避免进行大容量脂肪移植
3	获取手术经验并熟悉臀部解剖学
4	仔细选择患者
5	优化临床管理
6	避免在渗透液中使用利多卡因
7	使用一个密闭系统来获取和注射脂肪
8	预防性使用抗生素
9	使用更大直径的钝针注射脂肪
10	钝针注射脂肪时始终保持移动

注：经 Cansanção 等 [16] 授权使用。

考虑分期手术。

- **使用更大直径的钝针注射脂肪**：直径较小的钝针很容易弯曲并穿透进入肌肉内平面。

- **钝针注射脂肪时始终保持移动**：建议钝针保持始终移动注射，避免在血管附近注射，从而减少脂肪小叶通过虹吸作用向血流迁移的概率。

- **使用密闭系统来获取和注射脂肪**：操作会增加脂肪污染和感染的风险，特别是在脂肪移植到身体之前，脂肪可以作为微生物的培养基。

- **预防性使用抗生素治疗**：由于感染被报道是脂肪丰臀术最常见的死亡原因之一，应始终考虑预防性使用抗生素。应使用覆盖皮肤菌群中革兰氏阴性和革兰氏阳性菌的广谱抗生素。

- **熟悉臀部区域解剖**：臀部区域具有特殊的解剖特点，在肌肉中注射脂肪时更易于发生脂肪栓塞。臀大肌由臀上、臀下血管供血，臀上、臀下血管是直接进入髂内血管的大血管。臀下静脉与髂内静脉相延续，因此任何进入血流的脂肪颗粒都有直接通向心脏的路径，会导致脂肪栓塞的发生。因此再次强调，必须始终避免将脂肪注射到臀部肌肉中。

- **获得手术经验**：随着近期脂肪丰臀术需求的增加，许多没有此类手术经验的整形外科医生开始在未经过前期培训的情况下开展手术。脂肪丰臀术只能由经过委员会认证的并对这类特殊手术进行过适当培训的整形外科医生施行。整形外科学会应该鼓励与经验丰富的整形外科医生交流学习和研究，以提高求美者的安全性，并取消这种手术是"危险的和禁止开展"的标签。

当应用上述原则时，脂肪丰臀术可以安全地进行，并具有良好的长期效果。

参考文献

1. De la Peña de JA, Rubio OV, Cano JP, et al. History of gluteal augmentation. Clin Plast Surg. 2006; 33: 307-19.
2. Toledo LS. Gluteal augmentation with fat grafting: the Brazilian buttock technique: 30 years of experience. Clin Plast Surg. 2015; 42: 253-61.
3. American Society of Plastic Surgeons. 2017 plastic surgery statistics report. Available at: https://www.plasticsurgery.org/documents/News/Statistics/2017/plastic-surgery-statistics-report-2017.pdf. Accessed 14 Mar 2018.
4. International Society of Plastic Surgery. ISAPS international survey on aesthetic/cosmetic procedures performed in 2016. Available at: https://www.isaps.org/wp-content/uploads/2017/10/GlobalStatistics2016-1.pdf. Accessed 10 July 2019.
5. Condé-Green A, Kotamarti V, Nini KT, et al. Fat grafting for gluteal augmentation: asystematic review of the literature and meta-analysis. Plast Reconstr Surg. 2016; 138: 437e-46e.
6. Cárdenas-Camarena L, Bayter JE, Aguirre-Serrano H, et al. Deaths caused by gluteal lipoinjection: what are we doing wrong? Plast Reconstr Surg. 2015; 136: 58-66.
7. Cárdenas-Camarena L, Durán H, Robles-Cervantes JA, et al. Critical differences between microscopic (MIFE) and macroscopic (MAFE) fat embolism during liposuction and gluteal lipoinjection. Plast Reconstr Surg. 2018; 141: 880-90.
8. Bayter JE, Cárdenas-Camarena L, Aguirre-Serrano H, et al. Understanding fatal fat embolism in gluteal Lipoinjection: a review of the medical records and autopsy reports of 16 patients. Plast Reconstr Surg. 2018; 142: 1198-208.
9. Rosique RG, Rosique MJ. Deaths caused by gluteal lipoinjection: What are we doing wrong? Plast Reconstr Surg. 2016; 137: 641e-2e.
10. Mofid MM, Teiltelbaum S, Suissa D, et al. Report on mortality from gluteal fat grafting: recommendations from the ASERF Task Force. Aesthet Surg J. 2017; 37: 796-806.
11. Urgent warning to surgeons performing fat grafting to the buttocks (Brazilian Butt Lift or BBL). Available at: https://www.surgery. org/sites/default/files/URGENTWARNING-TO-SURGEONS.pdf. Accessed 24 July 2018.
12. Cansancao AL, Condé-Green A, Vidigal RA, et al. Real time ultrasound assisted gluteal fat grafting. Plast Reconstr Surg. 2018; 142: 372.
13. Del Vecchio DA, Villanueva NL, Mohan R, et al. Clinical implications of gluteal fat graft migration: a dynamic anatomical study. Plast Reconstr Surg. 2018; 142: 1180-92.
14. Guerrerosantos J, Gonzalez-Mendoza A, Masmela Y, et al. Long-term survival of free fat grafts in muscle: an experimental

study in rats. Aesthet Plast Surg. 1996; 20: 403-8.

15. Cansancao AL, Condé-Green A, David JA, et al. Subcutaneous-only gluteal fat grafting: a prospective study of the long term results with ultrasound analysis. Plast Reconstr Surg. 2019; 143: 447-51.

16. Cansancao AL, Condé-Green A, Rosique RG, et al. Brazilian butt lift performed by board certified Brazilian plastic surgeons: reports of an expert opinion survey. Plast Reconstr Surg. 2019; 144: 601-9.

17. Pannucci CJ, Bailey SH, Dreszer G, et al. Validation of the Caprini risk assessment model in plastic and reconstructive surgery patient. J Am Coll Surg. 2011; 212: 105-12.

18. Rosique RG, Rosique MJ, Scialom JM, et al. Fat embolism in gluteal lipoinjection: not only a matter of "where" but also of "what". Plast Reconstr Surg. 2018; 6(9S): 41-2.

第**24**章　精细臀部轮廓雕塑的脂肪抽吸术

24.1　引言

不同文化、时代和种族的人群都偏好丰满的臀部和纤细的腰身，因为这与女性的生殖潜力和身体健康密切相关。此外，圆润且凸出的臀部象征着年轻，间接体现了骨盆大小和生育能力[1-2]。

虽然通过假体植入物或脂肪移植来增加臀部体积可以获得足够饱满的臀部轮廓，但臀部及周围结构的脂肪雕塑是塑造具有美丽框架的理想臀型的基础[3]。

在本章中，我们将讨论臀区的解剖和脂肪抽吸技术，以获得最佳结果。了解臀部结构至关重要，我们将从骨骼支架（骨盆）、肌肉、脂肪和皮肤开始[4-5]。这些结构有明显的性别差异，它们定义了女性样臀部和男性样臀部各自的理想和不受欢迎的特征。女性臀部最引人注目的特征是：从腰部到大腿的平滑曲线，没有转子凹陷，臀部圆润，腰臀部有明显差异。以下的肌肉解剖是指导臀部轮廓成形手术操作的基础。

24.2　解剖

24.2.1　*臀大肌*

身材苗条的人臀部体积和后凸度大部分是由臀大肌产生的。臀大肌起于内侧上部髂骨（从髂嵴）的后臀线和骶骨、尾骨、骶髂韧带，大多数肌纤维向侧下方走行，绕行髋关节，并止于髂胫束。臀大肌深部肌纤维止于股骨干近端后表面的臀结节，内侧肌纤维起源于髂后上棘并产生自然凹陷。两个凹陷（腰窝）与中线及臀间皱襞两侧之间形成了一个三角形。臀下皱襞内侧由覆盖臀大肌内侧下缘的脂肪垫形成。臀大肌外侧部在股二头肌长头与股外侧肌之间呈锥形。在男性，臀大肌肌

肉组织下行方向可能是可见的；但在女性，上面的脂肪常常遮蔽它。臀大肌下方横行一条筋膜带，向臀部延伸形成臀下深褶。这个褶皱从中线的臀间皱襞向外侧延伸出不同的长度，取决于臀部的体积和皮肤的色调[6]。

24.2.2　*臀中肌*

臀中肌是一种扇形肌，位于臀大肌的深面。它从髂骨外侧前部一直延伸到大转子的外侧表面。后部隐藏在臀大肌的纤维深处。臀中肌前方与阔筋膜张肌前方有边界。

24.3　术前

标记　臀部形状近似于一个半球体，唯一定义的边缘是下内侧，其余部分与周围大腿和躯干无缝融合。为了保持轮廓（流畅），臀部区域向上延伸，包括下背部，尾端包括大腿上部，并向髋部横向延伸。下背部对臀部的总体形状起着关键作用，应妥善处理[7]。

先区别出位于侧腰部、骶部、髋部以及大腿外侧和内侧的深层脂肪堆积，因为将为其进行吸脂治疗[8-9]。在女性，骶骨窝必须被框定。连接从腰部最凹点（the point of maximum indentation, PMI）到臀间皱襞顶端的直线，与髂上嵴和臀间皱襞顶端之间的直线，两条直线之间三角形的"绿色区域"可以彻底去除脂肪。另一个三角形的"红色区域"位于两条线之间：一条从大转子凹陷顶部到臀间皱襞上端，另一条线为臀间皱襞上端到臀大肌上缘连线。红色区域需要仔细吸脂。这两个三角形区域之间的过渡必须无缝融合，才能形成平滑的轮廓（图24.1）。

臀下区被一条从臀部中心到臀下皱襞的垂直

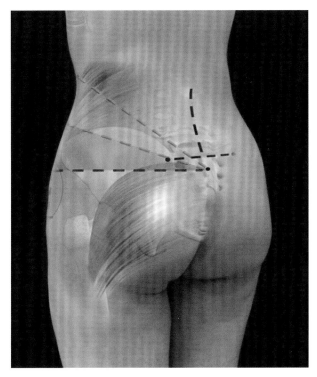

图 24.1　吸脂手术以增强臀大肌轮廓的部位。绿色区域：脂肪可以彻底去除；红色区域：必须仔细进行吸脂

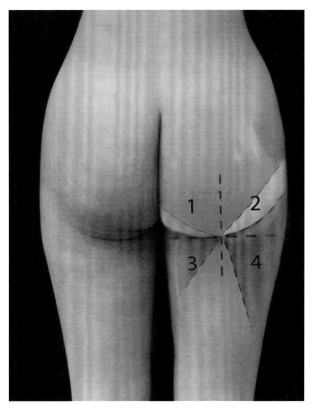

图 24.2　臀下区域分为 4 个象限：臀下内侧区、臀下外侧区、大腿内侧区和大腿外侧区

线划分为 4 个象限。第一区，臀下内侧区，必须形成锐角。第二区，臀下外侧区，必须在臀部与大腿外侧的过渡处形成光滑的圆形轮廓。第三区，大腿内侧区，只含有浅表脂肪，因此必须避免过度抽吸至大腿内侧 1/3 的脂肪。第四区，大腿外侧区，要求从股骨转子凹陷的下方向下至大腿远端 1/3 处进行更彻底的吸脂（图 24.2）。必须仔细标记深层吸脂区和平滑过渡区，以避免轮廓不规则（图 24.3 和图 24.4）。

　　在大多数情况下，臀下皱襞止于臀下中点。臀大肌外侧缘在求美者大腿内侧旋转时更容易识别。这一动作对于在臀部区域划定外侧边缘以充分界定下外侧过渡区域很重要。下内侧象限代表臀部下内侧缘，臀部下缘与大腿内侧上缘之间必须形成锐角，以获得圆形臀部和年轻的"菱形"光影。

　　臀部整体水平线被分为三份，中间 1/3 为最凸点。吸脂术通常在上、下 1/3 进行，中 1/3 进行脂肪移植，以进一步增加臀部凸度。

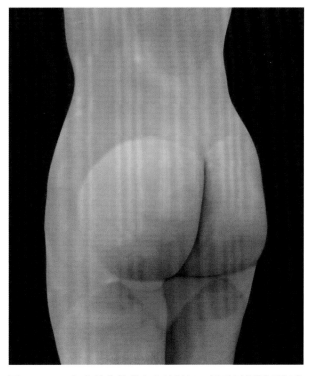

图 24.3　一名女性求美者身上的标记，显示了深层吸脂术的区域

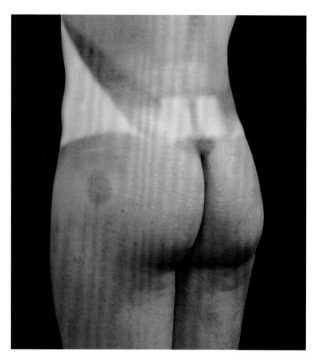

图 24.4 一名男性求美者身上的标记，显示了阴性区（紫色区）和过渡区（浅蓝色）

24.4 手术技术

手术在全身麻醉下进行，求美者处于俯卧位。采用选择性脂肪抽吸、脂肪移植、使各区域协调流畅的方法进行臀部塑形，以获得圆润而有吸引力的外形[10]。切口最好位于臀间皱襞和臀中下皱襞两侧。必须保护切口部位，防止烧伤。用含 1∶50 万肾上腺素的生理盐水肿胀液进行皮下脂肪浸润，在深层和浅层脂肪层的利多卡因用量之比按 2∶1。

第三代超声脂肪乳化已经经过了广泛的测试，并被证明是安全的。它减少了手术医生的工作量，提高了脂肪的提取率，同时保持了移植物的活性。我们使用 3.7 mm 超声波探针进行乳化。常规乳化时间为每 100 ml 肿胀液需要 2 分钟。临床终点是脂肪组织穿行阻力的消失。在此过程中必须谨慎，随时保护皮肤，以免皮肤被烧伤。

吸脂技术 脂肪抽吸从先前标记区域的深层脂肪层开始，使用直径 3 mm 的钝针。动力辅助吸脂术有利于这些区域的脂肪采集，因为它可以减少组织创伤。下背部和臀上部多余脂肪通过臀间皱

襞切口进入。红色区域不要过度去除，以确保与转子凹陷平滑过渡。从臀下皱襞中点（infragluteal midpoint，IGM）切口部位开始，在臀下、外侧区及大腿内侧区行吸脂术。为了实现平滑过渡，必须在整个臀部从远端（粘连区上限绿色区域）到近端红色区域进行吸脂。

骶骨窝处浅层脂肪塑形可以使用直径 3 mm 的钝性吸脂针完成。吸脂针尖端在皮下组织的深度由辅助手来控制，以去除骶骨窝处的大部分皮下脂肪。双侧腰椎旁肌肉轮廓线与双侧骶骨窝水平连线之间区域的后正中线，应尽量延伸该线至臀间皱襞切口。

在腰线和骶骨三角区域，必须在充分吸脂区（绿色区域）与周围区域（红色区域）之间创造平滑过渡。弯曲的 4.6 mm 和 3.0 mm 弧形针有助于利用相同的切口到达这些区域。

在臀部下外侧，必须创造一个阴性区域来与大腿外侧融合。以经臀下皱襞中点和转子凹陷之间的一条线作为参考，在此处应进行适度的吸脂，以创造该区域的平滑过渡。大腿中段的吸脂也可以经臀下皱襞中点切口部位进行，同时小心翼翼地将大腿内上 1/3 与中段粘连区域过渡，避免外观形态不规则。

选择性脂肪移植仅在皮下进行，使用直径 4 mm 的钝针连接 60 ml 注射器。移植脂肪经脱脂、离心处理，得到最终的脂肪移植物。然后，通过下切口从近端到远端或通过臀间切口从远端到近端进行脂肪注射（图 24.5 和图 24.6）。

24.5 术后

根据需要给予非甾体类抗炎药和对乙酰氨基酚 7 天。建议预防性使用抗生素。术前给予普瑞巴林 75 mg/d，连用 5 天，可能有助于调节和超声有关的浅表感觉障碍。按照 Caprini 风险评估评分建议进行深静脉血栓预防。应穿戴至少 2 个月的束身衣，臀部轻度压迫，避免移植物重吸收。供区如大腿及下背部常规压迫，以减轻水肿。从大腿到腹股沟淋巴结的手法淋巴引流有助于减轻水肿。

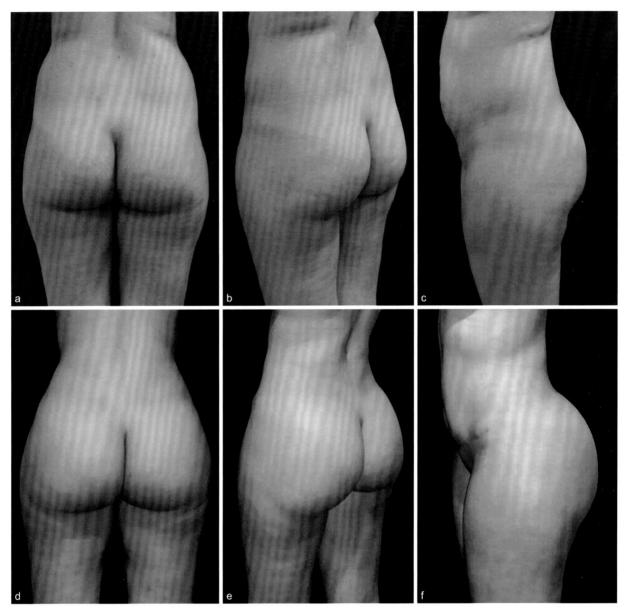

图 24.5　一名 35 岁女性求美者接受 VASER 辅助臀部吸脂塑形（精细体形雕塑）。总吸脂量为 5200 ml。每侧臀部注射 300 ml 脂肪，用 60 ml 注射器连接直径 4 mm 的钝针在皮下脂肪层注射。术前（a～c）照片显示转子凹陷十分凸出，下背部脂肪堆积和大腿上部脂肪过剩。术后 7 个月（d～f）照片显示臀部呈圆形，饱满而性感，有苗条和运动健美的身体轮廓

24.6　并发症

精细臀部轮廓雕塑术的术前和手术方案制订旨在预防严重的医学和美学并发症。一般吸脂术最常见的并发症是下背部血清肿，通常需要多次引流，束身衣的穿着时间需要延长。

使用超声设备时很少见到皮肤出血和坏死，甚至超声设备会减少这些并发症。然而，当对皮肤保护不够时，超声探头可能会导致烧伤。缺少经验的操作者在使用超声溶脂时，当能量 / 时间的量没有控制好时，容易频繁出现烧伤现象。至关重要的是使用切口保护器，在切口皮肤处浸泡湿毛巾，并在取脂区充分肿胀浸润。

美学并发症包括不对称、轮廓不规则、外观不自然、皮肤收缩 / 松弛和炎症改变，并不少见，可能需要修复手术。

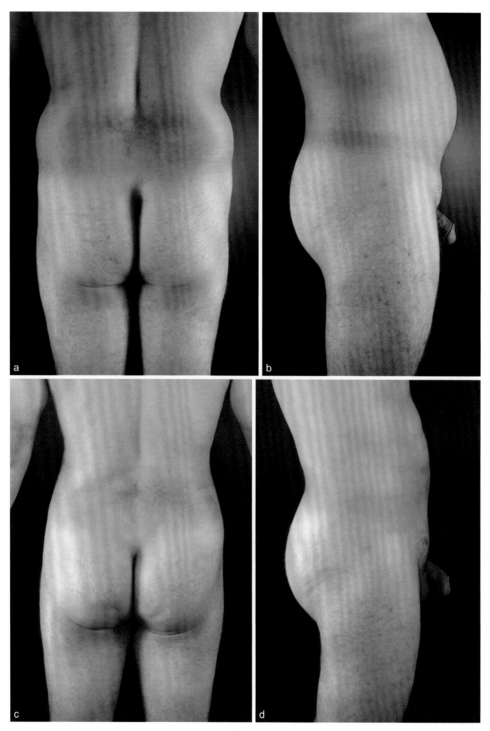

图24.6　一名43岁女性求美者接受VASER辅助臀部脂肪塑形（精细体形雕塑）。总吸脂量为3800 ml。每侧臀部注射200 ml脂肪，用60 ml注射器连接直径4 mm的钝针在皮下脂肪层注射。术前（a, b）照片中臀部外观松弛、缺乏凸度，与术后1年（c, d）照片中强壮、肌肉发达、饱满的臀型形成对比

24.7　讨论

　　臀部轮廓的序贯分析和处理提高了手术的质量和可重复性[11]。这项技术要求充分了解臀部解剖、理想的美学、种族和文化偏好以及所使用的技术。超声的使用有助于脂肪的获取，并能减轻水肿、出血和手术医生疲劳。臀部是精细体形雕塑最有价值的区域之一，具有良好的长期效果和满意率。我们已成功治疗了 2000 多例求美者，随访 10 年以上。额外的脂肪移植可进一步增强臀部轮廓和凸度，以补充臀部雕塑的效果[12]。

24.8　结论

　　精细臀部轮廓雕塑术是一种安全和可重复的手术，也是基于底层解剖的具有艺术理念的手术。仔细识别错位的脂肪组织是达到预期的臀部轮廓增强的关键。应根据求美者个人的解剖基础和审美偏好，对臀部脂肪组织按照美学比例以恰当的凸度和体积进行雕塑。对所有需要治疗的部位使用合适的技术和吸脂工具是很重要的，这样可以降低并发症的发生率，提高疗效和利于求美者恢复。必须注意避免在臀部肌肉平面进行脂肪移植，以减少众所周知的脂肪栓塞风险。

参考文献

1. Hoyos AE, Prendergast PM. High definition body sculpting: art and advanced lipoplasty techniques. Berlin/Heidelberg: Springer; 2014.
2. Roberts TL, Weinfeld AB, Bruner TW, et al. Universal and ethnic ideals of beautiful buttocks are best obtained by autologous micro fat grafting and liposuction. Clin Plast Surg. 2006; 33: 371-94.
3. Hoyos AE, Millard JA. Vaser-assisted high definition lipoplasty. Aesthet Surg J. 2007; 27: 594-604.
4. Mendieta CG. The art of gluteal sculpting. St Louis: Quality Medical Publishing Inc; 2011.
5. Mendieta CG. Gluteoplasty. Aesthet Surg J. 2003; 23: 441-55.
6. Mendieta CG. Intramuscular gluteal augmentation technique. Clin Plast Surg. 2006; 33: 423-34.
7. De Pedroza LV. Fat transplantation to the buttocks and legs for aesthetic enhancement or correction of deformities: long-term results of large volumes of fat transplant. Dermatol Surg. 2000; 26: 1145-9.
8. Harrison D, Selvaggi G. Gluteal augmentation surgery: indications and surgical management. J Plast Reconstr Aesthet Surg. 2007; 60: 922-8.
9. Nicareta BB, Pereira LHL, Sterodimas AA, et al. Autologous gluteal lipograft. Aesthet Plast Surg. 2011; 35: 216-24.
10. Pereira LH, Radwanski H. Fat grafting of the buttock and lower limbs. Aesthet Plast Surg. 1996; 20: 409.
11. Wong WW, Motakef S, Lin Y, et al. Redefining the ideal buttocks: a population analysis. Plast Reconstr Surg. 2016; 137: 1739-47.
12. Cuenca-Guerra R, Quezada J. What makes buttocks beautiful? A review and classification of the determinants of gluteal beauty and the surgical techniques to achieve them. Aesthet Plast Surg. 2004; 28: 340-7.

第 **25** 章　假体丰臀术

25.1　引言

臀部背面轮廓、整体形状和臀部的凸度是女性身体美的主要特征之一[1]。

假体丰臀术开始于 1969 年，当时 Bartels 和合作者[2] 使用乳房假体来治疗臀肌萎缩。随后，该技术随着假体皮下[3-4]、肌肉下[5] 和筋膜下[6] 的植入而发展。假体被植入皮下时，容易出现挛缩和下垂等并发症；假体被植入肌肉下时，有坐骨神经压迫的风险；假体被植入筋膜下时，假体容易显露。1996 年，Vergara 在 1 例案例中，将假体放置于求美者的肌肉内，取得了很好的效果。从那时起，他建立了肌肉内假体植入丰臀术的技术规范[7]。这项技术是随后 15 年里假体丰臀术越来越流行的原因。许多研究已经证明了该手术的安全性和假体的稳定性[1]，最重要的是并发症的发生率较低[8]。臀大肌解剖是在缺乏解剖平面的情况下进行的，这需要对臀大肌解剖及其深层结构有深入的了解。

25.2　手术技术

为了进行充分的肌肉内剥离，必须阐明以下参数：

- 臀大肌附着的骨骼参考点位置：髂后上棘、髂嵴、大转子和骶骨
- 臀间沟的上边界，构成了切口上限，使切口保持隐藏，并埋没在臀间沟内
- 臀部最大凸点
- 假体基底尺寸

该技术基于骨性解剖标志（图 25.1）。皮肤标记并不表示骨骼和肌肉的位置，而是它们（深部解剖结构与体表皮肤投影）的对应关系。皮肤标记会

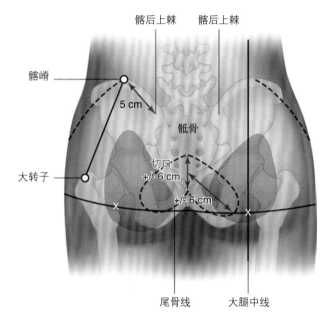

图 25.1　臀部区域的骨性解剖标志

随着求美者的体位改变而有变化。从直立位到仰卧位，背部皮肤相对于骨骼会上升。

25.2.1　标记

求美者站立位时做皮肤标记，划定软组织范围，如臀间沟上缘、臀部较大凸点和任何脂肪代谢障碍的区域（图 25.2）。骨性解剖标志及臀大肌位置应在求美者俯卧位时也标记出来。

25.2.2　麻醉

手术在镇静或全身麻醉下辅助局部麻醉进行。我们更喜欢全身麻醉。在手术前 45 分钟预防性应用一代头孢菌素。

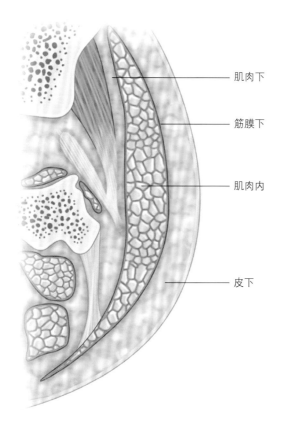

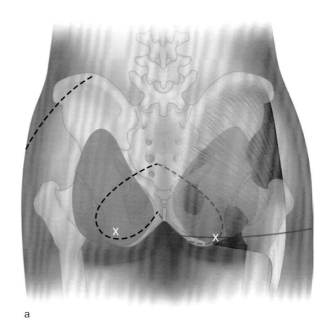

a

图 25.2　臀部脂肪代谢障碍的区域

25.2.3　肌肉解剖

臀大肌起于髂后上棘（posterior superior iliac spine，PSIS）和距臀间沟 3 ~ 7 cm 的髂嵴。臀大肌的上边界可以通过连接髂嵴内侧 1/3 和大转子的连线来识别，大多数肌纤维向侧下方走行，止于阔筋膜外侧的髂胫束。在自主收缩过程中，肌肉的游离边缘可以被定位，使得麻醉前的标记更加容易（图 25.3）。

从臀间沟上缘尾部标记一个 6 cm 的垂直皮肤切口。

25.2.4　假体定位

肌肉内剥离的范围根据假体的尺寸和形状进行术前标记，并要加宽 3 cm，以补偿假体的凸度。椭圆形假体的剥离方向应与臀大肌倾斜角相同。

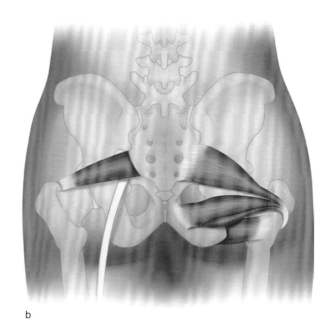

b

图 25.3　（a）叠加的解剖图。臀大肌与手术标记相互重叠。（b）梨状肌和坐骨神经的位置与手术标记相叠加（摘自 Serra 等[10]，经授权使用）

25.2.5　浸润

在开始手术之前，肛门区域用一个干燥的剖腹术垫用针缝合固定。用含有 1 : 250 000 肾上腺素的肿胀液进行皮下浸润。

25.2.6 皮下剥离

遵循术前标记切开6 cm臀间沟切口（图25.4）。45°皮下切开剥离。保护骶骨韧带（图25.5）。

25.2.7 筋膜上剥离

筋膜上剥离是为了暴露进入臀大肌需要切开的筋膜段，剥离范围应小到2 cm宽、5 cm长，遵循臀大肌肌纤维的方向。然后切开筋膜，暴露臀大肌肌纤维（图25.6）。

25.2.8 肌肉内剥离

起始的剥离深度为2.5~3 cm，因为它代表了臀大肌肌肉中心部分厚度的一半。沿肌肉夹层一直剥离到定位点，确保整个剥离腔隙保持在肌肉内。首先，剥离层次向上朝向髂后上棘和髂嵴，在这个区域剥离是安全的，远离臀大肌深面的神经血管结构（图25.7）；其次，继续向髂胫束侧方和向股骨下方剥离。整个剥离过程必须保持在标记范围内（图25.8）。

用钝的手术工具进行剥离，开始用2 cm宽的剥离子，然后用3 cm宽的V形牵引器。充分止血，用浸泡肾上腺素溶液（1∶25万）的剖腹手术垫塞入腔隙中放置10分钟。

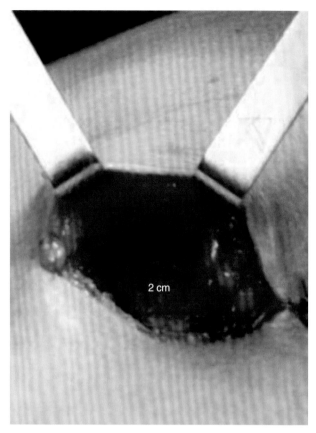

图25.5 通过臀间沟暴露臀大肌筋膜（摘自Serra等[9]，经授权使用）

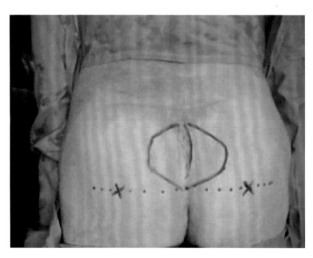

图25.4 臀间沟皮肤切口——皮下切开的区域（摘自Aboudib等[11]，经授权使用）

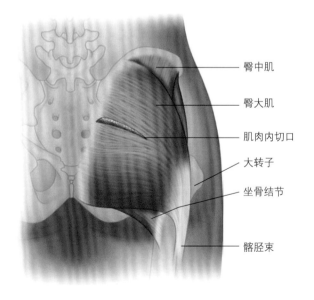

臀中肌

臀大肌

肌肉内切口

大转子

坐骨结节

髂胫束

图25.6 臀大肌切口，用于肌肉内假体植入

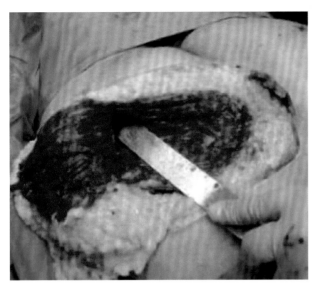

图 25.7　尸体解剖：臀大肌肌肉内剥离腔隙，深 2～2.5 cm

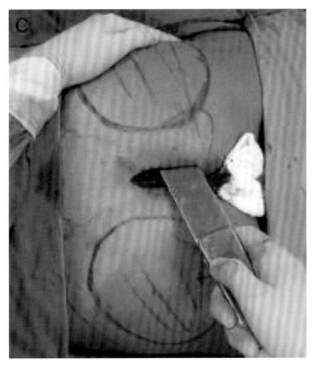

图 25.8　术中观：用牵引器往髂胫束方向剥离臀大肌肌肉内的腔隙（摘自 Serra 等 [10]，经授权使用）

25.2.9　假体植入和对称性

如果使用椭圆形的臀假体，则首先插入狭窄的一端。然后将假体旋转并放置在与肌纤维相同方向的斜向位置。一些假体前部的表面有一条横

带利于定位（图 25.9）。通过计算机断层扫描可以看到正确的假体位置（图 25.10）。

25.2.10　切口闭合

一旦假体的位置和对称性确认合适，就可以用单股 2-0 尼龙线无张力缝合肌肉及肌筋膜。在皮下剥离的区域，用 3-0 可吸收线粘连缝合肌筋膜及皮下平面，减少死腔形成。臀间沟用单股 2-0 尼龙线进行重建，连接骶骨前脂肪及对应的筋膜。皮肤闭合分为两层，由单股 4-0 和 5-0 尼龙线分别缝合。不需要使用引流管。

25.2.11　技术上的注意事项

剥离肌肉内腔隙的大小必须根据假体的尺寸进行设计。假体腔隙很容易被扩大以适应假体，但如果已经进行了大范围的剥离，就很难缩小腔隙的大小。假体移位最常见的原因是形成了偏浅的腔隙。臀大肌的肌纤维是斜向走行的。为了使剥离腔隙保持在肌内平面，应该遵循这个方向。在开始剥离时，正确的平面很容易保持，因为它是在直视下完成的。在肌肉较薄的地方向上、向外侧继续剥离时，必须谨慎，以免改变解剖平面。不推荐使用弯曲的剥离工具。由于肌肉的厚度，肌肉内的深部剥离较少见，但下内侧象限剥离必须慎重，因为其靠近直肠。

臀部有一个最大凸点，在大多数求美者中，其与耻骨对齐。假体最大凸点应与臀部最大凸点对齐。求美者更希望在臀部的上 1/3 达到最大凸出。尽管如此，将假体定位过高可能会导致假体显露和不自然的外观。肌肉内的剥离腔隙要精确，不要太紧，以免闭合时产生张力；也不要太大，以致造成假体旋转。术后效果见图 25.11。

25.3　术后护理

术后即刻，求美者半坐位，可在腰部和大腿后部放置枕头，避免臀部受压。鼓励求美者在协助下行走，保持在最舒适的位置。允许坐位，虽然在第一天这个位置会不舒服。求美者观察 24 小时后，可以带镇痛药和非甾体抗炎药出院。如果

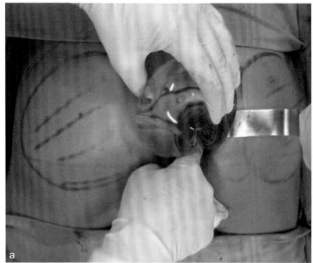
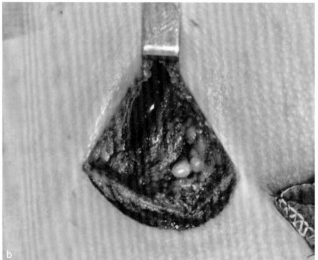
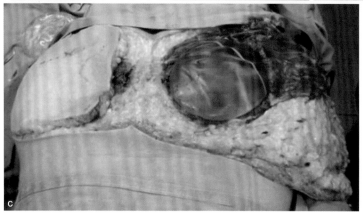

图 25.9 （a）臀大肌肌肉内植入假体；（b）可见假体植入臀大肌肌肉内腔隙中；（c）假体在新鲜尸体的臀大肌肌内腔隙的正确位置（图 a 和 b 摘自 Serra 等 [10]，经授权使用；图 c 摘自 Aboudib 等 [11]，经授权使用）

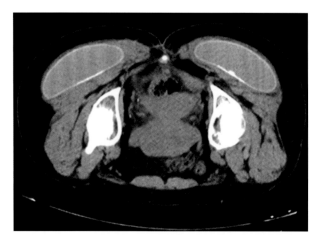

图 25.10 计算机断层扫描显示臀肌假体在肌肉内放置（摘自 Serra 等 [10]，经授权使用）

觉得疼痛严重才考虑使用麻醉药品。对于需另外吸脂的求美者才考虑穿束身衣。求美者在 1 个月内每周复诊一次，第 14 天拆除缝线。

求美者可在 15 天后恢复其日常活动。21 天后恢复性生活。但是 6 周内应避免体育锻炼。3 个月后可以恢复高冲击力运动和臀部特殊运动。

25.4 并发症

随着假体丰臀术的日益普及，并发症的发生率也有所增加。然而，相对于在其他层次做假体丰臀，肌肉内的假体丰臀术并发症较少。通过肌肉内假体植入技术，坐骨神经损伤的风险很低。然而，还是有血清肿和伤口破裂的情况发生。

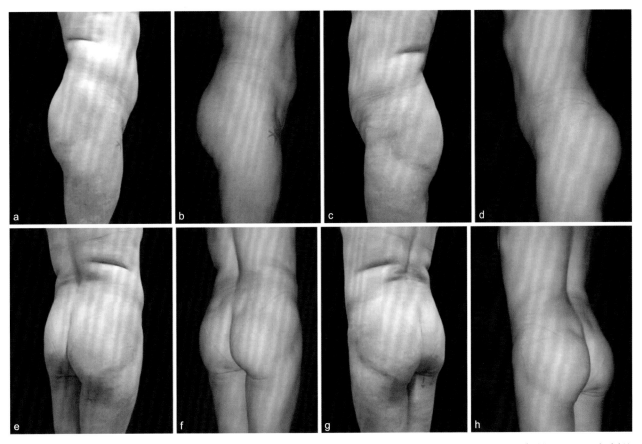

图 25.11 （a, c, e, g）一名 44 岁女性求美者的术前照片，其主要诉求是缺乏臀部凸度；（b, d, f, h）双侧植入 300 ml 解剖基底型假体后 1 年（摘自 Serra 等 [10]，经授权使用）

血清肿通常主要发生于中线上的浅表层即皮下剥离区。随着筋膜和皮下组织之间用缝线粘连缝合后，在我们的临床实践中 [9]，血清肿的发生率显著降低。由于皮肤的多层缝合以及在肌肉下放置假体时保留了骶骨区域的血运，伤口裂开也有所减少。

25.5　讨论

臀大肌肌肉内假体植入技术是丰臀术发展的产物，每一种新方法都力图解决现有的问题。20世纪 80 年代提出的臀大肌肌肉下假体植入技术 [5] 解决了皮下假体植入所见的挛缩、下垂等不良后果，但由于假体被置于梨状肌和坐骨神经表面（会压迫坐骨神经），其效果并不理想。在筋膜下假体植入技术中，假体位于正确的位置，能产生优良的短期效果，特别是在使用低剖面臀部假体时。

但筋膜是阻力和厚度较小的组织，远期可以从表面触摸感知到，同时也有晚期血清肿、包膜挛缩和不对称等风险 [9]。

臀大肌肌肉内假体植入技术 [7, 10-11] 可在臀大肌较大凸出的区域中央较深部位植入假体，避免了坐骨神经损伤的危险，并达到自然的效果。因此，由于术后发生坐骨神经压迫的风险较小，术后疼痛较轻。假体的肌肉内定位确保它被整个肌肉覆盖，不被感知。该技术效果自然，求美者满意率高 [12]。臀部轮廓基本取决于臀大肌，置入假体时，肌肉体积增大。

尽管这一手术取得了理想的效果，但仍有许多关于血清肿和伤口裂开的报道，这限制了手术的广泛应用 [13]。随着手术技术的变化，如皮下剥离范围缩小和闭合缝合线的应用，并发症的发生率有所降低。引流管的使用是有争议的 [14]。我们不放置引流管，是因为臀大肌是一种横纹肌，具有固有的吸收能力，而引流管的存在并不能阻止血清肿或血肿的形成[10]。当皮下植入假体术后第2~3周时[15]，出现血清肿的风险最高。因此，我们更喜欢进行上述粘连缝合，以减少死腔[15-16]。

臀大肌肌肉内假体丰臀术技术是在 20 多年前提出来的，技术原理与长期临床效果（尤其是假体超过肌肉初始体积的一半时）仍需进一步阐述。迄今为止，我们已取得了令人鼓舞的结果，臀大肌萎缩在生理标准范围内，无功能改变或损伤[1, 17-19]。

25.6　结论

采用臀大肌肌肉内技术的硅凝胶假体丰臀术是安全的、可重复的，并且效果良好，求美者和手术医生都很满意。良好的臀部解剖学知识和手术技术对于安全地进行该手术并取得良好的效果至关重要。

参考文献

1. Serra F, Aboudib JH, Neto JI, et al. Volumetric and functional evaluation of the gluteus maximus muscle after augmentation gluteoplasty using silicone implants. Plast Reconstr Surg. 2015; 135: 533e-41e.

2. Bartels RJ, O'Malley JE, Douglas WM, et al. An unusual use of the Cronin breast prosthesis: case report. Plast Reconstr Surg. 1969; 44: 500.

3. Cocke WM, Ricketson G. Gluteal augmentation. Plast Reconstr Surg. 1973; 52: 93.

4. González-Ulloa M. Gluteoplasty: a ten-year report. Aesthet Plast Surg. 1991; 15: 85-91.

5. Robles JM, Tagliapietra JC, Grandi MA. Gluteoplastia de aumento: implante submuscular. Cir Plast Iberolat. 1984; 10: 365-75.

6. de la Peña JA. Subfascial technique for gluteal augmentation. Aesthet Surg J. 2004; 24: 265-73.

7. Vergara R, Marcos M. Intramuscular gluteal implants. Aesthet Plast Surg. 1996; 20: 259-62.

8. Flores-Lima G, Eppley BL, Dimas JR, et al. Surgical pocket location for gluteal implants: a systematic review. Aesthet Plast Surg. 2013; 37: 240-5.

9. Serra F, Aboudib JH, Marques RG. Reducing wound complications in gluteal augmentation surgery. Plast Reconstr Surg. 2012; 130: 706e-13e.

10. Serra F, Aboudib JH, Cedrola JP, et al. Gluteoplasty: anatomic basis and technique. Aesthet Surg J. 2010; 30: 579-92.

11. Aboudib JH, Serra F, de Castro CC. Gluteal augmentation: technique, indications, and implant selection. Plast Reconstr Surg. 2012; 130: 933-5.

12. Aboudib JH, Serra-Guimarães F, Sampaio FJ. Profile of patients undergoing Gluteoplasty. Aesthet Plast Surg. 2016; 40: 30-7.

13. Bruner TW, Roberts TL 3rd, Nguyen K. Complications of buttocks augmentation: diagnosis, management, and prevention. Clin Plast Surg. 2006; 33: 449-66.

14. Mofid MM, Gonzalez R, de la Peña JA, et al. Buttock augmentation with silicone implants: a multicenter survey review of 2226 patients. Plast Reconstr Surg. 2013; 131: 897-901.

15. Di Martino M, Nahas FX, Barbosa MV, et al. Seroma in lipoabdominoplasty and abdominoplasty: a comparative study using ultrasound. Plast Reconstr Surg. 2010; 126: 1742-51.

16. Baroudi R, Ferreira CA. Seroma: how to avoid it and how to treat it. Aesthet Surg J. 1998; 18: 439-41.

17. Serra F, Aboudib JH, Marques RG. Intramuscular technique for gluteal augmentation: determination and quantification of muscle atrophy and implant position by computed tomographic scan. Plast Reconstr Surg. 2013; 131: 253e-9e.

18. Serra-Guimarães F, De Barros MAV, Aboudib JH, et al. Does intramuscular gluteal augmentation using implants affect sensitivity in the buttocks? J Plast Reconstr Aesthet Surg. 2017; 70: 801-5.

19. Serra F, Aboudib JH. Gluteal implant displacement: diagnosis and treatment. Plast Reconstr Surg. 2014; 134: 647-54.

第 **26** 章 复合式丰臀术（假体＋脂肪移植）：两者择优

26.1 背景

丰臀术是整形外科最热门的话题之一。根据美国整形外科学会统计数据[1]，在过去4年中，这种手术的需求增加了103%。然而，随着丰臀术的流行，并发症和死亡率也有所增加。Moffid 等[2]报告2017年脂肪丰臀术的死亡率为1/3000。Cansanção 等[3]对委员会认证的巴西整形外科医生的调查中发现，死亡率为1/20 117。

由于高死亡率，一个特别工作组（多社团脂肪丰臀工作组）成立了，以了解这一高死亡率的原因，并提出安全实施这一手术的指导方针。到目前为止，工作组进行的研究已经证实了 Cardenas Camarena[4-7]发表的研究结果，他认为脂肪栓塞是死亡率增加的原因。脂肪栓塞在很大程度上与臀部肌肉内脂肪注射有关，工作组建议世界各地的外科医生避免在这一层次内注射脂肪[8]。

Guerrero Santos[9]发表的研究表明，当脂肪注射到肌肉中时，存活率更高，因此大多数外科医生认为这是理想的注射平面。

根据不同种族和文化特征，女性追求的美的标准是不同的[10-12]。非洲裔美国人和拉丁裔女性更喜欢饱满的臀部，并且经常要求移植更多的脂肪。注射大量脂肪会增加脂肪栓塞的风险并导致死亡。多社团脂肪丰臀工作组建议，如果患者需要大量脂肪才能达到预期效果，则应分期手术[8]。

假体丰臀术是世界公认的丰臀技术[13-15]。然而，它并没有像脂肪丰臀术那样受欢迎，这很可能是因为报告的并发症发生率很高[16]：比如开始时观察到的不自然外观，特别是当植入物放置在肌肉下方、筋膜下或皮下平面时[17]。如今，假体丰臀术已经发展成熟，尤其是肌内入路，其效果显著，并发症发生率较低。

没有一种技术可以适用于所有臀部畸形或缺乏体积和凸度的情况。使用假体丰臀或脂肪移植丰臀各有优缺点（表26.1），基本适用于大多数求美者，效果良好，尤其是与其他技术（如臀部周围区域的吸脂术）联合应用时。

在本章中，作者展示了他的复合式丰臀术经验，将假体丰臀与脂肪移植丰臀相结合，以实现一致的凸度、良好的腰臀比以及和谐的臀部轮廓。

表 26.1 两种最常用的丰臀术的优缺点

	优点	缺点
假体丰臀术	体积没有明显变化 不需要行吸脂术 手术时间更短	伤口裂开 瘢痕较长，虽然位置比较隐蔽 坐骨神经损伤风险 包膜挛缩风险 间变性大细胞淋巴瘤风险 有可能需要更换假体 假体移位、不对称风险
脂肪移植丰臀术	来源于自体组织 切口更小 同时可以做臀部轮廓吸脂术	注射脂肪会吸收 脂肪栓塞风险（MIFE 和MAFE） 手术时间更长

26.2 患者及手术方法

26.2.1 患者选择

从2014年10月到2017年6月，在一项前瞻性研究中对接受复合式丰臀术的患者进行了评估。入选标准为求美者表现为臀部凸度不足，骶骨区、后腰区和侧腰区有轻度至中度多余脂肪，需要更大的体积调整使臀区轮廓得到改善。排除标准如下：年龄＞18岁和＜60岁，重度吸烟者，体质指数＞24.9，以及体质指数正常的减肥后患者。

患有慢性疾病（如糖尿病、使用皮质类固醇）的患者，或已经接受丰臀术或臀部提升的求美者也被排除在外。

26.2.2　术前标记

在两个时间点进行标记：术前和术中。术前标记是在患者站立的情况下进行的。标记脂肪的供区和受区部位（图 26.1）。假体位置是在臀间沟顶点处标记一个点。这一参考点对制订手术计划至关重要，因为当求美者躺下时，它会移位。

26.2.3　麻醉

手术可在全身或区域（脊椎麻醉或硬膜外麻醉）麻醉下进行。在我们的系列研究中，所有受术者均接受全身麻醉。

26.2.4　定位

将求美者置于俯卧位，臀部下方放置一个垫子，以凸出臀部，便于剥离假体腔隙。

26.2.5　受术者准备

用消毒液消毒皮肤后，先在肛门上缘上方 1 cm 处和周围皮肤上缝合纱布，再将透明薄膜敷料（Tegaderm，明尼苏达州，美国）放置在肛门区域，以避免任何污染。

26.2.6　术中标记

术中标记基于一个参考点：坐骨结节。当求美者处于俯卧位时，坐骨结节很容易在坐骨上支的后方识别。它是臀部触诊中最凸出的骨骼部分。在臀间沟顶点上画一条中线（A 线）；在距离中线 4 cm 处绘制两条平行线，每侧一条（B 线）。在两侧坐骨结节之间画一条水平线（C 线）。坐骨结节的正确定位是最基本的，因为它代表了剥离腔隙平面的下极。

剥离腔隙的上极和外侧极由假体在臀部皮肤上的印记决定。假体（或最好是无菌模具）放置在臀部区域，其最宽部分朝向水平线（C 线），内侧部分朝向 B 线。

腔隙的上极由假体的上边缘决定，而外侧极由假体的外侧部分决定。利用假体的尺寸来确定腔隙的界线可以获得安全、精确的解剖平面。这种操作的目的是获得一个紧密的腔隙，使假体保持在一个特定的位置，并防止其旋转或移位。

26.2.7　采集脂肪

根据超湿（1∶1 ml）技术，用生理盐水和 1∶50 万肾上腺素溶液对先前标记的取脂部位进行皮下浸润，使用连接到 60 ml 注射器的克莱因套管进行抽吸。臀部周围 [腰骶部、髋部、马鞍袋（假胯）和大腿后侧] 的吸脂是强化臀部凸度的关键。

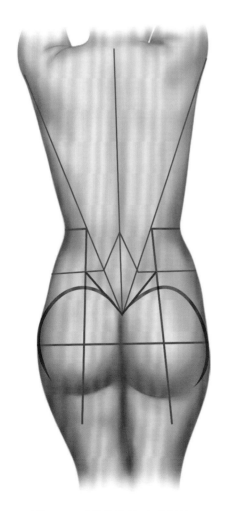

图 26.1　术前脂肪抽吸区域标记

使用直径 4 mm 的 3 孔钝套管。脂肪抽吸物通过封闭系统中的 Puregraft（美国加利福尼亚州圣地亚哥 Puregraft LLC）收集。

26.2.8　假体植入

在臀间沟做一个 6 cm 的皮肤切口。臀间沟上的皮肤岛需要保存下来。一旦假体植入后，切口上的张力可能会增加。因此，如果切除皮肤岛，瘢痕上的张力会更高，导致切口裂开。该区域的剥离从 45° 开始，以保护骶皮韧带，直到辨认出臀大肌筋膜。继续进行筋膜上的剥离，直到 B 线的边缘。从臀间沟到 B 线的解剖不应局限于 2 cm 的隧道。肌内平面的腔隙剥离是用钝性解剖器进行的，目的是在两个 3 cm 的皮瓣中分离臀大肌。剥离的范围取决于假体的大小。为了防止剥离腔隙渗血过多，在进行对侧解剖时，放置一块浸有肾上腺素溶液的无菌外科压片填塞已经剥离好的腔隙。

在无菌塑料漏斗装置（传送带）的帮助下植入假体。臀肌筋膜用 3-0 尼龙缝线间断缝合，皮下层用 4-0 尼龙缝线缝合到筋膜上，以避免积液。切口上的皮下层用 3-0 尼龙缝线间断缝合。皮肤胶用于切口上关闭切口。

26.2.9　脂肪移植

假体放置后，用 60 ml 注射器连接 3 mm 的钝针将脂肪移植到先前标记的区域。脂肪通过上切口注入皮下层。为了防止假体破裂和臀部血管损伤，要避免肌内平面注射脂肪。注射的脂肪量因求美者而异。脂肪主要注射在臀部的上、下极，以提供更平滑的轮廓，过渡假体边界（尤其是臀部发育不良的求美者）。必要时，脂肪也会被注射到转子区域或髋部（图 26.2）。

26.2.10　术后护理

弹性绷带用于在手术室对臀上部提供灵活有力的支撑和压迫。穿 2 个月的束腰带。为了降低静脉血栓形成的风险，所有求美者在住院期间均使用序贯加压装置（sequential compression

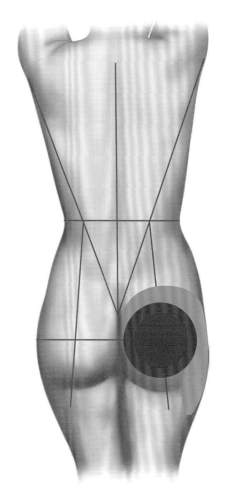

图 26.2　脂肪移植区域。区域 1（绿色）：框架区域。该部位的脂肪移植对改善臀部形状很重要。区域 2（蓝色）：边缘区域。该区域的脂肪移植是为了平滑假体边缘和周围区域之间的过渡。区域 3（红色）：植入区域。该部位的脂肪移植可以改善臀部的凸度

devices，SCD），鼓励早期步行，出院后 7 天内使用长至膝盖的加压弹力袜。Caprini 危险因素评分为 3 分和 4 分的求美者在术后 12 小时接受一剂低分子肝素皮下抗凝治疗。评分为 5 分和 6 分的求美者接受为期 7 天的抗凝治疗。

求美者在术后第 1 天出院。肌肉松弛剂和口服抗生素（左氧氟沙星）常规使用 7 天。在取脂部位穿束身衣 4 周。从术后第 7 天开始，在取脂部位进行按摩和淋巴引流。鼓励所有求美者坐着时在大腿下方放置植绒垫子，臀部无压力。8 周后可恢复常规锻炼。求美者在术后 7 天、15 天、1 个月、3 个月、6 个月和 1 年复诊。

26.3 结果

从 2014 年 10 月到 2017 年 6 月，连续有 31 名求美者被纳入本系列研究。所有求美者均为 33~56 岁的女性。所有求美者均从侧腰部、下背部和鞍袋部位获取脂肪。吸脂量从 400~2400 ml 不等，平均 1500 ml。求美者植入 300~375 ml 的解剖型臀部假体，并在每侧臀部注射 40~120 ml 脂肪。平均手术时间为 120 分钟（范围为 90~150 分钟）（图 26.3）。

并发症包括两例伤口裂开（6.44%）。无血清肿、血肿，无严重并发症。

术后 1 年向求美者发送调查问卷评估满意度，两名未参与手术的整形外科医生进行摄影分析。

在 7 个位置拍摄照片：背部、侧面（右侧和左侧）、斜位（右侧和左侧）和两个动态位置（大腿弯曲、右侧和左侧站立），以显示臀肌与皮肤的相互作用，并验证是否存在任何臀肌挛缩。

26.4 结论

为了达到臀部塑形的预期理想效果，不仅需

要改善臀部的体积，还要改善邻近区域的比例。

Cansanção 等人提出了臀部建模的概念，通过对臀部周围进行吸脂，使臀部凸出，给人以该区域增大和凸出的印象[18]。然而，这项技术不能解决所有臀肌发育不全的问题。因此，在这种情况下，臀部脂肪移植可以解决凸度不足的问题。不建议在某个区域进行大容量脂肪移植，因为位于移植物中央部分的脂肪无法获得足够的血液供应，可能会出现不同程度的坏死，从而导致并发症，如油囊肿和脂肪坏死[19]。

Cárdenas-Camarena 和 Paillet 之前曾将臀部轮廓吸脂术和硅胶假体丰臀术描述为改善臀部凸度的有效和安全的方法[20]。尽管吸脂术和假体丰臀术相结合可以获得很好的轮廓和凸度，但在一些求美者中，假体边缘很明显。

根据我们的经验，联合手术的概念即使用小的臀部硅胶假体并在臀部的特定区域进行脂肪移植，获得了两全其美的效果。由硅胶假体确定的形状可达到预测的臀部凸度改善。脂肪移植有助于改善臀部的轮廓和形状，促进植入物与周围区域之间的平滑过渡。

较瘦的求美者可表现为臀肌发育不全并伴有

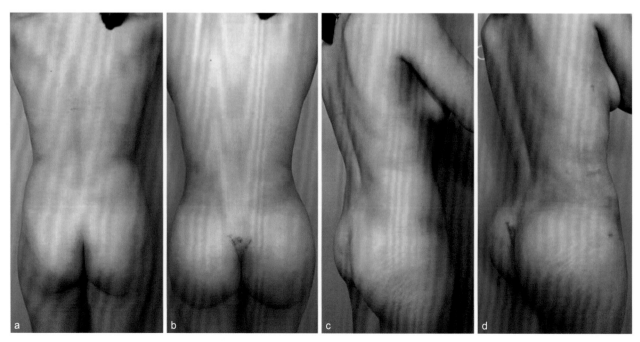

图 26.3 一名 24 岁女性体质指数为 26 kg/m^2，接受复合式丰臀术，植入 300 ml 解剖型臀部假体，并在 1、2 和 3 区进行脂肪移植（每侧臀部 110 ml）。（a）术前背面；（b）术后 3 个月背面；（c）术前后斜位；（d）术后 3 个月后斜位

侧腰部中度脂肪堆积，复合式丰臀术可改善这种情况（表 26.2）。对于这类求美者，正确选择修复材料将获得预期的效果和结果。

表 26.2　复合式丰臀术的适应证

复合式丰臀术的适应证
臀部严重发育不全
较瘦的求美者（BMI ＜ 23）
软组织覆盖差（抓捏测试＜ 2 cm）
身体脂肪不足以行脂肪移植丰臀的求美者
既往接受过臀部脂肪移植且希望增加体积

26.5　结论

复合式丰臀术是指同时植入臀部假体和脂肪移植。它采用了多种手段，丰臀效果明显，将臀部假体的核心体积凸度增加优势与臀肌上覆脂肪的自然外观和手感相结合。这项技术为臀大肌肌肉内脂肪注射（不再推荐）提供了一种良好且有前景的替代方法，可实现良好的臀部凸度改善和稳定协调的结果。

参考文献

1. American Society of Plastic Surgeons. 2017 plastic surgery statistics report. Available at: https://www.plasticsurgery.org/documents/News/Statistics/2017/plastic-surgery-statis-tics-report-2017.pdf. Accessed 14 Mar 2018.
2. Mofid MM, Teiltelbaum S, Suissa D, et al. Report on mortality from gluteal fat grafting: recommendations from the ASERF Task Force. Aesthet Surg J. 2017; 37: 796-806.
3. Cansancao AL, Condé-Green A, Rosique RG, et al. Brazilian butt lift performed by board certified Brazilian plastic surgeons: reports of an expert opinion survey. Plast Reconstr Surg. 2019; 144: 601-9.
4. Cárdenas-Camarena L, Bayter JE, Aguirre-Serrano H, et al. Deaths caused by gluteal lipoinjection: what are we doing wrong? Plast Reconstr Surg. 2015; 136: 58-66.
5. Cárdenas-Camarena L, Durán H, Robles-Cervantes JA, et al. Critical differences between microscopic (MIFE) and macroscopic (MAFE) fat embolism during liposuction and gluteal lipoinjection. Plast Reconstr Surg. 2018; 141: 880-90.
6. Bayter JE, Cárdenas-Camarena L, Aguirre-Serrano H, et al. Understanding fatal fat embolism in gluteal lipoinjection: a review of the medical records and autopsy reports of 16 patients. Plast Reconstr Surg. 2018; 142: 1198-208.
7. Durán H, Cárdenas-Camarena L, Bayter JE, et al. Microscopic and Macroscopic fat embolism: solving the puzzle with case reports. Plast Reconstr Surg. 2018; 142: 569e-77e.
8. Urgent warning to surgeons performing fat grafting to the buttocks (Brazilian Butt Lift or BBL). Available at: https://www.surgery. org/sites/default/files/URGENTWARNING-TO-SURGEONS.pdf. Accessed 24 July 2018.
9. Guerrerosantos J, Gonzalez-Mendoza A, Masmela Y, et al. Long-term survival of free fat grafts in muscle: an experimental study in rats. Aesthet Plast Surg. 1996; 20: 403-8.
10. Roberts TL 3rd, Weinfeld AB, Bruner TW, et al. "Universal" and ethnic ideals of beautiful buttocks are best obtained by autologous micro fat grafting and liposuction. Clin Plast Surg. 2006; 33: 371-94.
11. Lee EI, Roberts TL, Bruner TW. Ethnic considerations in buttock aesthetics. Semin Plast Surg. 2009; 23: 232-43.
12. Singh D. Adaptative significance of female physical attractiveness: role of waist-to-hip ratio. J Pers Soc Psychol. 1993; 65: 293-7.
13. Mendieta CG. Gluteoplasty. Aesthet Surg J. 2003; 23(6): 441-55.
14. Gonzalez R. Augmentation gluteoplasty: the XYZ method. Intramuscular method. Aesthet Surg J. 2010; 30: 256-64.
15. Godoy P, Munhoz A. Intramuscular gluteal augmentation with implants associated with immediate fat grafting. Clin Plast Surg. 2018; 45: 203-15.
16. Sammy S, et al. Determining the safety and efficacy of gluteal augmentation: a systematic review of outcomes and complications. Plast Reconstr Surg. 2016; 137: 1151-6.
17. De la Peña JA, Rubio OV, Cano JP, et al. History of gluteal augmentation. Clin Post Surg. 2006; 33: 307-19.
18. Cansancao AL, Cansancao AJ, Cansancao B, et al. Buttocks contouring surgery: liposuction without fat grafting, when less is more? Plast Reconstr Surg. 2015; 136(4s): 130-1.
19. Cardenas-Camarena L, Duran H. Improvement of the gluteal contour: modern concepts with systematized lipoinjection. Clin Plast Surg. 2018; 45: 237-47.
20. Cardenas-Camarena L, Paillet JC. Combined gluteoplasty : liposuction and gluteal implants. Plast Reconstr Surg. 2007; 119: 1067-74.

第27章 臀部提升术

27.1 引言

臀部提升术指的是切除松弛和（或）多余的下背部皮肤和脂肪以改善臀部形态及后腰部和大腿上外侧轮廓。对于持续大量减肥的人来说，这是下半身提升的重要基础。该术式可结合使用脂肪、自体皮瓣或假体植入物的丰臀术，也可配合腹部和（或）大腿内侧等邻近区域的提升，以整体改善下半身的松弛下垂外观。如果臀部不够饱满且软组织容量不够，可以进行自体脂肪移植丰臀。这种情况不进行丰臀而单纯只做臀部提升就会造成臀部丰满度的缺失，影响穿裤子和裙子的效果。在大多数情况下，不做丰臀的臀部提升术可以充分改善臀部美学。

持续大量减肥者往往在躯干周围有多余的下垂皮肤。通常皮肤会变薄，并伴有妊娠纹和局灶性脂肪。可尝试结合后腰背部吸脂术，将脂肪转移至臀部凹陷处。如果不进行臀部提升，只将脂肪转移到臀部凹陷处，受术者可能会发现髋部和臀部较宽。如果还进行了腹壁成形术，会显得臀部更加夸张（图 27.1a～d）。臀部只能容纳一定量的移植脂肪，而随着体重的大幅减少，通常没有足够的臀部容量支撑并填充所有松弛的皮肤。在这种情况下，皮肤去除可达到臀肌提升、后背部和躯干周围减容的效果。

单纯臀部提升不做臀部处理也可以达到美学上的改善。Mendieta 在他对这一区域的解剖学研究中命名了 10 个臀部美学单位[1]（图 27.2）。下背部提升主要针对上臀部、下背部、侧腰和菱形窝区，间接改善了臀部美学。

27.2 术前

27.2.1 患者选择

患者的诉求是去除多余下背部皮肤，提升大腿外侧和臀部或缩小臀部。患者通常报告这种情况是大量减重造成的。在进行体形雕塑手术之前，他们应该在 6 个月内保持稳定的体重。体质指数的理想值应 ≤ 35[2-3]。在某些情况下，当有些腹部轮廓不佳的患者的皮肤呈圆圈状松弛时，他们希望单纯通过腹壁成形术来消除两侧皮肤褶皱，但最终决定接受联合腹壁成形术 / 下背部提升，也被称为带状脂肪切除术。对患者治疗目标的讨论有助于更好地指导病史采集和临床检查，以及提供一个了解潜在心理社会问题的窗口。

需要询问患者的医疗和手术史。存在病态肥胖、糖尿病、甲状腺功能减退症、自身免疫性疾病、静脉血栓栓塞症（VTE）等合并症的患者其愈合能力需要引起关注。手术医生会根据合并症的严重程度和数量来决定一个不太激进的手术方案，以确保患者的安全[4]。应停止或减少烟草使用，因为烟草会影响伤口愈合和诱发伤口感染[5]。询问手术史和既往有无麻醉困难、愈合或瘢痕问题。

应对患者进行营养评估，不仅要通过检查，还要通过询问病史进行评估，尤其是患者通过饮食或手术获得了明显的体重减轻[5]。Michaels 等人报道称，患者自我报告的蛋白质摄入量与实验室营养状况的测量结果并不符合。实验室评估应包括白蛋白和前白蛋白水平。发现蛋白质摄入不足或吸收不良的患者将被转诊给营养学专家，也可能会回到他们的减肥外科医生那里。

通过体检可以确定改善背部和臀部美学的最佳受术者。下背部皮肤冗余、臀部扁平和松弛下垂的患者是臀部提升术的良好适应证人选。如果

图 27.1 （a, b）该女性患者要求治疗臀部扁平，并希望减少背部脂肪。（c, d）她接受了背部吸脂手术，并将脂肪转移到臀部区域，使臀部外侧区域更加丰满。臀部提升会减少躯干的围度和丰满度

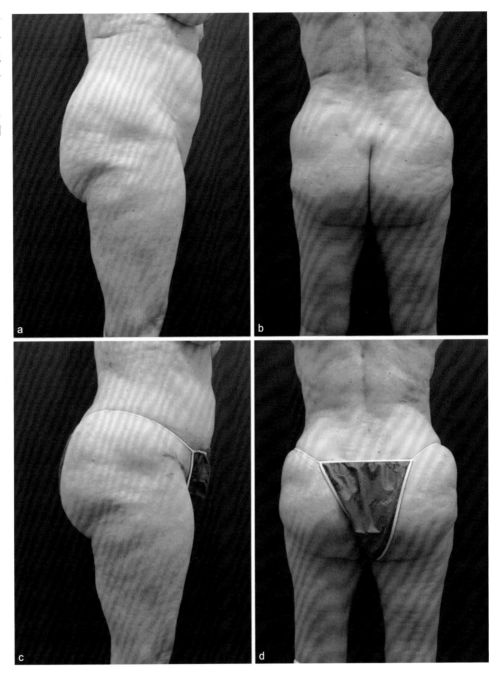

臀部容积极为不足，则应该考虑的是增大容量，因为臀部提升术时将被丢弃和丢失的组织是最佳的丰臀组织来源。

　　手术前的实验室评估可以发现任何异常，并预测可能影响愈合的风险。转铁蛋白、蛋白质和白蛋白水平可提示营养是否充足。血红蛋白和血细胞比容是贫血的评价指标，这在减肥手术后吸收不良非常重要 [2, 5]。

　　对于手术计划，身体区域的分期治疗可能是必要的，一方面是由于考虑到手术过程和愈合时间更长，另一方面是手术导致相互对抗的作用力，这将对美学结果造成影响和增加皮肤张力。上背部提升将限制皮肤的切除，当与下背部提升同时施术时将在背部形成连接。腹壁成形术前皮肤闭合与相关屈曲的张力可能对背部提升后创面闭合产生不利影响。如果腰带式环形切除术或躯干

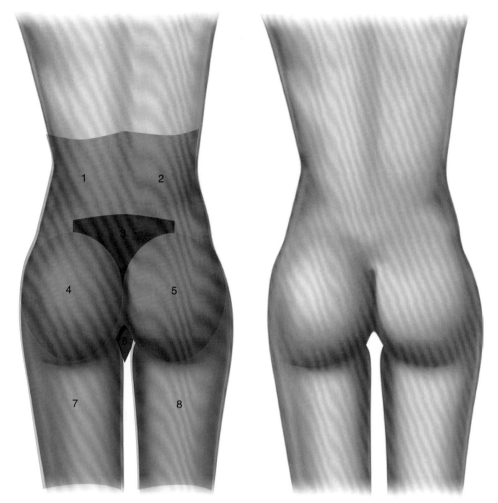

图 27.2   8 个臀部美学单位，大多数是成对的，包括骶骨、侧腰、臀大肌、大腿内侧和臀下 / 后腿连接处

下端提升分解成前腹部和后腰两个阶段，将减少在伤口闭合和愈合中的相互反作用。此外，将躯干的前面和后背分次手术，有一个额外的好处就是能将容易再次松弛下垂的大腿外侧处理两次。例如，大腿外侧可从前入路处理（部分），当第二个阶段完成时，前次形成的猫耳样皮肤褶皱可以通过切口往前延伸到外侧面和前外侧部位来解决，从而完成其二次切除和提升。两个阶段之间至少间隔 3 个月，这样可使患者完全康复，恢复活动能力，并使肿胀消退[6]。

手术地点也必须列入术前计划中，考虑手术是在医院进行还是在门诊手术中心进行。鉴于便利性、安全措施增加以及费用的因素，越来越多的手术在门诊进行。虽然一些人推测在门诊进行手术降低了院内获得性感染的风险，但医疗风险

更大、手术时间更长、需要更多观察才能确保安全出院的患者最好住院治疗直至康复[7-8]。

27.2.2   标记

患者站立位时进行标记。在背部，两侧腰松弛程度远远大于中线，中线通常是固定的，没有明显的冗余。因此，切除的模式在后中线是最小的，向臀部方向扩展。通过抓捏技术在臀裂上方中心处标记。由于上背部切口通常比下背部切口短，故交叉对合缝合有利于对称闭合（图 27.3）。从侧面看，这些标记最终也汇集成腹壁成形术标记或者往前侧逐步变细。标记线可能随着求美者在手术台上的移动而上升。可能需要调整切口的对称性和修正切口下线。术前标记仅仅作为指导，

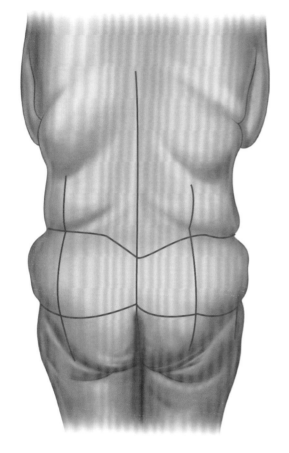

图 27.3　臀部提升术（不做自体组织丰臀）的切口标记

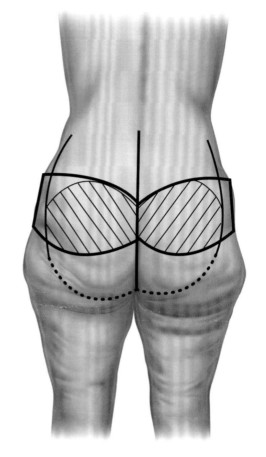

图 27.4　臀部提升联合丰臀术的切口标记

不是一成不变的，所以切除皮肤和缝合切口最好在手术时进行，以确保切口张力适度，没有过度的张力[9-10]。理想情况下，闭合切口线也应该看起来像"海鸥翅膀"，以突出臀部的形状和适当的区域美学单位。中线的形态塑造最好在术中进行，以在限制中线张力的情况下形成最佳的"V"形，并降低愈合风险。

　　如果有计划进行自体脂肪丰臀术，那么皮肤切除术的标记应较少（图 27.4）。用于丰臀的皮瓣标记在皮肤计划切除的区域内，臀下区作为将容纳皮瓣的镜像区。臀部提升联合丰臀术的切口下方因为要容纳皮瓣容量，所以闭合切口的张力会更大。需重点关注臀部皮肤血运，因为要容纳皮瓣，需皮下剥离一个尽可能往下的腔隙。一般来说，相对于单纯的背部提升切口，联合做臀部皮瓣丰臀加提升的切口要更加水平、呈线性。

27.2.3　麻醉技术

　　患者需要俯卧位。在准备过程中，患者躺在手术台旁边的担架上，行气管内插管。管子必须小心固定。然后将面部置于俯卧枕头中，以减少对眼部的压迫，并安全固定呼吸管路。可以用护目镜进一步保护眼睛。在实施全身麻醉前可使用序贯加压装置，以防止静脉血栓栓塞症的发生。放置 Foley 导管以协助血流动力学监测。静脉注射抗生素。然后将患者小心翻转到手术台，翻转时要注意保护颈椎和腰椎。患者俯卧趴在两个水平方向的棒状凝胶卷上，一个凝胶卷放置在胸部和腋下，另一个穿过臀部区域，小心避免压迫男性患者的生殖器。手臂和身体呈 90° 夹角，肘部和手臂呈 90° 夹角。这种体位旨在避免对神经血管结构的过度牵拉。每条腿都放在枕头上。术中，术者可通过使用局麻药如布比卡因等辅助麻醉，缓解手术相关疼痛[11]（图27.5a～d）。

27.3 手术技术

27.3.1 不做自体组织丰臀的臀部提升术（图27.6a～d）

患者俯卧位。首先做图27.6中的上切口。向下剥离至深筋膜。然后将下背部组织从背部向下拉伸至标记的下线。仔细止血，深部组织可行局部浸润麻醉。采用皮肤钉固定，以确定组织去除的程度，以优化张力风险，在术前标记的切口处进行切割。在这些切口之间切除要移除的组织。

用缝合针暂时缝合伤口。两根10 mm的负压引流球插入伤口，从侧面出。背部中线的裁剪与"V"形皮瓣向下推进，以闭合切口和改善臀部美观。将局麻药注入深筋膜后，分层缝合伤口。皮下脂肪中的浅筋膜用1号编织单根线缝合，采用三向方式，深入深筋膜以关闭死腔。皮肤用单丝可吸收缝线在真皮深层和真皮浅层进行类似处理，在皮肤闭合处注射更多的局麻药。缝合处用皮肤胶水闭合包扎。随后，患者可能需要仰卧，完全切除与背部提升相关的皮肤褶皱，或进行腹壁成形术。如果还计划做大腿提升，则下背部提升要比大腿先做，因为下背部提升可能会抬高臀下皱襞下方标记的切口线。

手术过程中需要解决的重要问题包括：用加

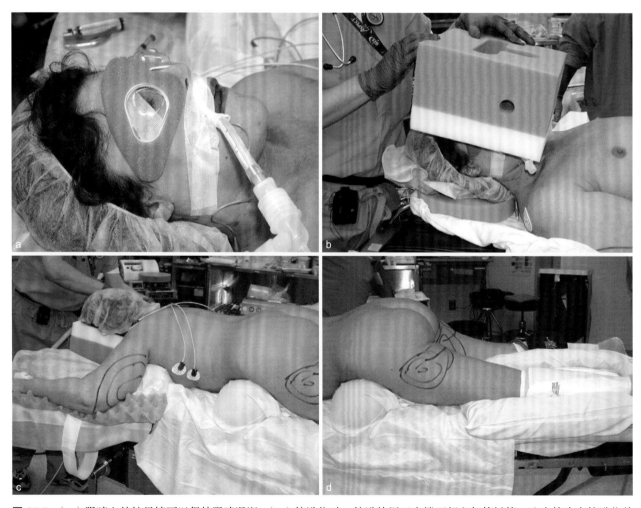

图27.5（a）眼睛上的护目镜可以保持眼睛湿润。（b）俯卧位时，俯卧枕用于支持面部和气管插管。这个枕头在俯卧位前要放置好。（c）上半身有一个凝胶卷横跨胸部延伸到腋窝下方。颈部处于中立位，以避免颈动脉和椎动脉的扭曲及潜在剥离。（d）双侧下肢放置序贯加压装置

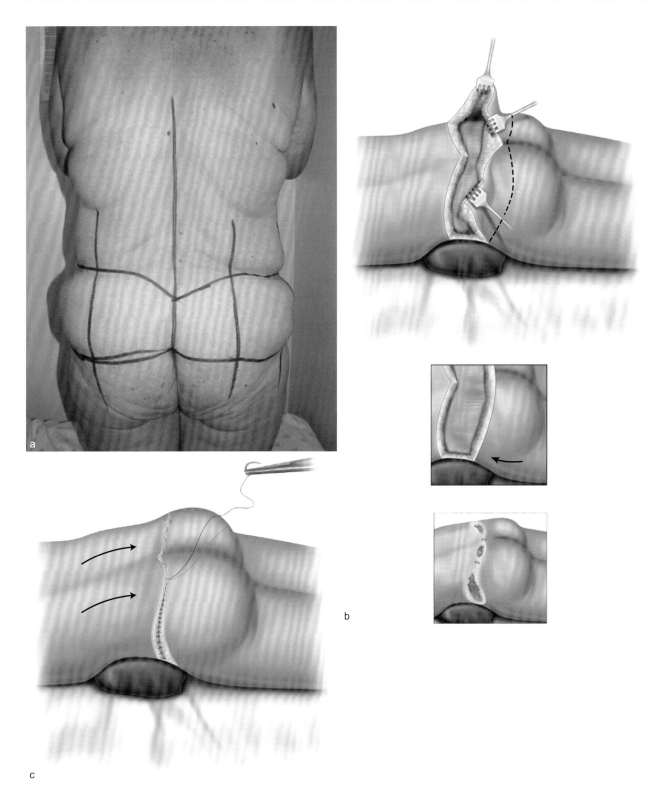

图 27.6　（a）标记如文中所述，十字画线以帮助引导切口关闭。（b）患者俯卧位，上切口向下至深筋膜，下切口皮肤切开，最终切除前用皮肤钉固定。（c）在引流管上分层缝合，缝合至深筋膜，关闭死腔

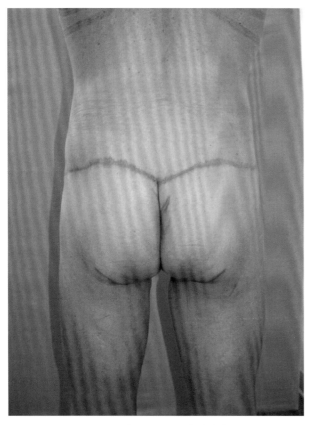

图 27.6（续）（d）臀部的切口闭合应类似于海鸥状，以增强臀部的外形

热的液体和加热毯保持患者体温；减少失血；以团队方式加快手术时间，以帮助改善愈合结果，减少发生感染和静脉血栓栓塞症的风险。

27.3.2 臀部提升联合自体组织丰臀（图 27.7a ~ d）

拟做臀皮瓣的皮肤先快速去上皮化。失血可能较多，可通过烧灼止血和（或）稀释肾上腺素浸湿的剖腹手术垫加以控制。标记上部切口以及臀皮瓣之间和外侧的切口。皮瓣之间和皮瓣外侧的组织从全厚到深筋膜切除，逐渐远离皮瓣以优化循环。皮瓣下唇的切口切到皮下脂肪层，皮瓣从臀深筋膜向上剥离，臀部区域会被扩大，为容纳填充组织创造一个囊袋，越低越好，这样皮瓣就不会卷曲高耸。在皮瓣周围切开深筋膜，使皮瓣活动度增加，组织将很容易转移到臀部皮瓣下。用 2-0 号编织可吸收缝线缝合固定到位。深部组

织注射局部麻醉剂。然后将皮肤拉起，覆盖在臀部需要增加凸度的区域，暂时缝合在一起。在伤口中放置两个 10 mm 的扁平 Jackson-Pratt 引流管，从侧面出。闭合线将是一条直的、对称的线，不同于不做丰臀的臀部提升的海鸥状切口。当皮瓣填充这个空间时，伤口以分层的方式闭合，不留死腔。在闭合之前将局部麻醉剂注射到深筋膜中。皮下脂肪中的浅筋膜用 1 号编织永久缝合线缝合。深层和浅层真皮用单丝可吸收缝线缝合，并将更多的局部麻醉剂注射到皮肤闭合处。封口用皮肤胶覆盖。随后可能需要将患者转至仰卧位，以完全切除臀部提升切口导致的外侧皮肤褶皱，或继续进行腹壁成形术。

27.4 术后处理

在手术后的 24 小时内使用抗生素，超过这个时间段就不再需要，除非手术医生担心与引流管相关的感染、循环挑战或患者的医疗责任。为患者提供疼痛管理，强化康复过程包括对乙酰氨基酚、非甾体类抗炎药，可能还有肌肉松弛剂。根据需要使用麻醉剂。术中注射布比卡因脂质体有助于减轻术后头 4 天的疼痛。疼痛管理有助于早期下床活动，防止静脉血栓栓塞症[6]。压缩紧身裤是另一种很好的静脉血栓栓塞症的预防措施。患有静脉血栓栓塞症的高危和（或）行动不便需要留院的患者，在住院期间给予肝素或低分子量肝素治疗。对静脉血栓栓塞症相对高危的患者（Caprini 评分大于 7）给予注射低分子量肝素 2 周。束身衣包括一个绑带，可以比束腰带更好地容纳引流管。一旦引流量量下降到每天 30 ml 左右，可移除引流管。臀部提升术后第 2 天必须下床走动。术后 3 周不建议体育锻炼。前 2 周切口处理可以先用凡士林或水凝胶湿润，再用胶带包扎 2 周，再用保湿剂并按摩，最后用硅胶凝胶局部涂抹来增加瘢痕处理效果。在整个术后期间对患者进行教育，以确保他们了解引流管管理、预防静脉血栓栓塞症的活动要求、促使伤口愈合的营养学知识以及敷料护理[12]。患者最初在术后每周就诊一次，直到引流管拔除，然后每月就诊一次，并根据患者的恢复情况延长就诊时间。

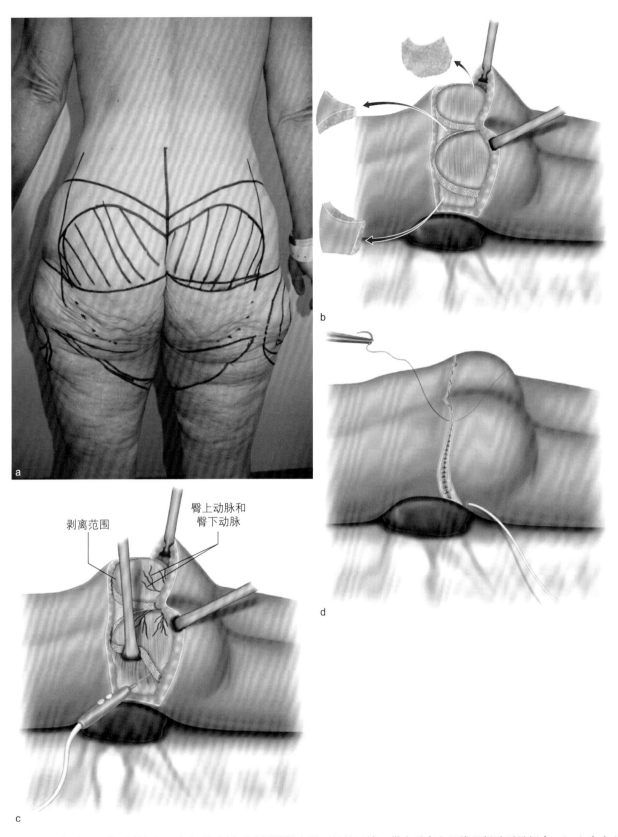

图 27.7 （a）用于切除的标记，标记的皮瓣反映了臀部容量不足的区域，带有垂直交叉线以帮助引导闭合。（b）在去上皮化的皮瓣周围去除组织，并为这些皮瓣形成囊袋。（c）切开皮瓣周围的深筋膜，使组织在臀部皮瓣下方移动。（d）分层缝合关闭皮瓣上方，并放置引流管

27.5 并发症

臀部提升术的并发症并不少见，避免问题的最佳策略是积极采取措施防止问题发生[12-13]。筋膜上伤口裂开在臀部提升术中并不少见，特别是在骶中区域，理论上是由于张力、营养、剥离或血清肿所致[7]。由于皮肤张力较大，影响皮肤的减张及闭合，伤口愈合不良在丰臀术中更常见[14-15]。无论有无伤口愈合问题，术后都会进行瘢痕最小化讨论，各种硅酮软膏在减少瘢痕方面非常有效。对称瘢痕的形成对瘢痕的美观很重要。

血清肿是一种风险，在有大量的组织切除和患者本身有其他基础疾病的情况下风险更大[3]。避免血清肿形成需要注意以下方面：要保留适当的深层筋膜组织，因为其中包含淋巴管和血管，可以帮助渗液吸收；关闭死腔；减少剥离和组织张力[3, 15]。通过放置引流管直到每天引流量减少（少于 30 ml），可以避免血清肿。如果引流管拔除了，则可以进行针吸。如果针吸不完全有效，则应更换引流管。持续的血清肿可以通过引流管注射硬化剂治疗。如果都不成功，那么血清肿死腔将需要手术治疗。囊壁摘除后行褥式缝合并放置负压引流[15]。

循环障碍容易有感染的风险，如糖尿病、血清肿和体温过低等。任何局部蜂窝织炎或全身感染的迹象如局灶性疼痛、肿胀或发热，都需要抗生素治疗。脓肿需要引流，感染病因不明者要行CT 扫描，这是治疗感染性血清肿的必要条件。

术前采取静脉血栓栓塞症的预防措施，以制订安全的手术计划；术中加温、序贯加压、加快手术时间；手术后继续鼓励步行、水化、下肢压迫，必要时使用普通肝素。

27.6 结论

当臀肌松弛下垂和下背部皮肤冗余明显时，臀部提升术是优化臀部美学的有效方法，尤其是在持续大量减重的求美者中。对于背部松弛的患者，这是提升腹壁成形术效果最有效的方法，可提升臀部和大腿外侧，改善脂肪团和皮肤质地外观。下背部组织在臀部提升术中可制作成自体皮瓣，为部分萎缩的臀部提供可靠的体积支撑，否则可能被丢弃。操作要点包括：重点是对称提升

和收紧，加温，减少失血，预防静脉血栓栓塞症，加快手术时间以优化安全性和手术结果。术前计划、术中治疗、术后咨询和监测都能优化臀部提升的结果。臀部提升的术后恢复期，特别是部分带状脂肪切除术或下半身提升术后，可能会出现较明显的不适感、愈合并发症和相对明显的瘢痕。虽然大多数体形雕塑手术是出于美容目的和选择性的，但与其他美容受术者相比，进行臀部提升的求美者可能面临更高的并发症风险。减少手术并发症的最佳策略是积极预防。

参考文献

1. Mendieta CG, Sood A. Classification system for gluteal evaluation: revisited. Clin Plast Surg. 2018; 45: 159-77.
2. Carloni R, De Runz A, Chaput B, et al. Circumferential contouring of the lower trunk: indications, operative techniques, and outcomes—a systematic review. Aesthet Plast Surg. 2016; 40: 652-68.
3. Shermak MA, Chang D, Magnuson TH, et al. An outcomes analysis of patients undergoing body contouring surgery after massive weight loss. Plast Reconstr Surg. 2006; 118: 1026-31.
4. Pannucci CJ, Dreszer G, Wachtman CF, et al. Postoperative enoxaparin prevents symptomatic venous thromboembolism in high-risk plastic surgery patients. Plast Reconstr Surg. 2011; 128: 1093-103.
5. Michaels J 5th, Coon D, Rubin JP. Complications in postbariatric body contouring: strategies for assessment and prevention. Plast Reconstr Surg. 2011; 127: 1352-7.
6. Small KH, Constantine R, Eaves FF, et al. Lessons learned after 15 years of circumferential bodylift surgery. Aesthet Surg J. 2016; 36: 681-92.
7. Buchanan PJ, Nasajpour H, Mast BA. Safety and efficacy of outpatient lower body lifting. Ann Plast Surg. 2013; 70: 493-6.
8. Makipour JJ, Nuveen E, Abbott D. Safety of outpatient circumferential bodylift: evidence from 42 consecutive cases. Plast Reconstr Surg. 2017; 139: 1355-62.
9. Aly A, Mueller M. Circumferential truncal contouring: the belt lipectomy. Clin Plast Surg. 2014; 41: 765-74.
10. Shermak MA. Body contouring. McGraw-Hill plastic surgery atlas. 1st ed. McGraw Hill, Inc. New York, NY. 2011.
11. Shermak M, Shoo B, Deune EG. Prone positioning precautions in plastic surgery. Plast Reconstr Surg. 2006; 117: 1584-8; discussion 1589.
12. Michaels J 5th, Coon D, Rubin JP. Complications in postbariatric body contouring: postoperative management and treatment. Plast Reconstr Surg. 2011; 127: 1693-700.
13. Gusenoff J. Prevention and management of complications in body contouring surgery. Clin Plast Surg. 2014; 41: 805-18.
14. Srivastava U, Rubin JP, Gusenoff J. Lower body lift after massive weight loss: autoaugmentation versus no augmentation. Plast Reconstr Surg. 2015; 135: 762-72.
15. Shermak MA, Rotellini-Coltvet LA, Chang D. Seroma development following body contouring surgery for massive weight loss: patient risk factors and treatment strategies. Plast Reconstr Surg. 2008; 122: 280-8.

第**28**章　填充剂注射丰臀术

28.1　背景

在过去的几年中，对臀部丰满凸出的需求有所增加。在整形外科领域，丰臀手术越来越普遍。臀部的美容外科治疗通常包括臀部的丰满或塑形，可以通过单独吸脂、吸脂结合脂肪移植、臀部提升、硅胶植入物、可注射异体填充植入物或这些方法的结合来实现。整形外科医生对每位寻求丰臀的求美者所选择的技术各不相同[1]。

微创手术因其技术简单、恢复快、效果满意而日益普及。未来几年，随着整形外科医生处理盈利问题和公众对风险的认知，微创手术在蓬勃发展的医疗美容行业中所占据的地位将越来越重要。在一些求美者的认知中，注射填充剂要比手术风险小[2-3]。在面部年轻化治疗中，注射填充剂比一次整形手术费用低。然而，在丰臀术中，使用大量填充剂可能比传统的整形外科手术更昂贵，其远期效果也相对未知。重要的是用填充剂进行丰臀术并不是为了取代传统的整形手术技术。然而在某些情况下，选择适当的求美者可能是必要的。

历史上，尽管臀部硅胶注射曾造成了并发症，但作为微创丰臀术仍不失为一种安全的选择。一些可注射异体填充剂如聚甲基丙烯酸甲酯（PMMA）、羟基磷灰石钙（CaHA）、透明质酸（HA）、聚乳酸（PLLA）等，可用于此目的。本章旨在介绍使用这4种真皮填充剂进行丰臀的手术技术及其效果和并发症。

28.2　填充剂选择

异体注射产品的选择随时代变迁而不断变化。当大量注射时，注射区组织的活性存在争议。由于安全性问题，可生物降解填充剂相比永久性填充剂成为首选。该降解过程的平均成本取决于注入填充剂的类型和填充量。

聚甲基丙烯酸甲酯（PMMA）：是由甲基丙烯酸甲酯聚合反应生成的生物相容性好、不易生物降解、性能稳定的合成树脂。PMMA微球是微小、圆形、光滑的颗粒，不被人体吸收。PMMA微球有市售的产品，其悬浮在胶原或羟丙基甲基纤维素溶液中。这种材料也用于其他医疗器械，如微传感器、药物输送应用、骨水泥、人工晶状体等。一旦注射，PMMA可增加受体部位的血管化，提供更好的组织环境，避免后续感染的发生。

所有的永久性填充剂如PMMA，在体内任何地方注射都有产生异物肉芽肿的风险，因为它们试图将材料包裹起来并与体内其他部位隔离开来。这些肿块可引起畸形、慢性疼痛以及对皮质类固醇暂时的炎症反应。将PMMA从臀部去除而不留下严重后遗症是很困难的。目前有许多类型的PMMA配方在世界各地销售。对于丰臀术，PMMA配方中不含硅酮或局麻药是至关重要的，以免发生与液体硅酮和麻醉药毒性有关的不良并发症[6]。

羟基磷灰石钙（CaHA）：是一种可生物降解的填充剂，市售的产品是一种无菌、无热源、无乳胶、有黏性、半固体的可注射植入物，直径25~45 μm的CaHA微球悬浮于甘油和羧甲基纤维素组成的凝胶载体中。它具有提供体积和胶原蛋白生物刺激的能力。它作为支架促进胶原、弹性蛋白和成纤维细胞的发育。这与在生理条件下发生的重塑过程和胶原生成是一致的[7]。

CaHA在体内留存时间长，平均持续时间为20个月，在某些情况下可长达30个月。CaHA的长时间维持是其双重作用机制的结果。对CaHA的放射学研究表明，在许多求美者中，尽管体内CaHA已消失，但体积仍然保持。推测其作用的持续时间是新胶原蛋白长期沉积的结果，而不是由于 CaHA 微球的持续存在。CaHA 具有很高的黏度和弹性，阻止了它向其他区域移动，可抵抗外力作用。用于丰臀时，作者用 8.5 ml 生理盐水稀释 1.5 ml CaHa。

透明质酸（HA）：是一种天然的多重双糖分子，由葡萄糖醛酸和乙酰糖胺单糖组成。HA 填充剂来源于利用链球菌生物发酵的生物工艺过程，通常与交联剂结合。交联填充剂可分为两种类型：单相（黏性）和双相（非黏性）。单相填充剂由单相 HA 组成，可交联一次（单密度）或连续交联（多密度）。双相填充剂的特征是交联颗粒悬浮在非动物稳定技术制造的非交联 HA 基质中。这些特性以及由此产生的交联程度和类型决定了 HA 填充剂的黏弹性。软组织体积增加的效果可维持 6 ~ 18个月，取决于使用的 HA 填充剂类型、解剖部位和求美者的代谢情况[8]。

透明质酸酶和自由基等酶能迅速降解 HA 聚合物。HA 丰臀术的明显局限性与材料降解和需要重复治疗以保持初始和期望的效果有关。HA 可通过吸除或用透明质酸酶浸润溶解。这与永久性填充剂相比是有利的，因为永久性填充剂的矫正一般需要更具侵入性的手术。

聚乳酸（PLLA）：是一种具有生物相容性的、免疫惰性的合成聚合物。可注射 PLLA 是由晶体状的、大小不规则的微颗粒组成。PLLA 在 2 ~ 3年内可生物降解，在此期间可能在真皮中保持活跃。注射时，会发生异物巨细胞反应，引起成纤维细胞增殖，胶原蛋白的产生增加。它还作为支架，促进新胶原形成，增加皮肤厚度，从而改善体积不足[9]。

PLLA 在数周至数月内逐渐增加注射区域的体积。这种渐进式作用机制的临床意义是在注射过程中导致矫正不足，否则如果矫正过度，就会产生不良后果。PLLA 重构必须在治疗前 12 ~ 70 小时进行[10]。

28.3 求美者选择

对于缺乏脂肪不能进行自体脂肪移植的求美者，减肥并希望改善臀部外观的求美者，以及之前有脂肪丰臀史、希望增加更多体积和凸度的求

美者，这种治疗是理想的。大多数选择可注射填充剂的求美者不想在局部麻醉或全身麻醉下进行手术，也不接受硅胶植入物。之前有臀部硅胶假体取出、自体脂肪丰臀史的求美者，并不是填充剂注射丰臀的禁忌证。术前应注意坐骨神经痛的病史，因为在注射时可能会造成坐骨神经损伤[11]。

作者在临床应用时的禁忌证包括：既往在臀部、股骨粗隆或骶骨区注射过不明填充剂，存在硅胶植入物，臀部下垂，对填充剂配方中的某一成分过敏，凝血障碍，近期使用可能增加出血的抗凝剂或草药补充剂，风湿病，有深静脉血栓形成或肺栓塞病史，躯体变形障碍，有严重过敏或过敏反应史等。

28.4 注射剂量

手术前很难确定特定求美者的理想体积。作者更倾向于每次向每侧臀部注射 30 ~ 60 ml 填充剂，直到达到所需的体积。必须避免单次注射过量。如果选择了永久性填充剂，必须警告求美者，这些材料将留在体内，一旦要去除会出现后遗症。如果注射可生物降解的填充剂，求美者必须注意，吸收后，臀部区域可能会出现一些凹陷区域，可能出现皮肤松弛，需要额外治疗或二次丰臀治疗。2006 年，Roberts 等人描述了所有种族中年轻有魅力的臀部的共同特征：腰骶区域和腰部向臀部平滑延伸，女性的臀间沟明显，臀中上部的凸度最大，臀下皱襞最小化。注射丰臀时需同时考虑到这些特点，并选择合适的剂量和层次[12]。

28.5 标记

这种手术在艺术和技术上都具有挑战性，特别是每个求美者都有自己的期望和解剖特点。Cuenca-Guerra 和 Quezada 在 2004 年描述了除臀突最大投影点的平衡解剖尺寸外，决定臀部吸引力的 4 个主要特征如下：

- 臀上窝
- 大转子外侧轻度凹陷
- 短的臀下皱襞
- V 形骶三角[13]

与所选择的填充剂无关，待填充区域的标记

遵循上面描述的一些标记，以获得期望的臀部轮廓。从图 28.1 中可以看出，在求美者站立位时，每个臀部分区沿臀部表面解剖标记 4 个点：

- A 点，位于臀部中央，在连接两侧髂后上棘的虚线下方 1 cm 处。
- B 点，位于大转子突起内侧 1 cm 处。
- C 点，位于臀部中央，在臀下皱襞上方 3 cm 处。
- D 点，位于臀间沟外侧 4 cm 处，与 B 点处于同一水平。

将 A、B、C、D 4 个点连接起来，得到一个菱形图形，可以分为上、下两个三角形。当需要更多的凸度时，大部分填充剂必须注入下三角形。当求美者希望臀部外观更圆润时，大部分填充剂必须注入上三角形。填充剂在两个三角形中的均匀分布将在不改变臀部形状的情况下增加臀部区域的体积。

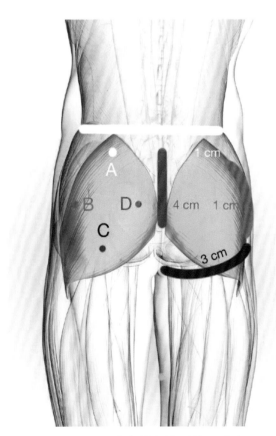

图 28.1　臀部填充剂注射标记位点

28.6　填充剂注射技术

求美者俯卧位，行臀部区域无菌操作。使用 18 G × 1/2″ 针在标记菱形的中心点穿刺皮肤。沿臀大肌浅表肌层浸润注射局部麻醉液（2% 利多卡因 20 ml，10% 罗哌卡因 20 ml，40 ml 生理盐水），使用 16 G × 4″ 一次性微套管覆盖之前标记的整个菱形区域。

聚甲基丙烯酸甲酯（PMMA）、羟基磷灰石钙 (CaHA) 和透明质酸 (HA) 使用相同的微套管和进针点注射，与皮肤呈 40°～90° 注射在表面肌层内。填充层次与麻醉浸润是相同腔隙。使用扇形技术多隧道、退行注射。注射填充剂时，套管的连续运动有助于防止直接注射到血管中，并使填充剂均匀分散到整个肌肉内（图 28.2）。

PLLA（1 瓶）用 3.5 ml 灭菌生理盐水和 1.5 ml 2% 利多卡因配制。PLLA 注射不需要事先行局部浸润麻醉。采用 18 G × 1/2″ 针在皮肤上多次穿刺。PLLA 溶液用 18 G × 2¾″ 一次性微型套管，与皮肤呈 30°～40°，采用线性注射技术网格状注射注入真皮深层。在注射部位按摩，以便将 PLLA 扩散到邻近组织。

28.7　术后护理

术后给予镇痛药服用 5 天，抗生素（阿莫西西林 - 克拉维酸 875～125 mg，q12 h）服用 7 天。手术结束后，建议立即走动。根据求美者的 Caprini

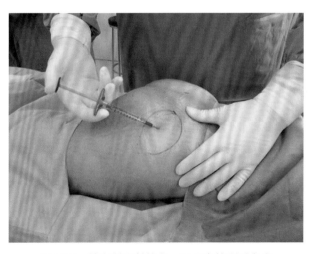

图 28.2　填充剂注射技术，显示套管所需角度

评分，给予深静脉血栓预防措施。求美者可以像往常一样仰卧和坐着。注射后第 2 天恢复工作，1 周后恢复正常体力活动。不建议穿着束衣服、进行淋巴引流和按摩治疗区域。

28.8　案例讨论

共 431 例求美者在臀部注射 PMMA，整个治疗平均每侧注射 219 ml（图 28.3a, b）。32 例求美者接受 CaHA 注射，平均每侧注射 104 ml（图 28.4a, b）。14 例求美者平均每侧臀部注射 HA 66 ml（图 28.5a, b）。12 例求美者平均每侧臀部注射 PLLA 18 ml。83% 的求美者是女性。

并发症总体发生率为 14.3%，包括可触及的非炎性结节（8.4%）、锯齿状细胞瘤（1.6%）、纹状体扩张（1.4%）、短暂坐骨神经麻痹（1.2%）、锥体综合征（0.6%）、皮肤坏死（0.2%）、深静脉血栓形成（0.2%）。最长随访 13 年。注射 PMMA 的求美者并发症发生率平均为 15.5%，注射可降解填充剂的求美者并发症发生率平均为 2.2%。因此，注射永久性填充剂的求美者发生并发症的概率是注射可降解填充剂的求美者的 7 倍。

28.9　讨论

填充剂丰臀术可以在门诊进行，也可以作为门诊手术在医院进行。在臀大肌浅层平面注射 PMMA 较皮下平面注射更安全。为避免血管内注射，使用钝性套管是必需的[14]。填充剂肌内注射可能出现的并发症包括填充剂从注射部位漏出、出血、不慎行血管内注射、神经损伤、持续性疼痛、脓肿形成、周围组织坏死、瘢痕形成、可能的肌纤维化等。非炎性结节是最常见的并发症，可能是由于错误的皮下平面注射或该平面内填充剂渗漏所致（图 28.6）。

28.10　结论

作者常把脂肪移植丰臀术作为丰臀的首选。但对于一些需要恢复较快且脂肪量不足的求美者，可采用可注射填充剂进行丰臀，最好采用可生物降解的填充剂。并发症发生率可以接受，效果满意。截至目前，在臀部注射永久性填充剂在巴西并不违法；然而，注射大量填充剂是不被巴西整形外科学会认可的。

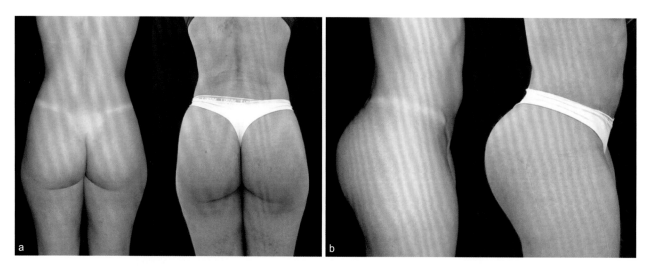

图 28.3　26 岁女性每侧臀部注射 PMMA 240 ml，术前及术后 6 年背面（a）和侧面（b）

图 28.4　31 岁女性每侧臀部注射 100 ml 稀释的 CaHA，术前及术后 15 个月背面（a）和侧面（b）

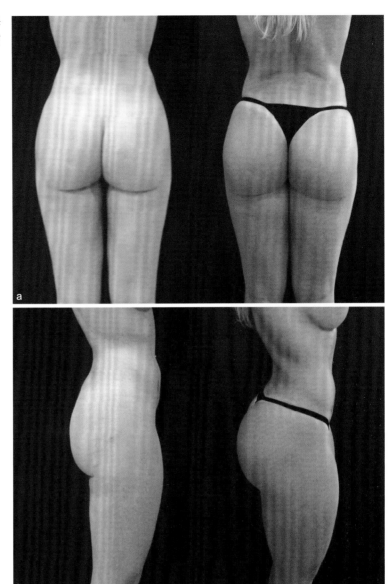

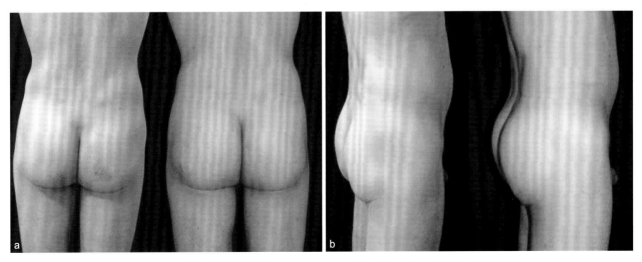

图 28.5　46 岁男性每侧臀部注射 90 ml HA，术前及术后 9 个月背面（a）和侧面（b）

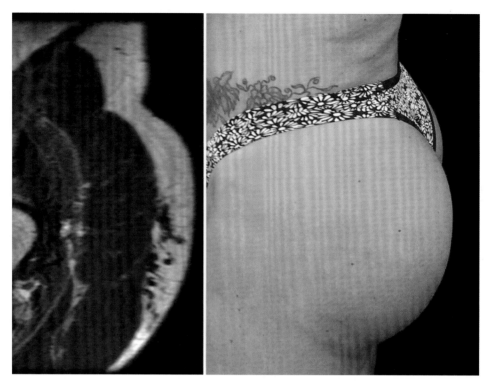

图 28.6 该求美者每侧臀部注射 PMMA 360 ml，2 年后因填充剂渗漏致左侧臀部出现非炎性结节。结节看不到，但是可触及，在磁共振图像上很明显

参考文献

1. Oranges CM, Tremp M, di Summa PG, et al. Gluteal augmentation techniques: a comprehensive literature review. Aesthet Surg J. 2017; 37: 560-9.

2. Sobanko JF, Taglienti AJ, Wilson AJ, et al. Motivations for seeking minimally invasive cosmetic procedures in an academic outpatient setting. Aesthet Surg J. 2015; 35: 1014-20.

3. Matarasso A, Nikfarjam J, Abramowitz L. Incorporating minimally invasive procedures into an aesthetic surgery practice. Clin Plast Surg. 2016; 43: 449-57.

4. Attenello NH, Maas CS. Injectable fillers: review of material and properties. Facial Plast Surg. 2015; 31: 29-34.

5. Dayan SH, Ellis DA, Moran ML. Facial fillers: discussion and debate. Facial Plast Surg Clin North Am. 2012; 20: 245-64.

6. Vent J, Lemperle G. Prevention and treatment of complications after polymethylmethacrylate-microspheres injections. Facial Plast Surg. 2014; 30: 628-34.

7. Camenisch CC, Tengvar M, Hedén P. Macrolane for volume restoration and contouring of the buttocks: magnetic resonance imaging study on localization and degradation. Plast Reconstr Surg. 2013; 132: 522e-9e.

8. Claude O, Bosc R, Pigneur F, et al. Treatment of HIV-infected subjects with buttock lipoatrophy using stabilized hyaluronic acid gel. Plast Reconstr Surg Glob Open. 2015; 3: e466.

9. Lorenc ZP, Greene T, Gottschalk RW. Injectable poly-L-lactic acid: understanding its use in the current era. J Drugs Dermatol. 2016; 15: 759-62.

10. Duracinsky M, Leclercq P, el Herrmann S. al. Safety of poly-L-lactic acid (New-Fill®) in the treatment of facial lipoatrophy: a large observational study among HIV-positive patients. BMC Infect Dis. 2014; 14: 474.

11. Villanueva NL, Del Vecchio DA, Afrooz PN, et al. Staying safe during gluteal fat transplantation. Plast Reconstr Surg. 2018; 141: 79-86.

12. Roberts TL III, Weinfeld AB, Bruner TW, et al. "Universal" and ethnic ideals of beautiful buttocks are best obtained by autologous micro fat grafting and liposuction. Clin Plast Surg. 2006; 33: 371-94.

13. Cuenca-Guerra R, Quezada J. What makes buttocks beautiful? A review and classification of the determinants of gluteal beauty and the surgical techniques to achieve them. Aesthet Plast Surg. 2004; 28: 340-7.

14. Nácul AM, Valente DS. Complications after polymethyl-methacrylate injections. Plast Reconstr Surg. 2009; 124: 342-3.

第**29**章 利用自体脂肪移植及硅胶假体的男性丰臀术

29.1 引言

臀部代表躯干与下肢之间的视觉过渡点[1]。从人体后视角度来看，臀部是产生吸引力的主要焦点。在女性中，臀部与较窄的腰部形成了具有"沙漏"特征的审美轮廓[2]。然而，这种公认的女性美的标准并不适用于男性[3]。女性和男性的对比特征可以在图 29.1 中看出。对男性来说，主要性别特征除了面部主要特征外，就是肌肉发达的身体构造[4]。这代表了健康、执行任务的体能、与敌对环境的互动能力、有耐力的身体和照顾他人的能力[4]。此外，它还给人以青春和生育力旺盛的感觉，因为它是睾酮依赖的第二性征健康发展的结果。

外科医生必须认识到，与女性丰臀术不同，丰满度并不足以满足男性的审美需求。男性的臀部必须具有肌肉的外观，因此需要一些凸度和轮廓。男性臀部的视觉印象必须是充满活力和健康的。一个例子是男性臀部雕刻中保留大转子凹陷的重要性，突出了臀大肌的边缘[5]。男性臀部雕刻中所有的手术技巧都必须遵守这种增强肌肉外观的原则。

虽然男性求美者在美容外科行业中占比较小，但对男性美容手术的需求却有了明显的增长。

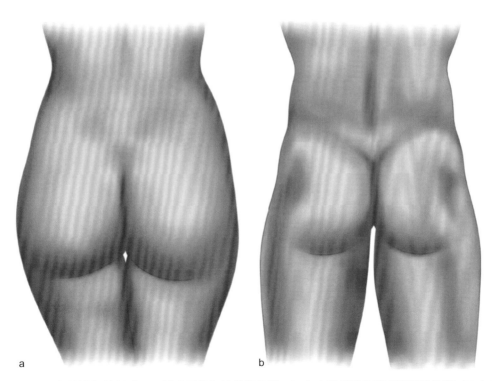

a   b

图 29.1 女性和男性之间的臀部特征对比，导致了他们的美学差异。（a）女性腰臀比形成沙漏形轮廓；（b）在男性，臀部肌肉突出和肌肉轮廓具有审美吸引力。注意明显的大转子凹陷，臀大肌上极突出，向头侧腰椎区延伸，远超过臀间沟顶点。男性的臀间沟比女性短，臀下皱襞仅限于臀部宽度的内 1/3，而女性则占据内侧的一半，接近臀部的中线

1997—2014 年，男性求美者人数增加了 273%[6]。此外，在 2017 年，丰臀术是美容外科手术中增长最快的三类手术之一[6]。因此，当代整形外科医生必须精通男性求美者的咨询管理，选择男性特异性的手术技术，使有丰臀需求的求美者更接近男性的理想审美。

丰臀术仍然是一项技术要求很高的手术，它需要全面了解现有的各种技术、臀肌周围重要结构的解剖、求美者的期望管理（其中一些是男性特有的），以及对潜在并发症的预测。丰臀术最常用的两种手术技术仍然是假体植入和脂肪移植。这两种技术是本章的重点，是基于资深作者的临床实践经验。虽然已经有学者报道了筋膜皮瓣和肌皮瓣的自体丰臀技术，但这些技术不在本章描述的范围内，因为它们适用于皮肤和软组织冗余的情况，就像减肥后的身体轮廓一样。

臀部假体植入最常用的两种方法是筋膜下技术和肌肉内技术[7]。肌肉内技术是我们首选的技术，它最大限度地扩大了假体的覆盖范围，限制了假体的移位，规避了深层神经血管结构的限制，并可防止轮廓畸形。

近 30 年来，假体是实现丰臀的主要手术方法[8]。近期，臀部脂肪移植已经成为许多整形外科医生丰臀和轮廓整形的首选手术。美国整形外科医师学会公布的 2016 年统计数据显示[9]，脂肪移植丰臀术增长了 26%，而假体丰臀增长了 18%。值得注意的是，我们发现"脂肪移植"（fat grafting）一词很难被求美者理解。因此，我们使用"脂肪细胞转移"（lipocell transfer）一词，因为它更多地描述了这个过程的含义。

臀部脂肪细胞转移的优点是避免了假体特有的并发症，如假体移位和包膜挛缩等，同时通过增强精细部位的雕刻来提高臀部造型的准确性，达到吸脂和丰臀的"双重效益"[10]。此外，脂肪细胞转移技术已经发展并被证明是安全和有效的[11]。在过去 10 年中，脂肪收集技术的进步和对导致并发症的危险因素更全面的了解，使脂肪细胞转移重新成为一种被广泛接受的丰臀和塑形技术。我们将 BodyBanking™[12] 脂肪细胞转移方法应用于丰臀，以使男性求美者的臀部外观更加运动和男性化。

29.2　手术解剖

整形外科医生必须对臀部区域的骨骼、神经血管、肌肉和筋膜解剖结构有充分的了解，避免并发症的同时可以达到最佳的美学效果。在该部分中，我们将介绍男性臀部独特的解剖学特征，以及用于保证安全的重要手术标记。

臀部区域应该被理解为一个骨结构框架（图 29.2），骨骼通过韧带和筋膜平面支撑臀肌组织，最终皮肤附着在其上，形成特有的美学轮廓。该框架在顺时针方向的外部标志如下：中线的骶骨三角由成对的髂后上棘（PSIS）、头侧（作为倒三角的基部）和尾骨（作为三角的尖部）组成，起自 PSIS，髂嵴沿头侧、前部（腹侧）和侧方呈弓状走行，髂嵴的最高点定义为臀部骨性框架的头侧边界，与肩胛骨顶点的轴线相交；框架的最外侧以股骨大转子为标志，其肌腱肌肉插入定义了男性特有的外侧大转子凹陷；尾骨的坐骨结节界定了臀部骨性框架的最下端。这一骨性框架不仅为重

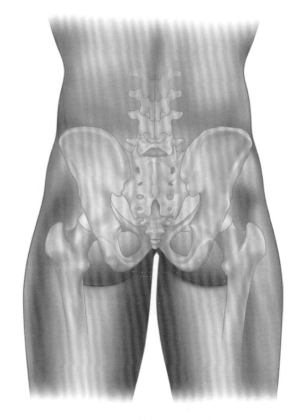

图 29.2　臀部的骨性框架

要的臀肌组织提供了止点，还通过骨皮韧带与臀部皮肤连接[13]。其中有两条韧带都起源于中线：骶皮韧带和坐骨皮韧带。骶皮韧带起源于骶骨外侧缘并紧密附着于其上的皮肤，然后呈拱状向上外侧延伸，与髂嵴骨膜和真皮粘连交织[13]。通过对尸体研究的描述，Lockwood 报道这种骶皮韧带在男性比女性粘连更紧[14]，这导致骶骨三角与臀上极之间明显的过渡，形成了具有男性体格特征的审美。坐骨皮韧带呈扇形，起源于坐骨结节，向臀中部真皮延伸。当它向内侧扇形走行时，与臀间沟筋膜皮肤韧带融合；当它向下扇形走行时，与臀下皱襞的筋膜皮肤韧带融合。

由于筋膜皮肤粘连，臀部有三个审美焦点：中央臀间沟、侧面转子凹陷和尾侧臀下皱襞。1989 年，Illouz 将这些区域描述为"固定点"，手术时不能破坏，因为它们是不能被重建的[15]。Lockwood 随后将其描述为浅筋膜系统与真皮的"粘连区域"[14]。这些筋膜皮肤组织以隔膜的形式包绕、支撑和塑造脂肪组织，在脂肪塑形术中可被手术医生加以利用。顺便说一句，它们在男性中比女性更厚实。在中线处，臀间沟筋膜粘连从臀筋膜（即深筋膜平面，在此位置对应于臀大肌筋膜）延伸到真皮，头侧与骶皮韧带融合，尾侧与坐骨皮韧带融合。在外侧，股骨大转子凹陷是由臀中肌、股外侧肌、股方肌和臀大肌的韧带和肌腱在接近浅筋膜系统时，与股骨大转子的韧带粘连附着形成的，这些平面之间的脂肪组织很少。臀下皱襞是一种独特的结构，与先前的设想不同，它不同于浅筋膜系统[16]。它起源于臀下内侧 1/3 的真皮层，形成一个厚重的隔膜，不仅与臀筋膜相交，而且延伸更深，以水平的 J 字形附着于坐骨支和骶骨上[16]。因此，臀下皱襞既可被定性为骨皮韧带，也可被定性为筋膜粘连，这就解释了这种结构的固定良好和界线清晰的性质。此外，臀下皱襞是男性臀部关键的美学组成部分。其长度的定义不应超过臀部宽度的内侧 1/3，因为较长的皱褶是由于皮肤冗余、筋膜平面松弛和肌肉量丢失造成的，这表明臀部存在下垂和老化。

一旦读者能勾画出求美者的骨性框架以及骨皮和筋膜平面，肌肉组织就可以概念化为发生在此支架内。这组肌群中最表浅的肌肉是臀大肌，它是人体最厚的肌肉（4~7 cm），起源于外侧尾骨、外侧骶骨、骶结节韧带、竖棘筋膜、髂后上嵴内侧 1/3。它呈尾侧状，浅纤维插入髂胫束，深纤维插入臀肌粗隆。臀中肌起源于髂嵴外侧 2/3，插入股骨大转子，随即走行在臀大肌深面，除了在髂嵴起始处，臀中肌大部分被臀大肌覆盖，两块肌肉相互交叉，只能通过它们的纤维走行来区分。臀大肌的纤维斜向走行，而臀中肌的深层纤维是垂直走行。臀小肌位于臀中肌深处，具有类似的走行，其起源于髂骨的臀部表面，垂直方向的纤维插入髋关节囊和股骨大转子。臀小肌深处的一组小肌肉包括梨状肌（最头侧），其次是上孖肌、闭孔内肌、下孖肌和股方股（最尾侧）。这些肌肉在肌内假体的解剖过程中并不经常遇到；然而，它们是神经血管结构从骨盆发出的重要标志。梨状肌起源于骶骨和骶结节韧带，插入股骨大转子，因其分隔开坐骨神经孔而具有解剖学意义。坐骨神经通过梨状肌尾侧的坐骨神经孔出骨盆，位于坐骨结节与大转子之间的中点。随后坐骨神经沿外下方走行至骨盆髋臼，术中可触及其定位。臀上动脉在头侧进入梨状肌，分为浅分支和深分支。浅分支沿着臀大肌的深面延伸，而深分支在臀中肌和最小肌之间延伸。臀上动脉的轨迹是沿着从髂后上棘到股骨大转子之间的轴线走行。臀下动脉从梨状肌下孔穿出，沿臀大肌深层向大腿后部延伸。臀上静脉和臀下静脉与同名动脉伴行进入骨盆，汇入盆腔静脉丛。

除术前标记臀部美学焦点和脂肪切除需要处理的区域外，手术医生还必须在每侧臀部标记一个安全三角区的外部投影[17]：三角形的顶点是髂后上棘，外侧点位于大转子，内侧点位于坐骨结节。臀大血管与坐骨神经走行在此三角形内，在三角区注射脂肪时必须更加谨慎。在男性中，如果在臀部美学焦点以外的区域施行丰臀，或者钝化美学焦点，会导致肌肉欠发达的内胚层体型外观。

29.3　术前评估及受术者体位

术前拍照对于制订手术计划、合理引导受术者预期结果以及术后对比至关重要。照片应包括 360° 视角，手臂向上和向下，并拍摄受术者弯曲和休息的体位，以突出臀部肌肉和美学焦点。术前标记时采用同样的方法，手术医生坐着以便对标记进行平视。标记以下解剖学标志：沿着腰椎棘突的中线、骶骨三角、髂后上棘、髂嵴、臀下皱襞和外侧大转子（图 29.3）。切口设计在臀肌自然皱褶处，范围 5~7 cm，具体取决于假体的尺寸，通常假体以折叠方式植入。左右两侧采用相同的切口并剥离出假体腔隙，通过在弯曲和休息姿势之间交替变化来标记臀肌群和拟定的假体腔隙尺寸。任何不对称都可以通过调整假体腔隙大小和位置来纠正。然后划定吸脂供区、BodyBanking™、脂肪细胞转移、MuscleShadowing™ 等区域，完成标记。

由于肌肉麻痹可使臀大肌充分回缩，故气管内插管麻醉是首选，剥离肌内假体腔隙时更容易。诱导前静脉给予头孢唑林或克林霉素作为预防用药。在手术室内，受术者站立位下用氯己定对下背部、侧腰、臀部、髋部、大腿周围进行消毒预备。在静脉上放置无菌弹力套以预防静脉血栓栓塞。然后受术者躺在用一次性无菌手术单交叉覆盖的垫单上，由麻醉师进行诱导和插管。一旦确认有效通气并确保气道安全，使用无菌垫单将受

术者旋转至俯卧位。

口头交代每个团队成员的角色，来确保受术者翻身成俯卧位时的安全性，这是一项团队努力的合作，在从俯卧位翻转回仰卧位时需要重复之前的操作。每次变换体位时都要在受术者潜在的受压部位放上软垫。

29.4　手术技术

一旦受术者在手术台上安全地摆好体位，需要再次评估无菌环节的完整性，必要时在铺巾前再次消毒。重要的术野包括：下背部、臀部外侧区域、大腿后侧等，这些区域可以作为丰臀和吸脂的美学参考区域，可用来判断对称性。用 4-0 尼龙线缝合固定浸过碘伏的纱布（覆盖肛周），然后用手术薄膜（3M 含碘专业手术薄膜）覆盖整个区域，与手术野的其余部分隔离开来（图 29.4）。切口注射 2% 利多卡因和 1∶10 万肾上腺素。我们使用一个钝头套管针将肿胀液（例如 0.9% 生理盐水、0.1% 利多卡因和 1∶100 万肾上腺素）浸润到脂肪抽吸区域，同时在臀大肌表面注入大约

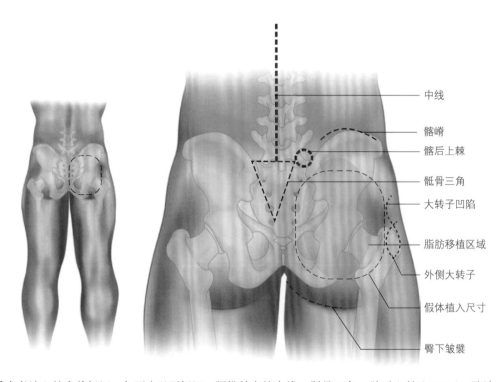

图 29.3　受术者站立的术前标记。勾画出以下标记：腰椎棘突的中线、骶骨三角、髂后上棘（PSIS）、髂嵴、臀下皱襞和外侧大转子。用于放置臀部假体的拟定切口标记在臀部自然皱褶处（约 5 cm），以红色显示。在弯曲姿势和休息姿势之间交替，标记臀肌群和拟定的假体腔隙尺寸。将脂肪细胞转移的区域用黄色表示

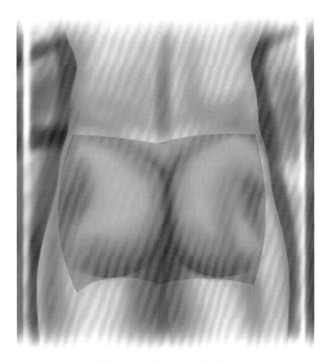

图 29.4　术中铺巾和体位

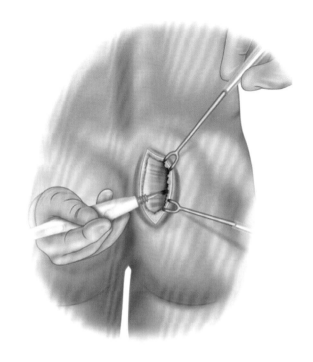

图 29.5　起始入路是通过位于臀大肌筋膜表面的皮下平面进入

100 ml 肿胀液，等待 10 分钟。臀间沟切口用作动力辅助吸脂（PAL）（Microaire™，另译飚塑，弗吉尼亚州夏洛茨维尔市）的针管入口。所有吸脂供区均使用无负压吸引的 4 ml 篮状套管进行隧道预制。如果受术者之前没有进行过吸脂，则可以进行吸脂。如果先前吸脂过程中留下了瘢痕，应停止吸脂。吸脂术是通过臀部外侧和大腿外侧进行的，目的是形成美观的细微凹陷的外侧肌肉阴影（MuscleShadowing™）。对于脂肪较多的区域，可以使用更大功率的 8 ml 带负压吸引的篮状套管（Alpha Aesthetics AART，Inc.，内华达州卡森市）。然后收集脂肪抽吸物，并通过金属过滤器，将其等分到 20 ml 注射器中，用于假体植入以后的脂肪细胞转移（BodyBanking Lipocell Transfer™）。

切开臀间皱襞切口，仔细止血剥离，在皮下平面向内侧（屈肌）或外侧（伸肌）肌群剥离形成隧道，并保持在臀大肌筋膜表面（图 29.5）。随后将臀大肌筋膜在距离臀间沟 2 cm 处切开。在假体植入腔隙后关闭入口时保留 2 cm 肌肉和筋膜袖带。用电刀进行肌肉内的干性剥离，直至臀大肌内的中等深度，留下 1.5 cm 厚度的肌肉覆盖假体植入的腔隙表面（图 29.6）。手术医生应连续用拇指检

查肌肉厚度。继续向外侧、上方和下方剥离以形成假体植入腔隙。助手用加大号拉钩反向牵拉进行协助。使用头灯可以改善肌肉内剥离平面的视野，在肌内平面进行可视化剥离是至关重要的，以免过于靠近坐骨神经，坐骨神经必须保持在剥离平面的深部。剥离的同时必须严密止血，注意臀下动脉穿支的预期位置。

放置硅胶假体（AART，Inc.，内华达州卡森市）后，通过对假体的内侧和外侧进行雕刻以获得更运动的臀部轮廓，使其具有男性臀部美学的垂直凸面特征。使用抗生素溶液（如头孢唑啉、杆菌肽、庆大霉素和聚维酮碘）冲洗假体和植入腔隙。将手术薄膜（3M 含碘专业手术薄膜）覆盖在切口上，其开口适合硅凝胶填充假体辅助递送袋（Keller Funnel™，爱尔兰都柏林），通过该开口将假体"非接触式"植入剥离好的肌肉内腔隙中（图 29.7）。然后手术医生和助理更换手套，进行假体和（或）腔隙的调整和关闭。在两侧假体植入后，检查臀部的形状、大小和对称性（图 29.8）；如果需要对腔隙或假体进行任何调整，手术医生的手指要浸入抗生素溶液中浸泡。必要时，可在每个假体腔隙内放置一次性负压引流球（Jackson

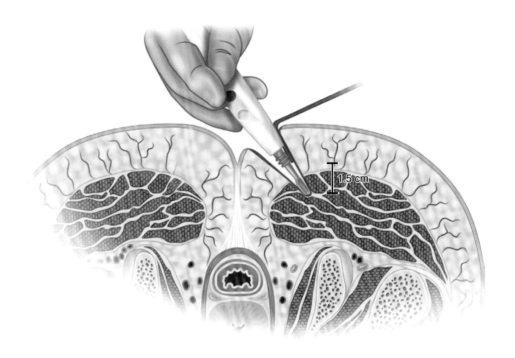

图 29.6 在肌肉内剥离至中等深度，保留 1.5 cm 厚度的肌肉覆盖在容纳假体的腔隙表面

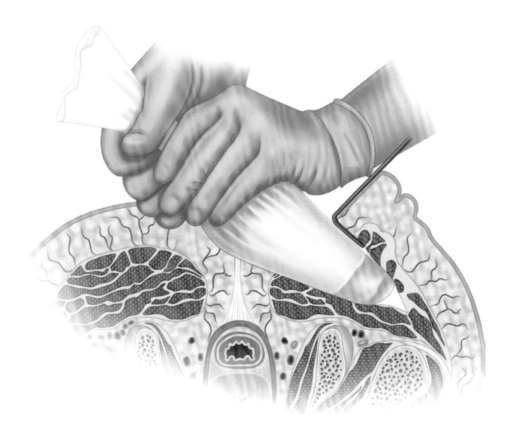

图 29.7 将臀部假体植入肌内腔隙的无接触技术（通过使用硅凝胶填充假体辅助递送袋）

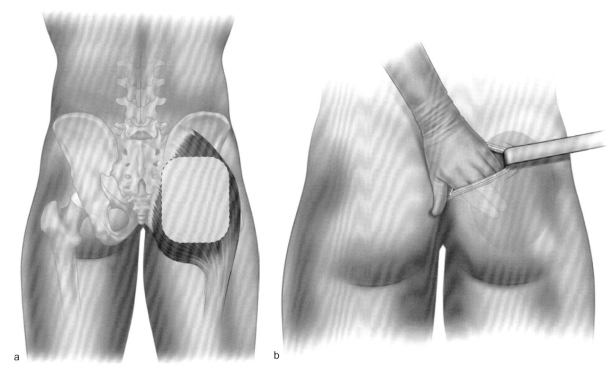

图 29.8　（a）硅胶假体在肌内腔隙的理想位置；（b）调整假体居于臀部中央

Pratt drain），并通过单独的刀刺切口在臀下皱襞外侧引出。在我们的临床实践中，我们并没有使用引流管来丰臀。必须强调的是，假体植入腔隙的关闭应该是无张力的。肌肉筋膜边缘应轻松靠近，用 8~10 条单根 0 号薇乔（polyglactin 910）可吸收性多股编织缝线间断缝合[7]，然后用 2-0 薇乔可吸收线缝合浅筋膜。真皮层用 3-0 号单乔（poliglycaprone 25）可吸收线连续缝合，缝线打结埋在皮下（图 29.9）。

　　然后使用 BodyBanking™，通过位于假体植入切口头侧 2 cm、侧腰吸脂切口下方 1 cm 处的切口，进行脂肪细胞转移术。用 2 mm 的弯曲脂肪细胞移植套管（Alpha Aesthetics AART，Inc., 内华达州卡森市）进行皮下层的脂肪移植，移植部位为每侧臀部上、下极和内侧位置，以获得更大的凸度（图 29.10 和图 29.11）。这可以使臀部变窄，增加臀中部的凸度，同时加强外侧大转子凹陷。这样的轮廓就能呈现出一个高大有力的臀肌外观：臀上极过渡区位于下背部，最大高度位于臀中部突出处，下极过渡区位于大腿后侧的股二头肌。与女性臀部脂肪塑形不同的是，男性丰臀应避免在臀部外侧（髋部）行脂肪移植，因为这会导致肌肉欠发达的内胚层体型外观。在注射脂肪时，手术医生要注意前面描述的安全区三角形，以免注脂针管插入肌肉内。

　　包扎时，切口涂抹医用液体胶粘剂（免缝皮肤胶水），并用 1 英寸宽的 3M 胶布（Steri-strips™）固定，外面再用纱布和胶带固定。如果对外侧大转子肌肉凹陷进行了处理，需要放置外侧臀凹的衬垫。术后将舒适但不紧身的束身衣套在敷料上并穿着 3 周。

29.5　术后护理

　　一旦达到术后麻醉护理单元的出院标准，求美者可在手术当天出院回家。在他们离开之前，对求美者和他们指定的护理人员进行详细宣教，包括引流护理、敷料护理、体位和活动限制等。必须避免可能导致假体移位或阻碍假体腔隙愈合的操作和活动（例如按摩、坐姿、使用臀部肌肉组织的运动）。活动指导包括 2 周内不要坐位，蹲在马桶上如厕，2 周后可以进行不使用臀肌的体

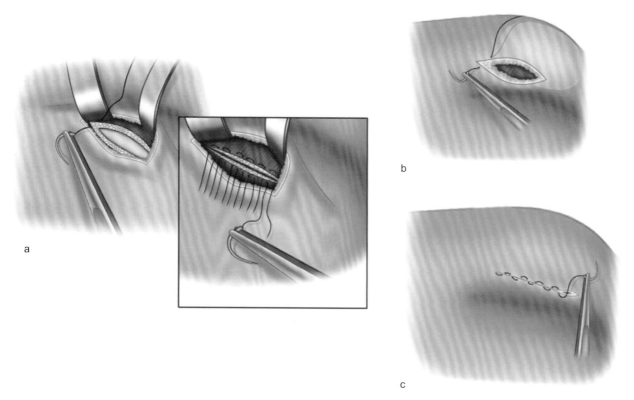

图 29.9 肌肉筋膜层（a）、浅筋膜层（b）和真皮层（c）的"水密"闭合

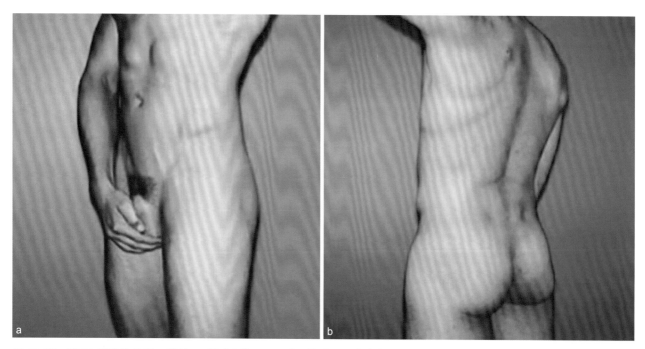

图 29.10 该 29 岁男性身高 5 英尺 11 英寸（约 180 cm），体重 165 磅（约 150 斤），外胚层体型 / 跑步者，术前（a～c）和术后 21 个月的随访照片（d～f）。他接受了 276 ml 定制硅凝胶假体丰臀术。自体脂肪移植在臀部上极点，使臀部肌肉轮廓延长，同时避免阶梯状的外观

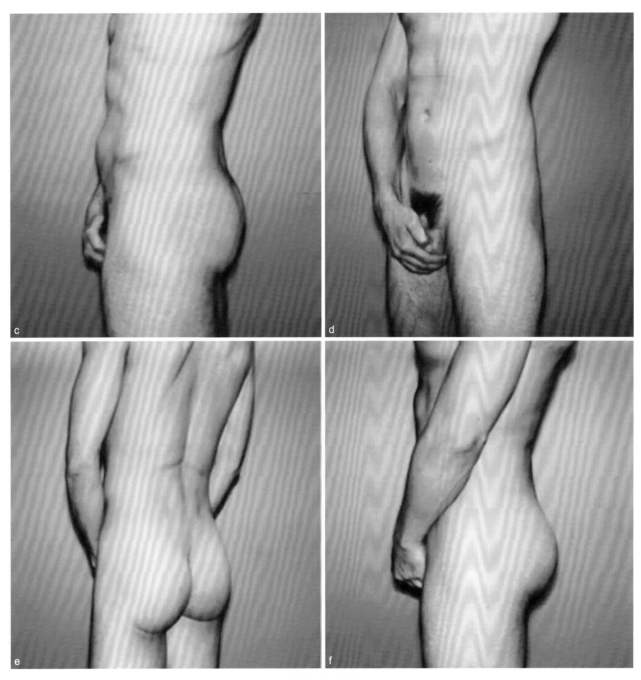

图 29.10（续）

育锻炼，术后 4 个月可开始进行使用臀肌的轻度运动。术后在引流管拔除前继续使用抗生素预防。求美者可以带着引流管淋浴，但避免任何引流管和切口浸泡在水中。Penrose 引流管如果放在侧面，可以在第 10 天拔除。假如使用球囊状引流管，当每天引流量少于 30 ml 时，可将其去除（视求美者体质而定）。束身衣要穿着 3 周。

术后第 1 天通过通讯软件（Skype™）或视频通话软件（Facetime®）进行随访，以确认敷料和引流管护理得当，并加强体位和活动指导。第一次面对面随访是在术后 5~7 天。之后可在前 6 周内每隔 1~2 周随访一次，再每隔几个月随访一次。

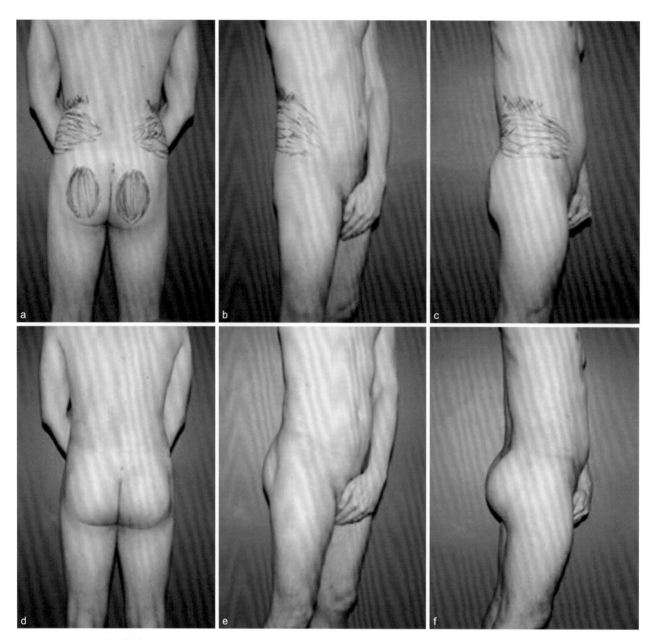

图 29.11　32 岁男性术前（a~c）和术后 2 年随访照片（d~f），使用 200 ml 定制轮廓的硅胶臀部假体进行肌内植入，圆形假体在中央和后侧进行修剪，通过拉长臀部同时增强外侧大转子凹陷的程度，使臀部外观看起来更健美、更精瘦

29.6　并发症管理

随着技术的改进、对解剖学的理解以及对手术原则的坚持，丰臀术的并发症从先前报道的30% 下降到了现在的 5%[18]。然而，当出现并发症时，求美者应尽可能频繁地来诊室就诊，直到问题得到解决。通过选择合适的假体尺寸、无张力闭合和遵守术后活动限制，可以防止伤口裂开。

如果出现不超过浅筋膜的小面积裂开，可以通过局部伤口护理进行处理。如果裂开的程度很严重，或者如果它涉及浅筋膜闭合，只要假体没有暴露，则需要冲洗，必要时重新吻合组织。当发生假体暴露时，如果暴露程度较小，覆盖范围可行，并且没有假体腔隙感染的证据，则可以尝试通过冲洗和更换假体进行补救。感染是一种罕见但麻烦的并发症。局部的浅表蜂窝织炎可以用抗生素治疗；但是，如果担心深部感染或假体腔隙受累，则应返回手术室，至少进行冲洗，甚至可能要移除假体。在假体明显暴露的情况下，重新植入应推迟，直到未发现有感染的证据存在，并且已经完成完整的抗生素疗程。在适当的引流管理下，血清肿并不常见。但是，如果有症状且持续存在，则需要进行抽吸。如果认为血清肿已明显包裹，则必须通过手术将其排空。通过适当的假体腔隙剥离和选择合适的假体，可以显著减少假体移位的发生。预计会出现暂时性臀肌感觉丧失，虽然这不是并发症，但术前必须告知患者。暂时性坐骨神经功能失调也有报道，但通常在给予加巴喷丁或布洛芬短期治疗后会消失。

29.7　关键步骤

- 求美者站立位标记：采用弯曲和休息姿势，以更好地识别臀肌组织和美学焦点。
- 在求美者身上标记假体腔隙的尺寸并记录其测量值。
- 首选气管内插管麻醉，因为肌肉麻痹可导致臀大肌充分回缩。
- 求美者站立位时用氯己定对下背部、臀部和大腿周围进行消毒准备。
- 必须利用团队合作的办法安全地将求美者翻转到仰卧位。
- 吸脂区域使用钝头套管注射肿胀液，将大约 100 ml 的肿胀液渗透至臀大肌的表面。
- 动力辅助吸脂（PAL）（Microaire™，另译飚塑，弗吉尼亚州夏洛茨维尔市），使用无负压吸引的 4 ml 篮式抽吸管预制隧道。
- 然后用带负压吸引的同样的篮状抽吸针管在这些预制隧道的区域进行吸脂术。
- 吸脂术是通过臀部和大腿外侧进行的，目的是使其形成美观的细微凹陷的肌肉阴影（MuscleShadowing™）。
- 然后收集脂肪，并通过金属过滤器，再将处理好的脂肪等分到 20 ml 注射器中，用于假体植入后的脂肪移植。
- 臀间皱襞切口锐性切开并剥离，剥离层次保持在臀大肌筋膜的表面。

- 然后在距离中央臀肌皱褶 2 cm 处切开臀大肌筋膜。
- 使用电刀进行肌肉内剥离，直至臀大肌内的中等深度，保留 1.5 cm 厚的臀大肌肌肉覆盖在假体腔隙表面。
- 手术医生应使用拇指连续检查肌肉的厚度。
- 从外侧面、上方和下方继续剥离，以形成假体植入腔隙。
- 为了避免过于接近坐骨神经，在肌内平面进行可视化剥离至关重要。坐骨神经应始终被解剖平面深部厚层的肌肉覆盖。
- 通过臀部假体内侧和外侧雕刻来实现臀部肌肉更具运动轮廓美，使臀部假体具有男性臀部美学的垂直凸面特征（臀部假体产自 Alpha Aesthetics AART，Inc.，内华达州卡森市）。
- 用三种抗生素溶液（如杆菌肽、头孢唑啉和庆大霉素）冲洗假体并浸润切口及假体腔隙。
- 使用手术薄膜（3M 含碘专业手术薄膜）以及硅凝胶填充假体辅助递送袋（Keller Funnel™，爱尔兰都柏林），进行假体的"非接触式"植入至肌肉内腔隙。
- 然后将一次性负压引流球（Jackson Pratt drain）放入每个假体腔隙中，并通过单独的切口从臀下皱襞的侧面引出。
- 假体腔隙的闭合应该无张力。肌肉筋膜边缘应轻松接近，并使用 8～10 根缝线单纯间断缝合，0 号或 2-0 号薇乔缝线（Polyglactin 910）进行"水密"闭合。
- 分别闭合浅筋膜（薇乔可吸收缝线）、深部真皮（薇乔可吸收缝线）、真皮（薇乔可吸收缝线）和皮下（单乔可吸收缝线）。
- 利用 2 mm 注脂针管进行自体脂肪细胞移植（BodyBanking®）至臀部上、下极，同时利用肌肉阴影（MuscleShadowing™）增强外侧转子凹陷，以实现男性美学。
- 在注射脂肪细胞时，手术医生要注意安全区三角形[19]，以避免注脂套管针的肌肉内注射。
- 活动指导包括 2 周内禁止坐着，2 周内蹲在马桶上如厕，2 周内可进行不使用臀肌的体育锻炼，术后 4 个月才可开始使用臀肌的轻度锻炼。

29.8　结论

通过遵循周密的术前计划、对解剖学的理解、系统的手术技巧以及对本章回顾的男性独特美学的理解，男性丰臀术才能获得成功，以实现有效、安全和可重复的结果，使求美者满意，使手术医生客源增多并忙碌起来。

参考文献

1. Montagu A. The buttocks and natural selection. JAMA. 1966; 198: 169.
2. Heidekrueger PI, Sinno S, Tanna N, et al. The ideal buttock size: a sociodemographic morphometric evaluation. Plast Reconstr Surg. 2017; 140: 20e-32e.
3. Sinno S, Lam G, Brownstone ND, et al. An assessment of gender differences in plastic surgery patient education and information in the United States: are we neglecting our male patients? Aesthet Surg J. 2016; 36: 107-10.
4. Hu Y, Abbasi NUH, Zhang Y, et al. The effect of target sex, sexual dimorphism and facial attractiveness on perceptions of target attractiveness and trustworthiness. Front Psychol. 2018; 9: 942.
5. Centeno RF, Sood A, Young VL. Clinical anatomy in aesthetic gluteal contouring. Clin Plast Surg. 2018; 45: 145-57.
6. Cosmetic surgery national data bank statistics. Aesthet Surg J. 2015; 35 Suppl 2: 1-24.
7. Mendieta CG. Intramuscular gluteal augmentation technique. Clin Plast Surg. 2006; 33: 423-34.
8. Oranges CM, Tremp M, di Summa PG, et al. Gluteal augmentation techniques: a comprehensive literature review. Aesthet Surg J. 2017; 37: 560-9.
9. https://www.plasticsurgery.org/documents/News/Statistics/2016/plastic-surgery-statistics-full-report-2016.pdf. Accessed Jan 2019.
10. Del Vecchio D, Wall S Jr. Expansion vibration lipofilling: a new technique in large-volume fat transplantation. Plast Reconstr Surg. 2018; 141: 639e-49e.
11. Strong AL, Cederna PS, Rubin JP, et al. The current state of fat grafting: a review of harvesting, processing, and injection techniques. Plast Reconstr Surg. 2015; 136: 897-912.
12. Steinbrech DS, Sinno S. Utilizing the power of fat grafting to obtain a naturally-appearing muscular "6-Pack" abdomen. Aesthet Surg J. 2016; 36: 1085-8.
13. Ghavami A, Villanueva NL, Amirlak B. Gluteal ligamentous anatomy and its implication in safe buttock augmentation. Plast Reconstr Surg. 2018; 142: 363-71.
14. Lockwood TE. Superficial fascial system (SFS) of the trunk and extremities: a new concept. Plast Reconstr Surg. 1991; 87: 1009-18.
15. Illouz YG. Surgical implications of "fixed points": a new concept in plastic surgery. Aesthet Plast Surg. 1989; 13: 137-44.
16. Babuccu O, Barut C, Zeyrek T, et al. Infragluteal sulcus: a combined histologic and anatomic reappraisal. Aesthet Plast Surg. 2008; 32: 496-502.
17. Villanueva NL, Del Vecchio DA, Afrooz PN, et al. Staying safe during gluteal fat transplantation. Plast Reconstr Surg. 2018; 141: 79-86.
18. Mofid MM, Gonzalez R, de la Pena JA, et al. Buttock augmentation with silicone implants: a multicenter survey review of 2226 patients. Plast Reconstr Surg. 2013; 131: 897-901.
19. Turin SY, Fracol M, Keller E, et al. Gluteal vein anatomy: location, caliber, impact of patient positioning, and implications for fat grafting. Aesthet Surg J. 2019. pii: sjz260. https://doi.org/10.1093/asj/sjz260. [Epub ahead of print].

第**30**章 抗逆转录病毒治疗导致脂肪萎缩患者的丰臀术

30.1 背景

随着 1996 年采用有效的抗逆转录病毒疗法（antiretroviral therapy，ARVT）治疗人类免疫缺陷病毒（HIV）感染，大量患者出现身体脂肪重新分布，导致中央脂肪堆积和外周脂肪丢失等轮廓畸形[1-3]。"HIV 相关脂肪萎缩综合征"一词是指脂肪分布的多种变化，通常与代谢异常有关，包括血脂异常和胰岛素抵抗。脂肪萎缩主要见于面部、四肢和臀部。脂肪堆积主要见于腹部、乳房和颈后部，也称为水牛背[4]。

脂肪萎缩的主要原因是暴露于胸苷类似物核苷逆转录酶抑制剂（nucleoside reverse transcriptase inhibitors，NRTIs）。比较不同抗逆转录病毒疗法的试验表明，司他夫定和齐多夫定在脂肪萎缩的发病机制中起重要作用[5]。使用胸腺嘧啶核苷类似物的脂肪萎缩可能是由于 NRTIs 诱导的线粒体 DNA 聚合酶 γ 抑制和线粒体毒性所致。脂肪萎缩区域的活检以线粒体 DNA 缺失、炎症和凋亡为特征[6-7]。即使在没有肥胖的情况下，脂肪萎缩和脂肪堆积也与糖和脂质代谢异常有关。脂肪细胞分泌激素，如脂联素、瘦素和抵抗素，这些激素参与代谢途径。脂联素水平降低与胰岛素抵抗和 2 型糖尿病，以及伴有外周脂肪萎缩和中枢性脂肪肥大的 HIV 感染患者相关。

在 HIV 感染患者中，脂联素水平与肥胖之间的正常关系消失了，这可能是由于与 HIV 脂肪萎缩相关的脂肪细胞功能改变，而脂联素与内脏脂肪组织的负相关关系保持不变[8]。

几项临床试验表明，当患者停止服用司他夫定和齐多夫定并改用其他 NRTIs（如替诺福韦和阿巴卡韦）时，脂肪萎缩区域有所改善。事实上，由于泰诺福韦和阿巴卡韦的疗效和便利性，故为一线 NRTIs；而司他夫定和齐多夫定的病毒学效力较差，除了脂肪萎缩外，还存在许多其他副作用。因此，如果可能的话，这些患者应该考虑更换药物[9-10]。尽管可以看到一些改善，但这些变化是温和和暂时的。应建议患者不要期望外观发生显著变化[2]。

幸运的是，有许多手术方法可以帮助这些身体轮廓畸形的患者。可以使用自体脂肪移植和注射可生物降解或不可生物降解的填充物。硅胶假体被广泛用于单独治疗臀肌萎缩，或联合自体脂肪移植和（或）聚甲基丙烯酸甲酯（PMMA）注射。

30.2 术前评估

在这些情况下治疗脂肪萎缩的外科手术应该在健康状况良好的患者中进行。有必要与传染病专家进行随访，因为患者的病毒载量必须无法检测到，并且 CD4 计数必须超过 250 个细胞 /mm³。对于合并感染丙型肝炎病毒的患者，不建议使用这些方法，因为局部副作用会显著增加[11]。这些患者的脂肪萎缩分布在整个臀部区域，包括会阴区和臀下皱襞。该区域骨骼突出，伴有严重消瘦、皮肤松弛和臀间皱襞增宽。

与男性相比，女性的体征更糟糕，因为脂肪流失主要发生在髋部、臀部和下肢，这些区域是女性体型的特征。随着脂肪萎缩的分布，女性的身体类似于男性。

我们将这些患者的臀部脂肪萎缩分为不同等级，以便提出适当的治疗方案（表 30.1，图 30.1 ~ 图 30.3）。

表 30.1　沃德臀部脂肪萎缩分类和建议的手术治疗方案

Ⅰ级	A	臀部体积/凸度缺失；身体其他部位有可用脂肪	吸脂+脂肪移植
	B	臀部体积/凸度缺失；身体其他部位无可用脂肪	硅胶假体植入
Ⅱ级	A	Ⅰ级+髋部变窄；身体其他部位有可用脂肪	吸脂+脂肪移植
	B	Ⅰ级+髋部变窄；身体其他部位无可用脂肪	硅胶假体植入/30%聚甲基丙烯酸甲酯（PMMA）
Ⅲ级	A	Ⅱ级+臀间皱襞增宽+坐骨性皮炎/溃疡；身体其他部位有可用脂肪	吸脂+脂肪移植
	B	Ⅱ级+臀间皱襞增宽+坐骨性皮炎/溃疡；身体其他部位无可用脂肪	30%聚甲基丙烯酸甲酯（PMMA）

30.3　手术技术

30.3.1　吸脂和脂肪移植

　　自体脂肪移植是 HIV 脂肪萎缩最常见的治疗方法。在同一过程中，脂肪堆积区域可通过吸脂处理，脂肪萎缩区域可通过自体脂肪移植处理。脂肪因其生物相容性和来源丰富而成为一种极具吸引力的填充材料。它可以很容易地获取、加工和注射所需的量。由于脂肪重吸收或脂肪坏死，注射的脂肪体积可能会损失多达 40%～60%[12]。不幸的是，许多出现脂肪萎缩的患者身体其他部位没有足够的脂肪来填充这些区域。在 HIV 脂肪萎缩患者中进行的吸脂和脂肪移植与在美容或其他重建病例中进行的吸脂术和脂肪移植没有什么区别。脂肪可以从腹部、大腿、侧腰、下背部、膝盖或任何存在不理想脂肪堆积的部位获取。在我们的临床实践中，我们用含 1∶30 万肾上腺素的生理盐水组成的肿胀溶液渗透供区部位。脂肪

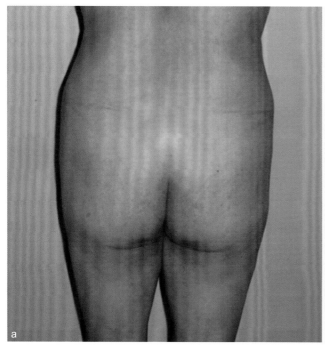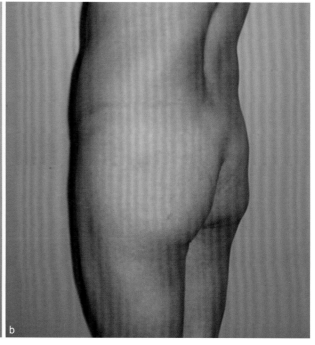

图 30.1　臀部脂肪萎缩Ⅰ级。（a）患者表现为臀部体积和凸度缺失。侧腰有可用的脂肪。ⅠA 级脂肪萎缩的治疗方法是侧腰吸脂和臀部脂肪移植。（b）斜位可以看到侧腰的突出和可供利用的脂肪量以及臀部轮廓的缺失量

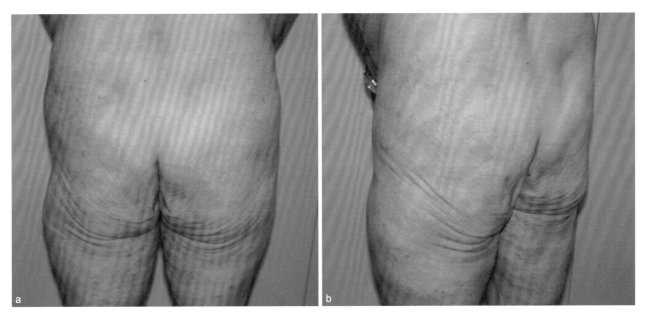

图 30.2　臀部脂肪萎缩 II 级。(a) 患者表现为臀肌体积和凸度减少，髋部变窄，身体其他部位无可用脂肪。IIB 级脂肪萎缩的治疗方法为硅胶假体植入或注射 30%PMMA。(b) 斜位显示臀部体积和凸度完全缺失。髋部凹陷，臀部皮肤轻微松弛

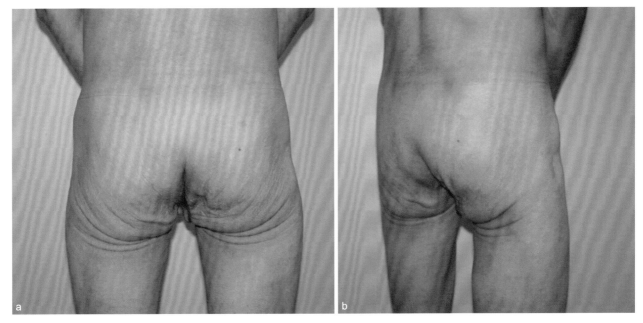

图 30.3　臀部脂肪萎缩 III 级。(a) 患者表现为臀部体积和凸度缺失、髋部变窄、臀间皱襞增宽和坐骨性皮炎。此外，身体其他部位也没有可用的脂肪。该 IIIB 级脂肪萎缩的治疗方法是注射 30%PMMA。(b) 臀间皱襞增宽和臀部皮肤明显松弛使得注射 30%PMMA 比硅胶假体植入物更好，因为其更具解剖学外观。即使硅胶假体置于肌肉下方，也不足以覆盖

采集使用负压辅助吸脂、动力辅助吸脂或注射器连接直径 4.0 mm、3.5 mm 和 3.0 mm 的钝头套管。然后用生理盐水冲洗吸出的脂肪混合液 1 ~ 3 次，静置后倒出。用直径 3.0 mm 的钝针连接在 20 ml 注射器上，将处理过的脂肪注射到臀部区域的皮下平面中。注射的平均脂肪量取决于获取的脂肪总量和患者的临床特征。我们一般通过臀间沟切口在每侧臀部注射 180 ~ 400 ml 脂肪。切口部位用 5-0 尼龙线缝合。术后束身衣至少穿 30 天 (图 30.4)。

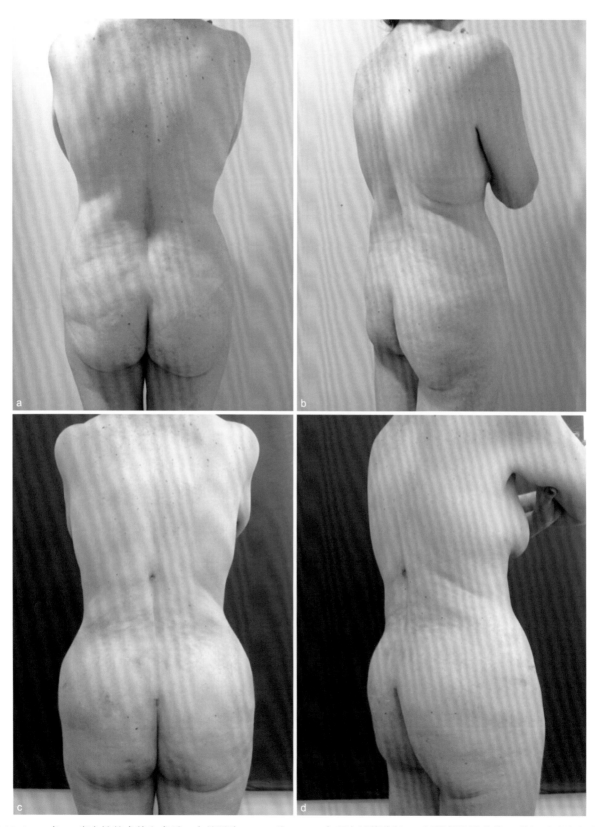

图 30.4 一名 40 岁女性的术前和术后 3 个月照片，BMI 为 23.1，表现为沃德分级 IA 级臀部脂肪萎缩，进行了吸脂和脂肪移植。脂肪抽吸 1900 ml，每侧臀部注射 350 ml 脂肪。（a）术前（正面）照片显示臀大肌体积和凸度缺失，侧腰有可用脂肪。（b）术前（斜位）照片显示侧腰部体积和可供利用的脂肪量。（c）术后（背面）照片显示侧腹部吸脂后，腰线变窄。（d）术后（斜位）照片显示脂肪移植后臀部凸度增加

30.3.2 聚甲基丙烯酸甲酯注射

自 2000 年初以来，巴西广泛使用聚甲基丙烯酸甲酯（PMMA）注射。2004 年 12 月，一项部级法律授权在公共卫生系统内注射 PMMA（永久性填充物），用于治疗与使用抗逆转录病毒疗法相关的面部脂肪萎缩。据报道，患有面部脂肪萎缩的 HIV 感染患者在使用 PMMA 进行面部重建后，生活质量、自尊和抑郁症状均有改善[11]。使用 PMMA 重建臀部区域缺乏这样的证据。在该区域使用时，应将其注射在皮下平面内，不得肌肉内注射，因为没有证据表明其对增加肌肉质量有影响，而且存在损伤神经血管结构的风险。

根据上述分类（表 30.1），PMMA 注射适用于ⅡB 级和ⅢB 级臀部脂肪萎缩的患者，以增加臀部体积，减少脂肪移植中常见的再吸收和体积损失。

以下是我们使用 PMMA 的一些注意事项：

- PMMA 注射应在门诊护理设施中进行。
- 注射过程中必须使用无菌设备。
- 30%PMMA 必须完全皮下注射，以避免皮肤并发症和神经血管结构损伤。
- 在第 1 个疗程中，PMMA 的注射量限制为 30 ml。
- 医生可根据患者的需要，每隔 3～4 周重复一次疗程，以避免单次大量注射的剧烈疼痛和局部水肿。

患者站立位设计标记 PMMA 待治疗区域。用 20 ml 2% 利多卡因＋100 ml 生理盐水＋1 ml 肾上腺素的溶液渗透这些区域。根据患者正在服用的抗逆转录病毒疗法的用药组合，术后 3 天内需要服用非甾体抗炎药。一旦严格遵守无菌原则，抗生素预防就没有必要了。患者可在注射后第 2 天淋浴。术后即刻应避免坐着，并避免阻力运动 3～4 天。术后短期或长期可发生感染和肉芽肿[13]（图 30.5）。

30.3.3 硅胶假体

臀部脂肪萎缩ⅠB 和ⅡB 级的首选治疗方法是放置臀部硅胶假体（表 30.1）。我们使用 Gonzalez 等人[14-15]描述的 XYZ 技术。假体放置在肌肉平面内，由骨性解剖标志引导，以提供安全的剥离并防止假体可见或可触及。患者处于直立姿势时标记臀间沟的最顶点（A），两侧的 X 点代表切口附近臀大肌的内侧界。G 线代表臀大肌从髂后上棘（Y 点）到大转子（Z 点）的外侧界。剥离不应超出 G 线的范围，以防止植入物可触及和可感知（图 30.6）。

接受全身麻醉后，患者俯卧位，在标记（倒红心）区域注射含有利多卡因（20 ml）、布比卡因（20 ml）和 1：15 万浓度肾上腺素的局部麻醉溶液。从 A 点开始，在内侧每侧做 6 cm 梭形切口，保留中间的骶皮韧带（图 30.7）。从 X 点开始进行皮下剥离，直到显露标记区域（倒红心）后的筋膜。臀大肌沿肌纤维方向切开 6.0 cm，切口深度为 3 cm。继续在肌肉内进行剥离，直至由 Y 点和 Z 点确定的臀大肌外侧，其对应于假体应放置的外侧界线（图 30.8）。肌肉和筋膜用 2-0 可吸收微乔缝线拉拢减张，在皮下剥离区域用 3-0 可吸收微乔缝线缝合。切口分两层闭合，3-0 可吸收单乔缝线固定去上皮梭形皮肤，用 4-0 尼龙缝线单纯间断缝合皮肤。沿切口贴上微孔®胶带。无须放置引流管[16-17]。

用于治疗 HIV 患者臀部脂肪萎缩所用的丰臀假体明显小于用于美容治疗的丰臀假体，因为覆盖假体的脂肪垫明显萎缩了。如果大型假体放置在臀大肌外侧界之外，可能会显得不自然、不美观。我们使用椭圆形臀部硅胶假体（图 30.9）。尺寸在 300 cm³ 以下的假体是首选，因为较大的假体由于皮下脂肪厚度不足容易出现双气泡征。术后预防性给予抗生素 5 天。要求患者穿束身衣，15 天内避免仰卧（图 30.10）。伤口裂开伴继发愈合不良是最常见的并发症（图 30.11）。

30.4 结论

治疗 HIV 相关臀部脂肪萎缩有几个潜在的益处，这些益处超出了美学的范畴。身体轮廓的严重变化可能与影响自尊甚至坚持抗逆转录病毒治疗方案的心理困扰有关。众所周知，手术后生活质量、自尊和抑郁症状有显著改善[11,16]。此外，HIV 相关脂肪萎缩的某些治疗措施有可能对相关代谢紊乱产生有利影响，如血脂异常和糖代谢异常[17-18]。因此，这类整形手术在这些患者中具有很高的适用性。

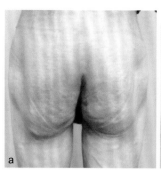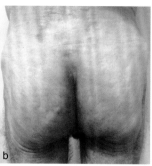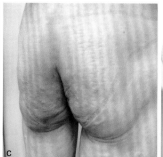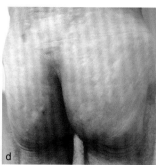

图 30.5 一名 48 岁男性变性人的术前（a,c）和术后 6 个月（b,d）照片，BMI 为 22，表现为沃德分级 Ⅲ B 级臀部脂肪萎缩。他接受了 PMMA 注射，在 11 个疗程中总共注射 650 ml，平均每次注射 60 ml

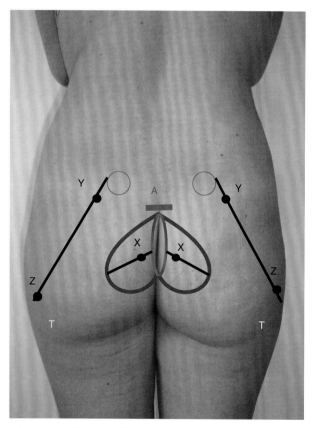

图 30.6 患者直立时臀部硅胶假体植入的术前标记。G 线（黑色，连接 Y 点和 Z 点）对应于臀大肌的外侧界。T 代表大转子。A 代表臀间沟顶点。X 点代表臀大肌的内侧界。A 点（蓝色）为垂直位置标记的臀间沟顶点；粉红色代表梭形切口，保留骶皮韧带，该韧带将固定在骶骨上；红色（倒红心）为皮下剥离显露臀大肌筋膜区域的形状；X 点代表臀大肌的内侧界，从此处开始肌肉内剥离并到达 Y 点和 Z 点；Y 点为臀大肌的上界；Z 点为臀大肌的下界；T 点（黄色）为大转子；绿色代表髂后上棘

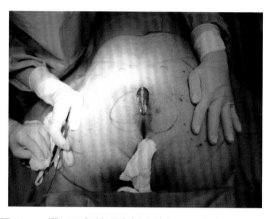

图 30.7 臀区两侧梭形内侧皮肤切口，保留骶皮韧带

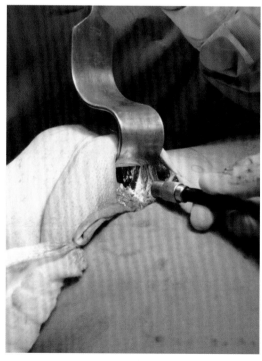

图 30.8 肌肉内剥离至臀大肌外侧界，由连接点 Y 和 Z 的 G 线表示

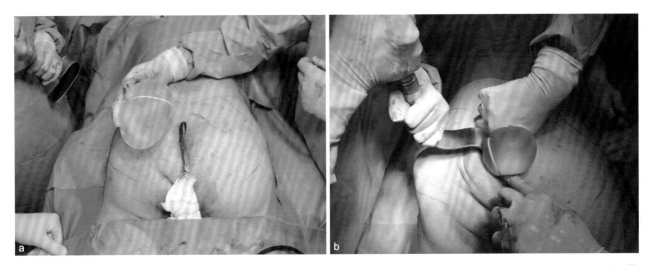

图 30.9　肌肉内放置臀部硅胶假体（假体较大一侧朝上）。（a）图中显示硅胶假体应该位于臀大肌内侧的位置。椭圆形假体较大的一侧位于上部，靠近髂后上棘。（b）假体放置从较小的部分开始，一旦它进入肌肉内部，较大的一侧就会朝上

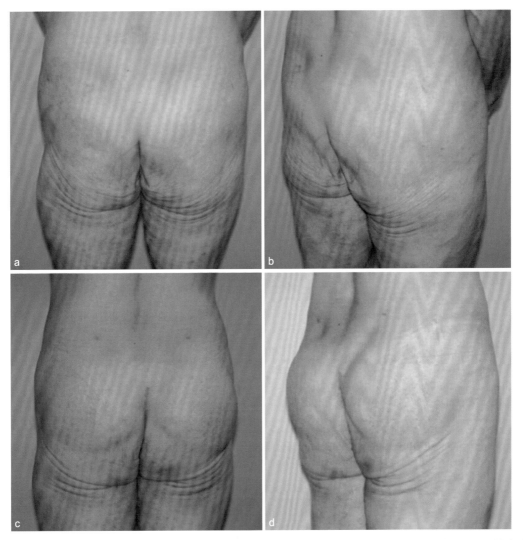

图 30.10　一名 46 岁女性的术前（a，b）和术后 6 个月（c，d）照片，BMI 为 23.6，表现为沃德分级 I B 级臀部脂肪萎缩，植入椭圆形硅胶假体，每侧 260 cm³

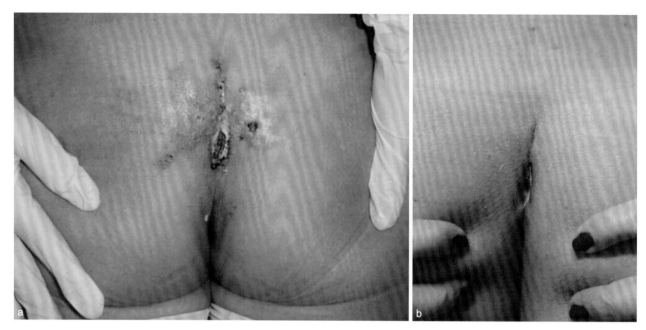

图 30.11 术后 15 天伤口裂开（臀部假体未暴露），伤口二期愈合。（a）术后 15 天因使用黏性敷料而导致的伤口裂开和皮肤瘢痕。（b）3 周后，伤口在愈合过程中裂开。由于早期的瘢痕化过程中，没有使用黏性敷料，患者仅使用聚维酮。术后 30 天伤口愈合

参考文献

1. Riddler SA, Smit E, Cole SR, et al. Impact of HIV infection and HAART on lipids in men. JAMA. 2003; 289: 2978.

2. Carr A. HIV lipodystrophy: risk factors, pathogenesis, diagnosis and management. AIDS. 2003; 17 Suppl 1: S141.

3. Benito-Ruiz J, Fontdevila J, Manzano M, et al. Hip and buttock implants to enhance the feminine contour for patients with HIV. Aesthet Plast Surg. 2006; 30: 98-103.

4. Bacchetti P, Gripshover B, Grunfeld C, et al. Fat distribution in men with HIV infection. J Acquir Immune Defic Syndr. 2005; 40: 121.

5. Domingo P, Matias-Guiu X, Pujol RM, et al. Subcutaneous adipocyte apoptosis in HIV-1 protease inhibitor-associated lipodystrophy. AIDS. 1999; 13: 2261.

6. Sievers M, Walker UA, Sevastianova K, et al. Gene expression and immunohistochemistry in adipose tissue of HIV type 1—infected patients with nucleoside analogue reverse-transcriptase inhibitor—associated lipoatrophy. J Infect Dis. 2009; 200: 252.

7. Hammond E, McKinnon E, Nolan D. Human immunodeficiency vírus treatment—induced adipose tissue palhology and lipoatrophy: prevalence and metabolic consequences. Clin Infect Dis. 2010; 51: 591.

8. Kosmiski A, Bacchetti P, Kotler D, et al. Relationship of fat distribution with adipokines in human immunodeficiency virus infection. J Clin Endocrinol Metab. 2008; 93(1): 216-24.

9. Carr A, Workman C, Smith DE, et al. Abacavir substitution for nucleoside analogs in patients with HIV lipoatrophy: a randomized trial. JAMA. 2002; 288: 207.

10. Moyle GJ, Sabin CA, Cartledge J, et al. A randomized comparative trial of tenofovir DF or abacavir as replacement for a thymidine analogue in persons with lipoatrophy. AIDS. 2006; 20: 2043.

11. Warde M, Gragnani A, Gomes H, et al. The impact of facial lipoatrophy treatment with polimethyl metacrylate in AIDS patients as measured by four quality-of-life questionnaires. Int J STD AIDS. 2011; 22(10): 596.

12. Gabriel A, Champaneria MC, Maxwell GP. Fat grafting and breast reconstruction: tips for ensuring predictability. Gland Surg. 2015; 4: 232.

13. Serra MS, Gonçalves LZ, Ramos-e-Silva M. Soft tissue augmentation with PMMA-microspheres for the treatment of HIV-associated buttock lipodystrophy. Int J STD AIDS. 2015; 26: 279.

14. Castilho AD, Filho JV, Gonzalez D. Gluteoplasty using the intramuscular (XYZ) method. Rev Bras Cir Plást. 2017; 32: 410.

15. Gonzalez R. Augmentation gluteoplasty: the XYZ method. Aesthet Plast Surg. 2004; 28: 417.

16. Barreiro G, Zanella F, Rosa K, et al. Gluteal contour restoration in antiretroviral users and its quality-of-life related impacts: a historical cohort study. Rev Bras Cir Plást. 2017; 32: 398.

17. Power R, Tate HL, McGill SM, et al. A qualitative study of the psychosocial implications of lipodystrophy syndrome on HIV positive individuals. Sex Transm Infect. 2003; 79: 137.

18. Ammassari A, Antinori A, Cozzi-Lepri A, et al. Relationship between HAART adherence and adipose tissue alterations. J Acquir Immune Defic Syndr. 2002; 31 Suppl 3: S140.

第**31**章　大体重基数减肥后的丰臀术

31.1　背景

大体重基数减肥（massive weight loss，MWL）手术已经成为整形外科一个快速发展的领域，需要进行重大的修正和完善，以处理特别是在肥胖症患者中遇到的严重身体轮廓畸形问题。这些患者在肥胖期间和大体重基数减肥后，由于皮肤/浅筋膜系统（superficial fascial system，SFS）复合体的严重紊乱，呈现出多种全身形态变化模式。在本章中，我们具体讨论了大体重基数减肥体形雕塑术中臀部评估和手术方法的一些问题。

31.2　解剖形态学及臀部美学

对于大体重基数减肥患者，我们应始终努力达到与普通患者相同的美学标准。然而，由于肥胖和减肥过程造成的组织损伤，要取得好的效果是有挑战性的。由于机械应力，这些患者的浅表筋膜系统的胶原层和筋膜被拉长，导致包括臀区在内的周边皮肤普遍过度松弛[1]。

Mendieta 的臀部评估分类也可用于大体重基数减肥患者。臀部区域包含两个独立的可移动结构：框架（骨框架、皮下脂肪和皮肤）和臀肌组织。

评估肌肉组织和框架之间的关系对于臀部疾病的诊断和治疗至关重要[2]。

框架类型　患者站立时，臀部最突出的点包括：①A点，上外侧；②B点，下外侧大腿连接；③C点，臀中外侧。身体两侧这3个点的连接有助于识别臀部的4种基本框架类型：A形、V形、圆形和方形，这在大体重基数减肥患者中是相似的（图31.1）。然而，这些患者过度松弛的皮肤会影响整体轮廓。因此，在考虑丰臀术方案之前，应先解决框架重塑（臀部提升）。

臀部美学单位　臀部美学单位及其与框架的关系用于定位和确定哪些部位可能受益于吸脂、脂肪转移或提升[3]。它们被设计用于区分普通求美者的框架区，很难应用于大体重基数减肥的患者。图31.2显示了在框架结构上有重力组织下垂效应和无重力组织下垂效应时臀部美学单位的划分，显示了明显的变化。在进行任何丰臀技术之前，评估腰腹环切术（环周脂肪切除术）对改善臀部形态的必要性是很重要的。应仔细分析患者的臀部解剖结构和手术计划，以确定其美学偏好。

皮肤/浅筋膜系统（SFS）松弛　通过动态体检评估皮肤松弛程度。浅筋膜系统（SFS）被过度拉伸的胶原纤维无法有效维持皮肤和皮下脂肪与

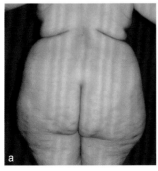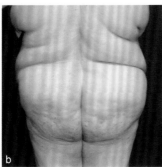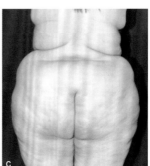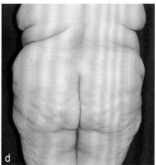

图31.1　肥胖患者的框架类型：（a）A形、（b）V形、（c）圆形和（d）方形

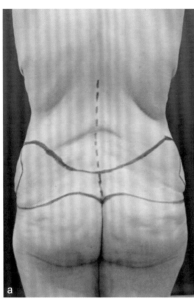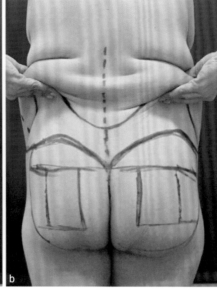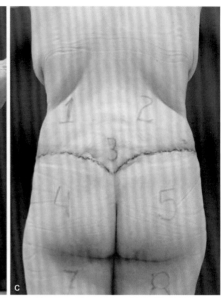

图 31.2 臀部美学单位应用于接受环切术的大体重基数减肥患者。（a）标记臀部提升的环形皮肤切除区；（b）模拟下半身提升的预期效果后进行再次标记；（c）患者接受臀部框架重塑和美学单位重建术后第 5 天

深肌筋膜的紧密接触。如果有明显的皮肤松弛，可能需要行臀周皮肤环切术以提升臀部；然而，可能还需要行脂肪移植、自体皮瓣或异体臀部假体来矫正整体畸形。与对松弛下垂组织的重力效应相反，粘连区通常会影响框架形状，从而在臀中部外侧区形成凹陷，可以通过臀部提升来纠正[1]。

臀部肌肉组织 臀肌和骨骼框架之间的过渡点应平滑。有 4 个基本附着点：臀内侧或骶骨上部连接点、臀内侧的臀下皱襞 - 大腿连接点、臀外侧 - 大腿下部连接点和臀外侧 - 髋中部连接点。

31.2.1 臀上裂

臀间沟和骶骨间隙之间的连接处需要很好地处理，以形成 V 形凹陷。如果 V 区有多余脂肪，则需要吸脂。如果臀部上内侧肌肉体积不足，则应进行假体或脂肪移植来增加体积。在大体重基数减肥患者中，过度的皮肤松弛也可能让臀部上内侧凸度变得不明显，需要进行环周脂肪切除术以提升臀部和增强 V 区。

31.2.2 臀下裂

臀下皱襞与大腿内侧之间应有菱形间隙。在

臀部肥硕时，臀下皱襞更为水平，呈向上的反向坡度（负角度）。菱形间隙变成了一条直线，这在美学上不太吸引人。大体重基数减肥患者通常表现为这种负角度，可能需要在臀下皱襞进行或不进行皮肤切除的提升手术。

31.2.3 大腿外侧 / 髋部连接

臀外侧 - 大腿下部和臀外侧 - 髋中部连接处的特点是平滑过渡，臀部应作为一个整体出现。在一些大体重基数减肥患者中，肌肉边缘被显露出来，形成了一条清晰的分界线。提升以及局部脂肪移植可以让这个过渡顺滑。

31.3 大体重基数减肥后畸形的生理病理学

病态肥胖症导致皮下各层广泛的解剖变化。臀部尺寸（高度和宽度）总体增加，臀间沟延长，臀下皱襞缩短。骨骼框架和肌肉组织也可能受到体重过大的影响，并影响臀部美学，但整形外科技术无法解决，本章不予讨论。

皮肤 与大多数随着体重减轻而消退的临床合并症不同，精细的解剖学、组织学和免疫学研究表明，体重减轻后皮肤（结构）紊乱并没有改善。皮肤松弛、薄、不易弯曲且无弹性[4]。胶原结构紊乱和受损，真皮乳头状成纤维细胞减少，皮脂腺局部炎症发生率较高。弹性纤维碎裂，整个组织有稀疏的瘢痕。这些患者的皮肤质量较差可能是伤口愈合并发症发生率较高的原因。包括胶原交联和生化信号缺陷引起的结构紊乱在内的皮肤疾病可能是一些相关的抑制机制[4]。

皮下脂肪　肌肉表面的皮下脂肪量影响了臀部的凸度，并造成了不同的臀部形状。脂肪分布取决于年龄和性别，因为婴儿期、幼儿期和老年期的体形似乎相似，从青少年期到中年晚期的差异最大。性激素影响每个人体形的脂肪分布，因为雌激素抑制腹部区域的脂肪沉积，相比其他区域，更能刺激臀股区域的脂肪沉积。相反，睾酮刺激腹部的脂肪沉积，抑制臀股区的脂肪沉积。臀部的体积可能会改变，但通常情况下，大体重基数群体在皮下扩张（变肥胖）和组织缩减（减肥后）过程中，臀部的形状会保持不变。在检查大体重基数减肥后患者的臀部时，一个很大的区别在于皮下筋膜层过度松弛。这使得积极的体格检查对手术计划至关重要。

浅筋膜系统　浅筋膜系统（SFS）是一个连贯的结构，在几乎所有的躯干和四肢上划分浅层脂肪和深层脂肪的间隔。它是一个结缔组织网络，从真皮下平面开始，一直延伸到下面的肌筋膜，主要由单个或多个细长的水平膜片组成，相邻的垂直或斜行纤维间隔将不等量的脂肪间隔分开（图31.3a）。浅筋膜系统的结构可能会随着性别、肥胖和身体部位的不同而变化，其功能是支持和塑造躯干及四肢的脂肪，同时将皮肤黏附在下面的组织上。受重力作用，整个系统黏附深度不规则，这一特征导致褶皱、凸起、凹陷和其他皮肤不规则，最终定义了身体轮廓[1]。肥胖患者脂肪的大量堆积在浅筋膜系统中产生了广泛的机械拉伸效应（图31.3b）。同时，体重减轻会导致大量脂肪减少，在皮下组织即表现为体积减小，而不是胶原纤维收缩，

胶原纤维仍保持拉长和脆弱的状态（图31.3c）。最终，浅筋膜系统功能不全，导致皮肤严重松弛。

臀部动态（变化）　大体重基数减肥后，患者

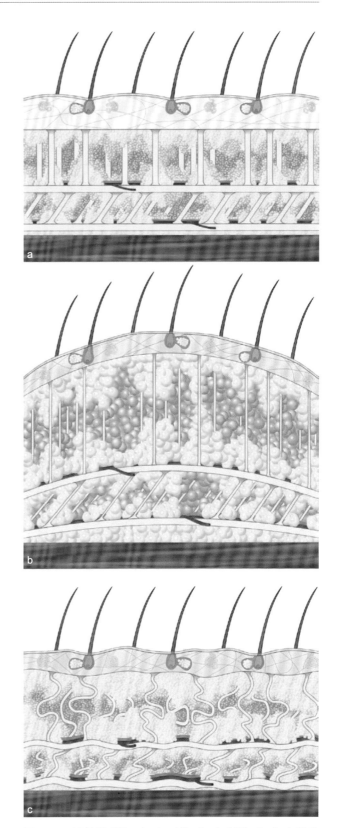

图31.3　浅筋膜系统。（a）正常；（b）肥胖；（c）去脂后引发的缩减。注意浅筋膜系统胶原纤维网络上的拉伸效果和由此产生的组织松弛

全身皮肤松弛、活动度增加，直接影响身体轮廓。黏附区"选择性限制"了身体周围皮肤覆盖的可移动性[5]。这是定义大体重基数减肥人群身体轮廓畸形的基本解剖学规则，需要一种不同的方法针对所涉及组织的新生物动力学[6]。图31.4显示了肥胖状态和大体重基数减肥后臀部浅筋膜系统的分布。臀部的主要问题是下垂。立位观察显示臀部高度和宽度降低，臀间沟缩短，臀下皱襞延长（图31.5）。

31.4 诊断和手术选择

充分了解不同的生理病理学和组织生物力学是这些患者诊断和手术计划的基础。包括臀部重塑在内的下半身轮廓通常需要系列手术治疗，如大腿、侧腰、髋部、背部和腹部手术。一些患者（如典型苹果体型）可能不需要增加这些臀部周边的手术来改善臀部轮廓，可能仅从臀部手术中就能获益。其他患者可能仅通过**环形身体提升**（circumferential body lift，CBL）获得臀部轮廓的显著改善（图31.6）。然而，值得注意的是，

CBL手术可以改善臀部轮廓，但不能增加臀部凸度。重要的是在没有纠正臀部周围过度皮肤松弛的情况下，不要进行丰臀术。在臀部提升术后，如果臀部凸度严重不足，可在同一手术过程中或后期进行脂肪移植、自体皮瓣和（或）硅胶假体植入。不需要行低位身体提升手术，但缺乏臀部凸度的患者可考虑丰臀术（图31.7）。

自体皮瓣 40多年前就有人描述过使用后躯干去上皮化皮瓣来改善臀肌轮廓[7]。主要概念是使用可用且血管化良好的自体组织来增强臀部凸度，特别是解决CBL的扁平化效应。在皮片切除术中，下后躯干的组织可以被塑造成植入物的形状，并嵌入CBL皮瓣下方，而不是移除和丢弃。多年来出现了许多自体皮瓣设计[8-13]，特别是在描述了臀上和臀下动脉穿支以及腰骶横动脉穿支后，证实了自体皮瓣丰臀术的临床可行性（图31.8）。目前还没有关于丰臀技术优于这些自体皮瓣的报道，也没有关于一种特定类型皮瓣优于另一种的报道。我们经常使用Pascal[8]提出的岛状皮瓣，其结果良好，并发症少（图31.9）。在一些患者中，丰臀皮瓣可以通过单独的臀后脂肪切除术来完成，而其

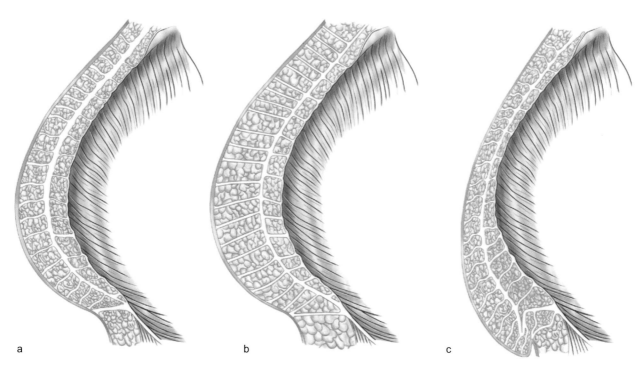

a   b   c

图31.4 大体重基数减肥畸形和臀部动力学。（a）正常；（b）肥胖；（c）去脂引发的缩减。注意浅筋膜系统网络上的拉伸效果和由此产生的臀部下垂

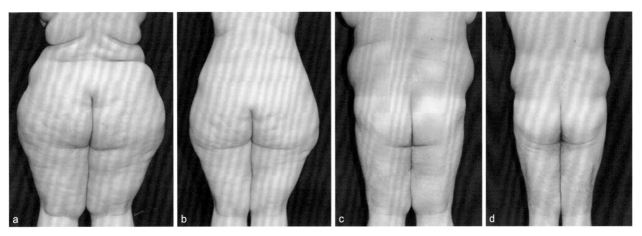

图 31.5　大体重基数减肥的身体轮廓表现（肥胖和缩减）。（a, b）女性体型患者，其中臀部主要受组织缩减影响；（c, d）男性体型患者，其中臀部结构相对保留

他患者则可以从身体环形切除手术中获益。手术可在以下体位进行：仰卧和双侧侧卧[14]或俯卧和仰卧[8-12]。最终瘢痕位置的规划很重要。应特别注意后中央切除术，以避免延长臀间裂隙。最好避免低水平瘢痕线，因为它们穿过臀部美学单位会导致不自然的扁平外观。带有高位瘢痕的中央提升可能也不美观，因为它们会拉长臀部。我们把瘢痕"置于中间"，"V 区"在臀部美学单位分离的边缘上拱起，女性高于男性。这些瘢痕的对称性和正确定位是臀肌轮廓重塑和获得最佳美学效果的关键（图 31.10）。

　　硅胶植入物　大量皮下脂肪缩减会导致臀部覆盖组织的严重松垂，因此仅放置硅胶假体可能不适合大体重基数减肥患者。它们可联合 CBL，以增加臀部凸度。Tavares Filho 等人对此进行了报道，他们利用带式脂肪切除术的后切口进入肌肉间隙放置植入物。这项技术的高度可视性简化了手术操作，方便假体在肌肉内或肌肉下埋植[15]（图31.11 和图 31.12）。必要时，也可以用自体皮瓣或脂肪移植。在这些案例中，由于臀部增加了假体、皮瓣或脂肪移植，增加了臀部凸度，术前后腰区的皮肤标记需重新调整。

　　脂肪移植　在大体重基数减肥患者中，脂肪移植可用于治疗不同的臀部美学单位。自体皮瓣和硅胶假体可以帮助增加臀部凸度；然而，它们无法重塑整个臀部区域。当脂肪移植与这些手术联合使用时，可以获得更好的整体效果。在许多情况下，通过 CBL 和臀部脂肪移植联合应用，可以获得良好的轮廓效果（图 31.13）。臀部周围吸脂也给人臀部提升和丰臀的视觉效果[16]。我们采用注射器辅助吸脂，用手动离心机处理脂肪，然后行臀部皮下注射。对于许多患者来说，由于缺乏供区，自体脂肪移植丰臀术不是一种可选项。另外，在带式脂肪切除术中切除的手术标本含有疏松的脂肪组织，如果采集得当，可以移植到臀部。这些通常被丢弃的材料保存有宝贵的脂肪组织，应该努力开发新的脂肪采集技术，使之有可能转化为可存活和可注射的脂肪移植物。脂肪应注入皮下平面，保持套管平行于臀肌表面，以防止进入臀大肌内。侧卧位和俯卧位可能更适合注射，这取决于术前准备、臀部周围吸脂手术的入路顺序和手术医生的偏好。

31.5　并发症

31.5.1　轻微并发症

　　血清肿　血清肿的发生率为 15% ~ 50%，被认为是最常见的并发症。由于在 CBL 过程中有明显的损伤，渗出液在皮下积聚，可能导致邻近区域纤维化，影响最终的手术效果。体质指数（BMI）较大的患者更容易发生血清肿。限制损伤区域并在 3 ~ 4 平面进行缝合，以避免形成死腔，可能会降低血清肿的发生率。术后常规放置引流

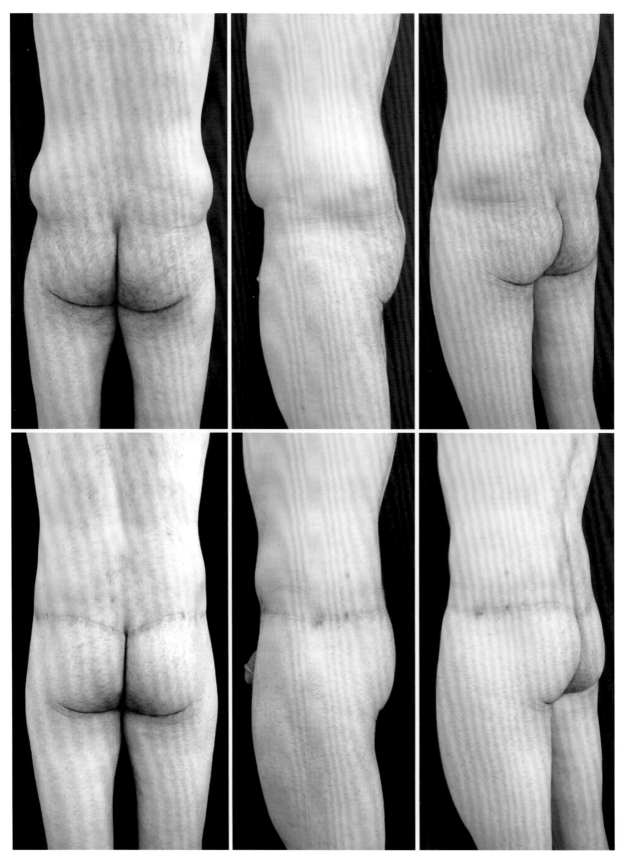

图31.6   一名大体重基数减肥男性患者仅接受带式脂肪切除术的术前（上）和术后12个月（下）照片。注意臀肌轮廓的改善，臀部凸度良好

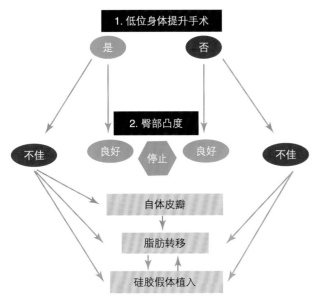

图 31.7　大体重基数减肥臀部塑形手术的决策路径

管，直到每日引流量少于 30 ml 后拔除。在大多数情况下，血清肿的抽吸治疗是有效的；但是，如果持续 4 周以上，需要使用超声引导放置引流管并持续局部压迫。如果上述方法均无效，则应切除囊膜并用缝线缝合创面并开放引流[17]。

伤口裂开　伤口裂开发生在切口上方张力较大的区域，这是由于宏量和微量营养素缺乏以及细胞外真皮基质的蛋白质代谢缺陷造成的愈合障碍。其他相关因素包括身体塑形时 BMI 升高、手术时间延长、大量组织切除、糖尿病、高血压和吸烟[18]。伤口裂开的处理取决于受累区域的大小以及发生的早晚。早期裂开可采用一期缝合或二期缝合治疗。

术中患者体位造成的压迫性神经损伤　患者的安全体位，尤其是在多次改变体位的手术中，

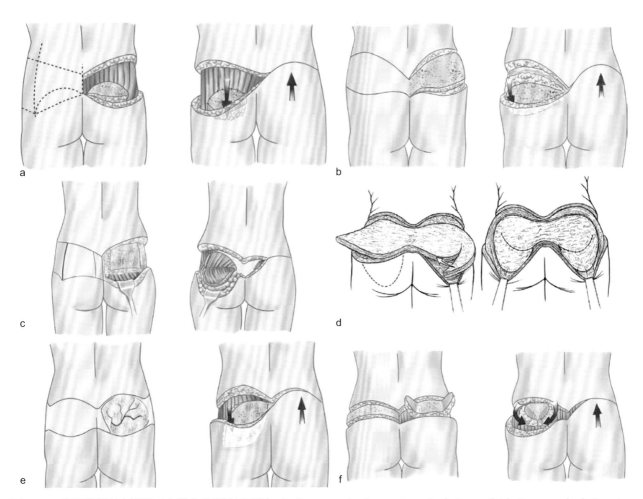

图 31.8　常见臀部真皮瓣用于丰臀术的设计示意图。（a）Pascal；（b）Mendieta；（c）Sozer；（d）Centeno；（e）Cowel；（f）Raposo Amaral

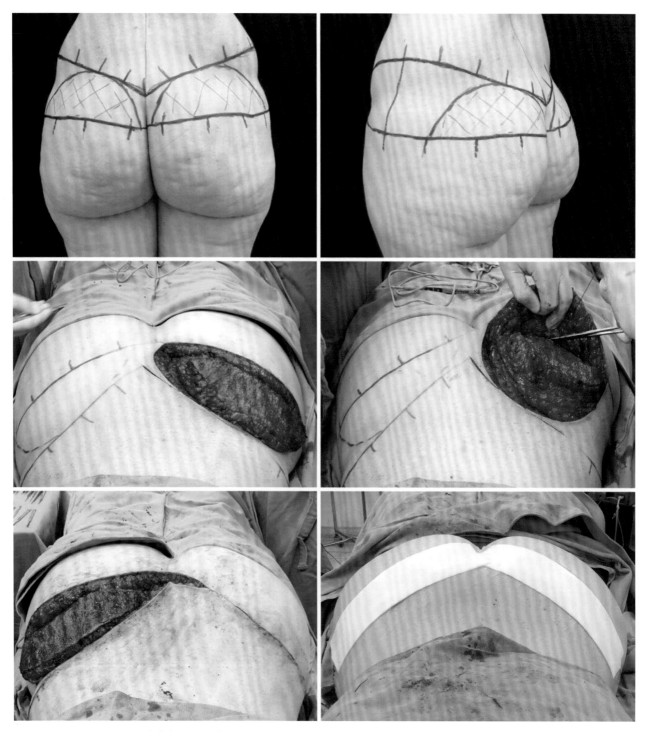

图 31.9　环形身体提升相关岛状皮瓣技术的术前标记和术中步骤，以重塑臀部轮廓并增加臀部凸度

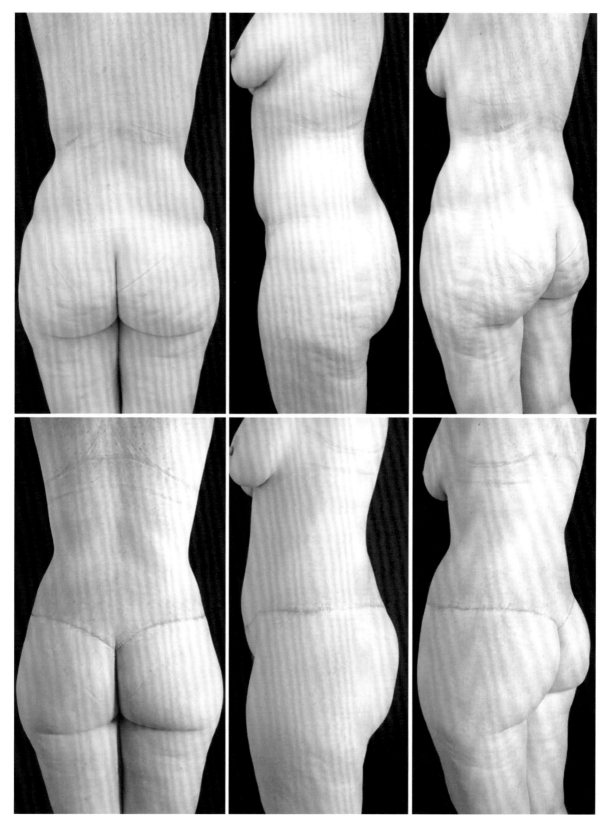

图 31.10　岛状皮瓣环形身体提升的术前（上）和术后 6 个月（下）外观

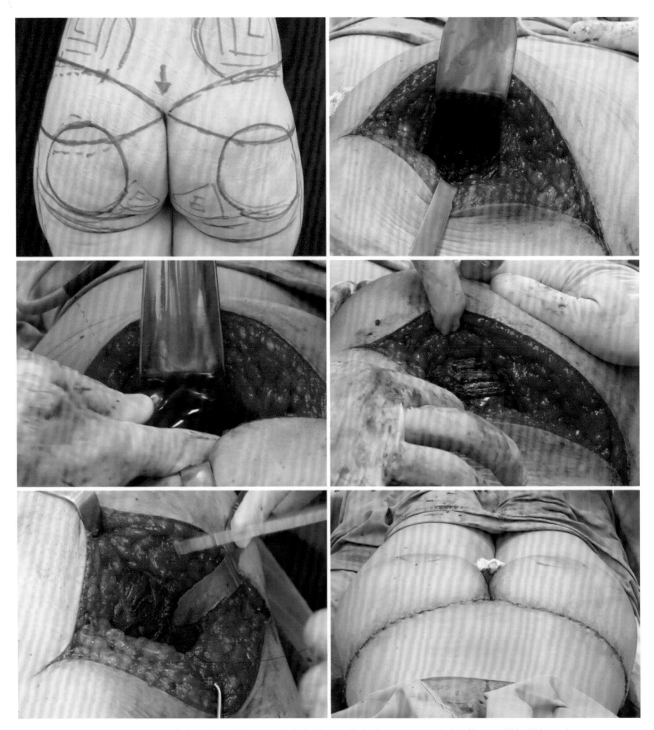

图 31.11 环形身体提升的术前标记和术中步骤。肌肉内放置 300 ml 硅胶假体，以增加臀部凸度

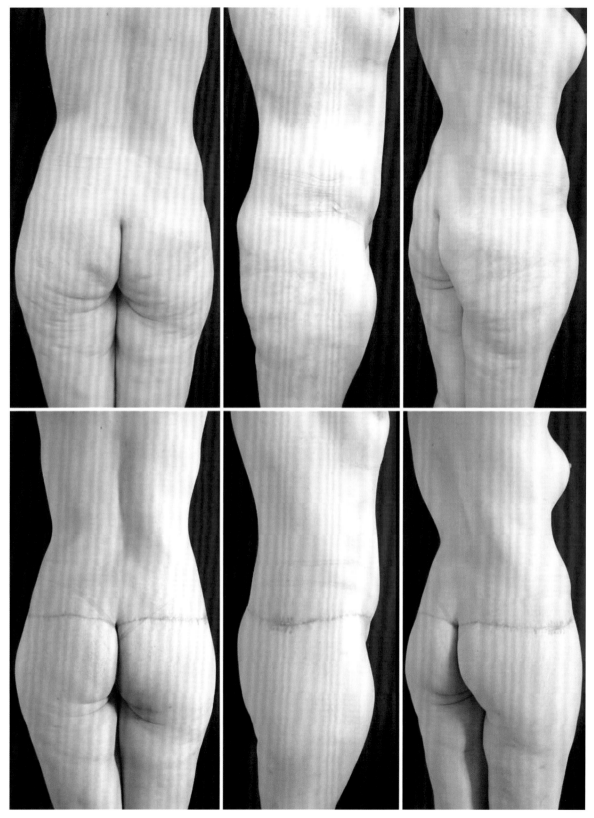

图 31.12　环形身体提升加双侧肌肉内放置 300 ml 硅胶假体的术前（上）和术后 6 个月（下）外观

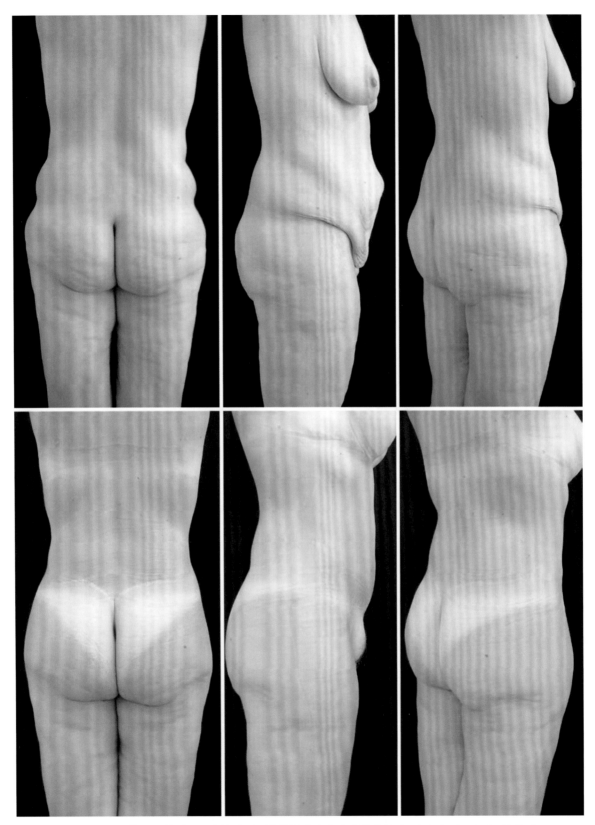

图 31.13　大体重基数减肥患者接受环形身体提升和脂肪移植术前（上）和术后 2 年（下）外观

对于减少术中神经、血管和眼部损伤非常重要。手臂和肘部必须放置成一定的角度，以避免过度牵引导致臂丛神经受损的可能。头部、手臂、肘部、膝盖、腿和脚跟必须用垫子支撑，以避免神经受压。必须使用眼科润滑剂，并保持眼睛闭合。在俯卧位时，应特别注意避免眼压升高，这可能导致罕见的视力丧失。

31.5.2　严重并发症

血肿　血肿可由止血功能受损、高血压高峰期、凝血功能障碍或使用抗凝剂引起。血肿持续增大表明存在医疗紧急情况，因为它可能导致急性贫血和低血容量性休克。较小且不明原因的血肿可导致定植细菌和感染，甚至损害皮瓣的血管化，导致皮瓣缺血和坏死。良好的病史采集和详细的实验室检查可以通过识别凝血障碍大大降低出血和随后血肿的发生率。术中有效止血、防止恶心呕吐、术后控制血压是非常重要的。较大的或持续增大的血肿需要切开电凝出血血管，小的血肿可以进行闭合引流和压迫治疗。

皮肤和脂肪坏死　吸烟和糖尿病可导致血液微循环障碍，从而导致皮肤坏死。在大体重基数减肥患者中，可能会发生腰线和臀间沟的局限性皮肤坏死以及脂肪坏死，尤其是做臀部皮瓣时。当坏死面积较小时，可行坏死组织的清创和一期缝合，等待二期愈合或伤口的后期覆盖。

感染　在减肥后塑形手术中，手术部位感染的发生率有所增加，这表明该患者群体的营养缺乏与手术部位感染有直接的因果关系。应仔细进行无菌操作，术前用消毒肥皂淋浴，避免在切口部位刮胡子，外科操作得当，减少住院时间并预防性使用抗生素。治疗包括切开引流积液和适当的抗生素治疗。

血栓栓塞症　CBL 表现为深静脉血栓形成（DVT）和肺血栓栓塞症（PE）的高发生率，尤其是当与其他风险因素相关时，如高 BMI（＞30）、使用激素治疗、手术时间延长和年龄。预防措施如对下肢进行间歇性气动按摩、使用抗血栓袜、早期步行、选择局部麻醉而非全身麻醉，以及使用低分子肝素进行化学预防，可降低 DVT 和 PE 的发生率。有必要进行更多的循证研究，以确定低分子肝素理想的药物预防剂量、起效时间和持续时间，因为这与手术相关的出血和血肿风险有关[19-20]。

31.6　结论

大体重基数减肥患者通常会出现身体轮廓畸形，影响臀部美学。臀部体积和凸度的缺失与臀部框架的严重紊乱有关，这需要特定的措施来恢复解剖标志并增强臀部区域的形状和轮廓。在大多数情况下，CBL 是重新调整臀肌轮廓的第一步。丰臀技术如脂肪移植、自体皮瓣和异体植入物，可用于增加臀部凸度。脂肪移植有助于恢复大体重基数减肥后臀部的体积和凸度，针对不同的美学单位，并真正"重新填充"整个臀部萎缩的皮下空间。除了体积恢复外，脂肪组织的再生和血管生成特性可能是促使新陈代谢和皮肤质量改善的原因。真皮皮瓣和硅胶假体也有助于增加特定美学单位的臀部凸度。随着我们对大体重基数减肥后畸形认识的不断深入，臀部轮廓手术技术必将朝着改善美学效果和减少并发症的方向发展。

致谢：作者感谢 Joao Medeiros Tavares Filho 博士和 Alfredo Donnabella 博士就他们在大体重基数减肥后的身体塑形进行了重要的个人经验分享。

参考文献

1. Mendes FH, Viterbo F. Abdominoplasty after weight loss. In: Avelar JM, editor. New concepts on abdominoplasty and further applications, vol. 23. Cham: Springer; 2016. p. 365-88.
2. Mendieta CG. Classification system for gluteal evaluation. Clin Plast Surg. 2006; 33: 333-46.
3. Centeno RF. Gluteal aesthetic unit classification: a tool to improve outcomes in body contouring. Aesthet Surg J. 2006; 26: 200-8.
4. Light D, Arvanitis GM, Abramson D, et al. Effect of weight loss after bariatric surgery on skin and extracellular matrix. Plast Reconstr Surg. 2010; 125: 343-51.
5. Aly AS. Belt lipectomy. In: Body contouring after massive weight loss. St Louis: Quality Medical; 2006. p. 71-145.
6. Mendes FH, Viterbo F, editors. Cirurgia Plastica Pós Bariátrica. Rio de Janeiro: DiLivros; 2016.
7. Pitanguy I. Surgical reduction of the abdomen, thighs and buttocks. Surg Clin North Am. 1971; 51: 479-89.
8. Pascal JF, Le Louarn C. Remodeling bodylift with high lateral tension. Aesthet Plast Surg. 2002; 26: 223-30.
9. Sozer SO, Agullo FJ, Wolf C. Autoprosthesis buttock augmentation during lower body lift. Aesthet Plast Surg. 2005;

29: 133-7.

10. Mendieta CG. Buttocks aesthetics: shaping, contouring and enhancing. In: Aly AS, editor. Body contouring after massive weight loss. 1st ed. St Louis: QMP; 2006. p. 237-301.

11. Centeno RF. Autologous gluteal augmentation with circumferential body lift in the massive weight loss and aesthetic patient. Clin Plast Surg. 2006; 33: 479-96.

12. Raposo-Amaral CE, Cetrullo CL Jr, Guidi MC, et al. Bilateral lumbar hip dermal fat rotation flap: a novel technique for autologous augmentation gluteoplasty. Plast Reconstr Surg. 2007; 117: 1781-8.

13. Colwell AS, Borud LJ. Autologous gluteal augmentation after massive weight loss: aesthetic analysis and role of the superior gluteal artery perforator flap. Plast Reconstr Surg. 2007; 119: 345-56.

14. Capella JF, Oliak DA, Nemerofsky RB. Body lift, an account of 200 consecutive cases in the massive weight loss patient. Plast Reconstr Surg. 2006; 117: 414-30.

15. Tavares Filho JM, Franco D, Franco T. Postbariatric buttock contouring with dermolipectomy and gluteal implants. Aesthet Plast Surg. 2011; 35: 589-92.

16. Cansanção AL, Cansanção AJ, Cansanção BP, Vidigal RA. Buttocks contouring surgery: liposuction without fat grafting, when less is more? Plast Reconstr Surg. 2015; 136: 130-1.

17. Shermak MA, Rotellini-Coltvet LA, Chang D. Seroma development following body contouring surgery for massive weight loss: patient risk factors and treatment strategies. Plast Reconstr Surg. 2008; 122: 280.

18. Albino FP, Koltz PF, Gusenoff JA. A comparative analysis and systematic review of the wound-healing milieu: implications for body contouring after massive weight loss. Plast Reconstr Surg. 2009; 124: 1675.

19. Pannucci CJ, Barta RJ, Portschy PR, et al. Assessment of postoperative venous thromboembolism risk in plastic surgery patients using the 2005 and 2010 Caprini Risk Score. Plast Reconstr Surg. 2012; 130: 343-51.

20. Pannucci CJ, Watchman CF, Dreszer M, et al. The effect of postoperative enoxaparin on risk for reoperative hematoma. Plast Reconstr Surg. 2012; 129: 160-8.

第**32**章 非美学性臀部畸形

32.1 背景

臀部是创伤、药物应用、治疗干预以及先天性畸形的目标区域[1]。鉴于其重要作用和包含有大量软组织，这些情况可能导致臀部更容易发生从皮肤到深部肌肉平面的组成结构畸形。所以，臀部缺陷会导致耻辱感和自卑心理[2]。

32.2 臀部畸形的评估

畸形可能发生在臀部的一层或多层：皮肤、皮下组织、筋膜和（或）肌肉。每一层的表现都揭示了临床检查中的信息，并辅以影像学检查。这些畸形最初是通过病史来确定原因以及患者站立位时的体格检查进行评估。然后要求患者进行髋关节伸展和屈曲，以评估这些畸形的组织受累深度和平面[1]。超声是检查臀部软组织损伤的首选成像方式[3]。高频（> 10 MHz）用于评估表面结构，而低频（5 ~ 10 MHz）用于评估深层结构[4]。超声检查可辅以多普勒以识别任何血管异常。计算机断层扫描（CT）可以详细评估软组织及其与其他骨盆和腹腔内结构的相关性。但是CT使用电离辐射，需要静脉注射造影剂。磁共振成像（MRI）是评估软组织的最佳方法之一，可对臀部病变进行更好的解剖学研究[5]。然而，患有幽闭恐惧症并有金属植入物的患者不能接受这项检查。这三种模式在诊断和治疗计划方面都有适应证和局限性。

32.3 臀部畸形的临床分类

臀部畸形的分类取决于组织受累的程度和深度。Gonzalez 根据软组织受累和病变特点将这些畸形分为 4 种类型：影响皮肤和皮下组织的病变、筋膜病变、肌肉病变和混合型病变[1]。对于每种类型的病变，提出了一种治疗方案。脂肪移植是 I A 型和 I C 型病变的首选治疗方法，也可用于其他类型的病变（表 32.1）。

表 32.1 Gonzalez 提出的臀部畸形分类

类型	畸形程度
I 型	皮下组织病变 脂肪萎缩 纤维性 混合性
II 型	筋膜病变
III 型	肌肉病变
IV 型	混合型病变

32.4 臀部畸形病因学

32.4.1 *硅胶瘤*

硅胶瘤是一个严重和重要的公共卫生问题[6]。多年来，液体硅酮注射被视为一种快速而廉价的身体轮廓塑形方法。臀部区域是采用该方法最多的身体区域之一。注射大量工业硅胶会对身体造成毁灭性的后果。注射后有一段不确定的潜伏期，在此期间患者几乎没有症状，通常局限于浸润部位。然而，随着时间的推移，由于硅酮的存在，导致慢性炎症过程恶化，并可能扩散到全身，导致肉芽肿、变色、脓肿和蜂窝织炎的出现，从而导致畸形和缺陷。疼痛和不适在这个阶段很常见。可发生淋巴结病和坐骨神经受压。还会出现全身并发症，最常见的是血管和肺部并发症[7]。

通常来说，完全切除硅胶瘤很困难，通常是不可能的，因为硅胶瘤强烈黏附在软组织上，导致该区域严重畸形。在硅酮积聚量最严重的区域做切口，最大限度地去除硅酮，同时尽量减少组织损伤。Salgado 等人报道了超声辅助下的传统吸脂术切除硅胶瘤，以及随后的自体脂肪移植（从不存在硅酮的区域采集脂肪）。他们报告了症状和局部并发症的显著改善以及患者生活质量的改善[6]。

32.4.2　臀部注射

臀部是肌内注射药物的常用部位。Greenblat 等人报告了 12 834 名至少进行过一次肌内注射的患者，其中 0.4% 的患者发生了与注射有关的不良反应[8]。报告的反应有血肿、脓肿、肉芽肿和肌肉坏死。随后，注射部位会出现回缩和畸形。Wang 等人在接受臀部注射的儿童中报告了这些畸形[9]。这些病变的特征是真皮和筋膜粘连导致凹陷畸形，当患者体重增加时，凹陷畸形更为明显。治疗方法是切除附着于深平面的纤维化组织，然后对邻近区域进行吸脂和局部脂肪移植。在某些情况下，可通过针管或皮下分离术（subcision）的多个通道解除粘连。

32.4.3　臀部回缩

回缩可能与局部炎症过程有关，通常是创伤（注射），随后邻近软组织出现纤维化和坏死（图 32.1）。静态和动态临床检查对于确定臀部缺陷的大小和受累组织的类型非常重要。对于ⅠA 型和ⅠC 型病变，可以进行自体脂肪移植来治疗这些回缩。在 C 型病变中，进行自体脂肪移植联合皮下分离术以从更深的平面松解纤维化组织。Ⅳ型（混合型）病变可采用相同的方法处理，也可能需要开放性手术。Ⅱ型和Ⅲ型病变应通过开放性手术直接切除萎缩组织处理。应告知患者可能需要进行修复手术（表 32.1）。

32.4.4　脂肪萎缩

皮下组织萎缩或脂肪营养不良可发生在身体的任何部位。臀部和大腿是最常见的区域。脂肪代谢障碍可能与组织某种形式的创伤有关，例如注射、使用药物如抗逆转录病毒治疗[10]，以及先

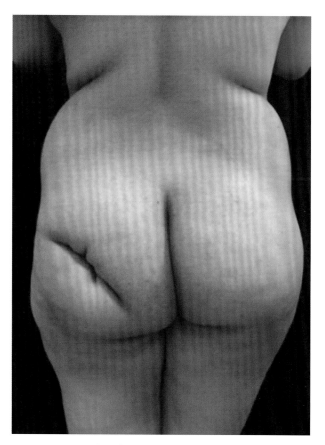

图 32.1　该患者左臀部在局部创伤后出现回缩

天性疾病。这些畸形可以通过自体脂肪移植来治疗，在更严重的情况下，可放置硅胶假体或自体皮瓣[11]（图 32.2）。

32.4.5　术后后遗症

吸脂、体形雕塑和其他重建手术可能会导致轮廓不规则、畸形和大量脂肪被移除的部位回缩。在某个部位过度吸脂会导致皮下组织的浅层黏附在肌肉腱膜上，引起臀沟收缩和畸形。自体脂肪移植已被用于矫正这些畸形，效果良好[12]。Avendaño-Valenzuela 和 Guerrerosantos 发表了一系列研究，纳入的 300 名患者有些是因创伤引起臀部脂肪代谢障碍，有些是先天性疾病和吸脂术后。他们报告 75% 的患者使用自体脂肪移植治疗，长期效果良好[13]。任何类型的臀部手术如皮瓣或压疮治疗都可能导致这些畸形（图 32.3 ~ 32.5）。

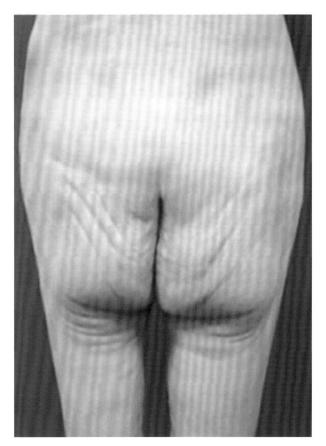

图 32.2　该患者因使用抗逆转录病毒治疗而导致臀部脂肪代谢障碍

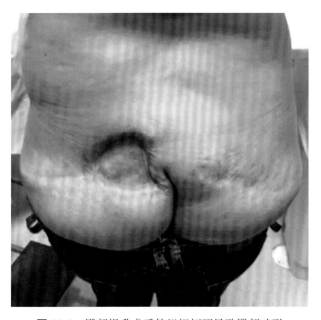

图 32.3　臀部提升术后软组织坏死导致臀部畸形

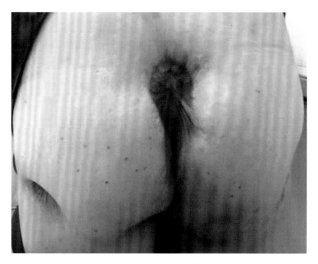

图 32.4　该患者骶骨和转子压疮伤口愈合后出现回缩

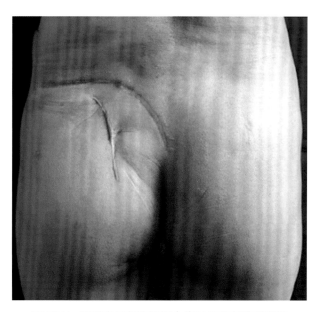

图 32.5　该患者局部皮瓣闭合伤口后出现臀部畸形

32.5　非美学性臀部畸形的处理

　　脂肪移植被广泛用于治疗非美学性臀部畸形。必须确定最适合采集脂肪的区域。腹部是最常见的供区部位，其次是大腿和膝盖。脂肪可以通过真空抽吸或注射器等不同方法获取。注射前对其进行处理，以清除细胞碎片、游离油脂和血液等污染物，这些污染物可能会加剧受体组织的炎症，从而阻碍移植物的植入。脂肪是用钝的或锋利的或 V 形剥离针管以回退的方式注入各个隧道，覆盖整个待治疗区域。脂肪已被证明可在皮肤再生中发挥作用，形成皮下网状结构，纠正脂肪代谢障碍、回缩和萎缩性瘢痕。最终临床结果仍然是不可预测的，为了获得更好的结果，通常需要进行连续的多次移植。在使用脂肪移植治疗非美学性臀部畸形的研究中，所有作者都报告了良好的结果。脂肪移植可以单独使用，也可以与手术切除和（或）硅胶假体结合使用。对于这些臀部畸形的治疗，目前尚无共识或明确的方案。即便如此，脂肪移植的应用已得到了认可。

参考文献

1. Gonzalez R. Gluteal retractions: Classification and treatment techniques. Aesthet Surg J. 2006; 26: 537-50.
2. Laus MF, Kakeshita IS, Costa TM, et al. Body image in Brazil: Recent advances in the state of knowledge and methodological issues. Rev Saude Publica. 2014; 48: 331-46.
3. Lee RK, Griffith JF, Ng AW, et al. Sonographic examination of the buttock. J Clin Ultrasound. 2013; 41: 546-55.
4. Cansanca AL, Condé-Green A, David JA, et al. Subcutaneous only gluteal fat grafting: A prospective study of the long-term results with ultrasound analysis. Plast Reconstr Surg. 2019; 143(2): 447-51.
5. Wijesekera NT, Gunaratne MM, Khan N, et al. Tail-end troubles: Imaging of soft-tissue buttock tumours. Clin Radiol. 2013; 68: 1074-85.
6. Salgado CJ, Sinha VR, Desai U. Liposuction and lipofilling for treatment of symptomatic silicone toxicosis of the gluteal region. Aesthet Surg J. 2014; 34: 571-7.
7. Chasan PE. The history of injectable silicone fluids for soft-tissue augmentation. Plast Reconstr Surg. 2007; 120: 2034-40.
8. Greenblatt DJ, Allen MD. Intramuscular injection-site complications. JAMA. 1978; 240: 542-4.
9. Wang G, Ren Y, Cao W, et al. Liposculpture and fat grafting for aesthetic correction of the gluteal concave deformity associated with multiple intragluteal injection of penicillin in childhood. Aesthet Plast Surg. 2013; 37: 39-45.
10. Alves MD, Brites C, Sprinz E. HIV-associated lipodystrophy: A review from a Brazilian perspective. Ther Clin Risk Manag. 2014; 10: 559-66.
11. Sutinen J. Interventions for managing antiretroviral therapy-associated lipoatrophy. Curr Opin Infect Dis. 2005; 18: 25-33.
12. Chang KN. Surgical correction of postliposuction contour irregularities. Plast Reconstr Surg. 1994; 94: 126-36. discussion 137-8
13. Avendaño-Valenzuela G, Guerrerosantos J. Contouring the gluteal region with tumescent liposculpture. Aesthet Surg J. 2011; 31: 200-13.

第 **33** 章 未经批准的填充剂的并发症管理

33.1 背景

有些外科手术是为了改善健康患者的身体形象而进行的,有些是为了癌症、创伤或其他慢性疾病后的修复重建。使用可注射填充剂进行软组织填充的临床实践已有 100 多年的历史。尽管大多数面部年轻化手术都是使用经批准的小剂量可吸收填充剂,但有些手术需要在身体其他部位进行大容量注射。遗憾的是,还有从业人员使用了不适合人体注射的永久性同种异体材料。无论使用的可注射填充剂的位置和类型如何,局部并发症一般包括:积液、移位、感染、神经损伤、血管损伤、异物反应和纤维化 [1]。

工业级材料的注射是一个复杂且具有挑战性的健康问题。目前缺乏量化其例数的实证研究。使用可注射填充剂的丰臀术应由经过专业训练的医疗专业人员进行。由于自体脂肪丰臀的并发症发生率低,自体脂肪应成为首选材料。然而,由非医务人员进行的大容量臀部注射数量惊人。遗憾的是,这些注射材料通常是非无菌环境中的非医疗级产品。与传统的整形手术相比,这些非法注射需要的恢复时间更短,而且成本更低。Wallace 描述了一些与使用非法填充剂有关的因素,如对风险存在误解、自我形象不佳、获得医疗保险的机会少以及存在社交恐惧 [2]。工业级硅酮注射材料的使用率令人揪心,其后果不可预测且往往无法纠正。这种注射可导致永久性毁容、严重的健康问题和并发症,有时甚至是死亡 [2-3]。

接受非法丰臀术的患者的治疗还存在几个问题,包括治疗义务和责任问题。由于诉讼风险,许多外科医生在治疗这些患者时都很谨慎。成功的手术策略取决于注射的非法物质类型、个体的临床表现以及之前在其他地方进行的治疗。这些治疗可能涉及瘢痕和生物膜的存在。在开始任何

修复重建治疗之前,必须记录手术的局限性、治疗的持续时间、有限的结果以及处理这些并发症时可能出现的任何其他问题。在进行任何治疗之前,必须签署知情同意书并拍照 [4]。

非医疗级硅酮是最常见的用于非法丰臀术的物质。虽然许多涉及可注射填充剂的非手术治疗通常是安全的,但有些存在潜在风险,特别是当注射材料的质量和纯度存在不确定性时 [5-6]。

33.2 可注射硅酮的历史

硅酮具有广泛的医疗应用,在整形外科中发挥着重要作用。固体硅酮植入物彻底改变了人体轮廓手术。然而,硅酮注射历来存在法律问题,但是它继续被用于填充身体的许多部位。以前,只有工业级硅酮可用,并且由于含有杂质,它从未用于人体。康宁玻璃公司和道康宁公司(美国密歇根州)在美国成立了一家合资企业,用于开发用于军事目的的硅酮产品。在第二次世界大战期间,驻横滨的美军注意到码头上的液体硅酮桶不见了,可能是用来注射到一些当地女艺人的体内。在这场冲突接近尾声时,该地区的大量妇女在体内使用工业级可注射液体硅酮 [5, 7]。1961 年,合资公司开发了第一款医用级硅酮(道康宁 200)。该材料随后被精制并作为道康宁 360 上市,黏度为 350 cS(100 cS 为水的黏度)。它最初的目的是为皮肤防水,主要用于烧伤患者。

由于非法从业人员不加控制地使用可注射硅酮导致了并发症,1966 年,美国食品和药物管理局(FDA)将硅酮注射剂列为新药。这项裁决规定,硅酮在被批准用于人体之前必须经过某些实验室调查。迄今为止,这些研究从未进行过。1977 年,Wilkie 报告了注射医用级硅酮后出现肉芽肿的情况 [8]。到 1991 年,超过 10 万名患者接

受了已知或未知来源的硅胶注射。FDA 发布的指导方针明确禁止销售用于美容注射目的的可注射液体硅酮，直到完成适当的研究（到目前为止，这些长期临床研究从未进行过）。硅酮注射剂被 FDA 贴上掺假标签，表明它们尚未获得上市许可。1992 年，FDA 正式禁止使用所有硅酮注射产品。1994 年，FDA 批准硅油用于治疗复杂性视网膜脱离：Silikon 1000（美国德克萨斯州阿尔康实验室）和 Adatosil 5000（美国纽约州博士伦）。多年来，许多从业者在未经 FDA 批准的情况下购买这些产品来治疗皱纹和其他美学问题[9]。然而，1997 年的 FDA 现代化法案允许 FDA 批准的设备在标签外使用，用于医患关系中的任何情况。最近，美国整形外科医师协会通过各种声明和患者故事发起了一场公众意识运动，以回应与非法使用硅酮注射丰臀相关的并发症增加。尽管有这些警告和禁止，但那些想要它们的人很容易获得液体硅酮注射剂。液体硅酮价格便宜，可能不会致癌，抗原性最低，不利于细菌生长。在美国许多地区，尤其是在加利福尼亚州，它经常在非专业机构中使用。最近的一项研究显示，旧金山的跨性别女性中硅酮注射率为 16.7%[10]。

对于其大多数合法医疗用途，液体硅酮应该与软组织隔开。如果含硅材料暴露于软组织，它将产生成纤维反应，使该区域的体积逐渐增大。注射后，硅酮以数百万微滴的形式分散到被注射的组织中。局部出现短暂炎症，3 周后消退。4 周时，液滴被生成胶原的成纤维细胞包裹。10 个月时，可发现肉芽肿组织被纤维组织包围（图 33.1）。1 年后，由于注入的填充物体积和产生的强烈纤维化，软组织填充的效果得以实现[11]。

使用可注射硅酮可能导致不可预测的后果，从水肿、注射部位红斑、局部淋巴结病到远离注射部位的播散性肉芽肿。医用级和非医用级液体硅酮都有可能产生这些并发症[12]。

33.3　并发症的分类

所有类型的可注射填充材料都有可能引起早期和晚期的并发症以及系统性疾病。非医疗级物质的风险更高。区分因技术错误导致的不良美学结果和不良事件是很重要的。不良事件通常根据

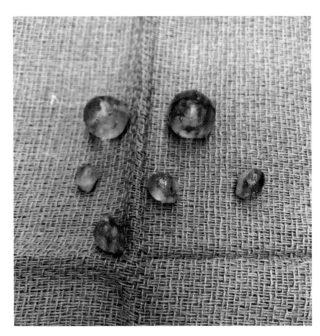

图 33.1　一位 6 年前接受液体硅酮注射的患者臀部区域取出的肉芽肿（硅胶瘤）

注射后的发病时间来分类[13]。早期并发症（30 天内）通常与手术本身和宿主对注射材料的早期反应有关。早期并发症的临床表现有注射相关不适、瘙痒、瘀伤、水肿、红斑、血肿、注射部位肿块、感染、积液、神经损伤和血管损伤。当使用较粗的针头或填充物黏性较大时，患者会抱怨更不舒服。瘙痒是由于麻醉或填充物本身产生的组胺反应引起的。瘀青通常在注射时发生，几天后消退。创伤后水肿经常发生在任何注射后，它也可以由抗体介导的对异物的免疫反应引起。局部麻醉中使用血管收缩药物后，皮肤血管反射性扩张可能导致红斑。注射部位存在肿块可能是由于填充剂分布不均或注射过量造成的。由于广泛的组织破坏，有时可能发生血清肿。感染可能是由于注射前的无菌技术不严格或使用了被污染的非医疗级填充物所致。痤疮丙酸杆菌和表皮葡萄球菌感染通常在接种后早期或 3~6 周内出现。然而，也可能延迟出现（数月至数年后），通常由非结核分枝杆菌或耐甲氧西林金黄色葡萄球菌引起。直接创伤或压迫造成的神经损伤可导致感觉异常或感觉障碍，大多数损伤是可逆的。当填充物注入臀肌深部时，会发生梨状肌综合征，引起臀部疼痛。坐骨神经损伤最常见于臀部注射不当，但也可能

由积液引起。临床特征反映了其运动和感觉分布，可能包括：膝关节以下力量和感觉缺失、膝关节不能屈曲、足下垂、踝关节反射和足底反应缺失。

最可怕的潜在严重并发症是血管外压迫导致血管供应部分或完全中断，或血管内注射导致肺栓塞或完全血管闭塞。随后，注射区域可发生坏死和瘢痕，并导致永久性的后遗症。

通常，晚期并发症（30 天后）是最令人沮丧的。手术医生必须处理大多数无法治愈的情况，以改善症状而不是治愈为目标，并应对患者不切实际的期望。晚期并发症与注射填充物本身和宿主延迟反应有关，可表现为感染、迟发性超敏反应、异物肉芽肿、非炎性结节、脓肿、蜂窝织炎、继发性淋巴水肿和填充物移位。与注射填充物相关的全身性疾病包括：急性肝炎、皮肤淋巴瘤、结节病、肾淀粉样变性和肺栓塞。

33.4　诊断和治疗

与症状、体征和形态学图像的相关性对于建立精确的诊断至关重要。超声（US）、计算机断层扫描（CT）或磁共振成像（MRI）用于评估填充物相关的并发症，并评估注射的填充物体积和位置。对于移位填充物的定位，CT 和 MRI 优于超声，因为它们提供了解剖学参考。MRI 视野大，软组织识别能力强（异物、脓肿、炎症的检测），因此优于 CT[14]（图 33.2）。在美国，注射硅酮在超声下具有高回声的暴风雪外观，模糊了软组织的细节。在 CT 上，它比周围组织稍致密。在 MRI 上，它通常表现为一种化学位移伪影，在 T1 图像上呈高信号，在 T2 图像上呈低信号。给予对比剂后，脂肪饱和的 T1W 图像通常显示不同程度的增强，这取决于邻近组织的反应性变化或炎症特征[15]。

注射后第 1 周内形成的非红斑结节是由填充物分布不均匀引起的，通常会自行消退。大多数并发症如过敏、瘀伤、红斑和小结节，均可采用保守治疗。迟发性超敏反应通常发生在填充物注射后 2～20 年，表现为注射部位硬化、红斑。这些反应通常在 24 个月内自发消退，没有任何后遗症。口服皮质激素和抗生素 15～30 天可能会有所帮助。

非炎性结节和异物肉芽肿都是指填充物注射后可触及的病变。错误的臀部表浅填充物注射是导致非炎性结节的主要原因。异物肉芽肿通常由聚集后引起肉芽肿性炎症的全身性细菌感染触发，是巨噬细胞对不能被吞噬的大型异物的反应。它们生长缓慢，可表现为多个融合固定的硬块，在注射填充物数月至数年后出现（图 33.3）。它们有三种组织学类型：囊性、脂肪瘤性和硬化性。透明质酸和胶原蛋白产生囊性肉芽肿，硅酮和聚丙烯酰胺产生脂肪肉芽肿，聚甲基丙烯酸甲酯和聚乳酸产生硬化性肉芽肿。MRI 上异物肉芽肿的主要特征是填充物周围的对比增强。

臀部硅酮注射后非炎性结节表现为多个肿块，

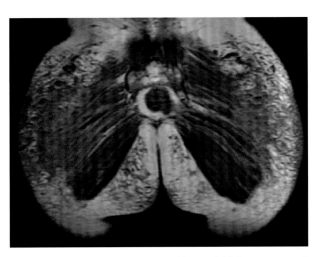

图 33.2　5 年前接受非法硅酮注射的患者臀部 MRI，显示液体硅酮扩散到皮下和肌肉层

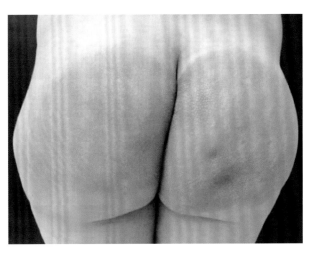

图 33.3　注射液体硅酮 15 年后形成异物肉芽肿

包裹在纤维囊中，在填充物注射后早期出现。MRI
显示给予对比剂后保持稳定。

区分非炎性结节和异物肉芽肿很重要，因为
它们的处理方法不同。切口活检可能有帮助。异
物肉芽肿通常采用病变内注射曲安奈德 40 mg/ml，
联合 5- 氟尿嘧啶 10 mg/ml 和木糖醇 1 g/ml 进行治
疗。通常，每平方厘米受累皮下组织注射 0.2 ml
溶液。总剂量不应超过 10 ml，可每 4 周重复一次。
难治性病例采用口服皮质激素和抗生素全身治疗。
切除异物肉芽肿并不是首选治疗方法，因为其具
有侵入性，无局限性边界，在大多数情况下无法
完全切除。非炎性结节对病灶内或全身治疗无效
（图 33.4 ）。当病灶边界清楚时，手术切除是首选
的治疗方法；随后的畸形可以观察和通过脂肪移
植或组织瓣来矫正。

所有类型的填充物注射均可发生蜂窝织炎和
脓肿（图 33.5 ）。其特征是疼痛、红斑、水肿、发
热、溃疡、波动、硬化和淋巴结病。它们可以演

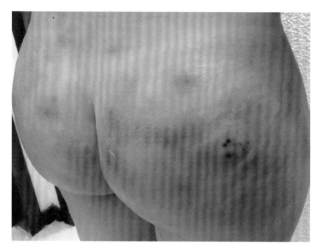

图 33.5 臀部注射非医用级硅酮后发生蜂窝织炎和脓肿

变成瘘管和明显的组织瘢痕。MRI 上表现为分叶
状积液，边缘增强，邻近脂肪存留。扩散加权成
像显示脓肿扩散受限。与蜂窝织炎相对应的是皮
下脂肪的条纹状强化。首选治疗方法是手术切开
脓肿引流和全身抗生素治疗。组织培养应包括需
氧菌和厌氧菌、真菌和抗酸细菌。

无菌性脓肿与注射填充物的迟发型超敏反应
有关，可出现疼痛、可触及的肿块（局部组织坏
死和液化）和低热。MRI 显示积液，边缘模糊。手
术引流和全身应用抗生素是一线治疗（图 33.6 和
图 33.7 ）。

下肢继发性淋巴水肿由淋巴阻塞引起的细胞
外液体潴留形成，慢性状态下可导致纤维化。MRI
表现为皮下组织体积增大，周围神经水肿，肌肉
上方呈蜂窝状，真皮明显增厚。抗凝剂、束身衣、
淋巴引流和物理疗法可能有用。严重和难治性病
例可进行皮肤切开术。

填充物移位可表现为临床或亚临床的。这是
一种机械现象，即填充物由于肌肉运动或重力作
用从注射部位移动到身体的其他部位。填充物移
位是一种生理现象，被注射的物质可以被巨噬细
胞或其他细胞成分带入淋巴管或血管（图 33.8 ）。
液体硅酮诱导形成脆弱的带状纤维囊，导致材料
因重力作用而发生尾侧移位（图 33.9 ）。MRI 显示
一厚带状硅酮沉积，伴有弥漫性软组织水肿和造
影后增强。使用连接到真空源的套管如吸脂术中
使用的吸脂针去除材料，可用于局部减压。应避

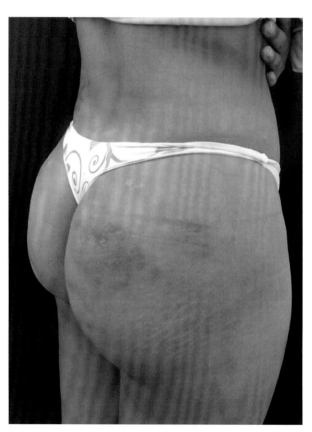

图 33.4 用强的松注射液治疗液体硅酮注射后非炎性结节
后遗症，治疗失败

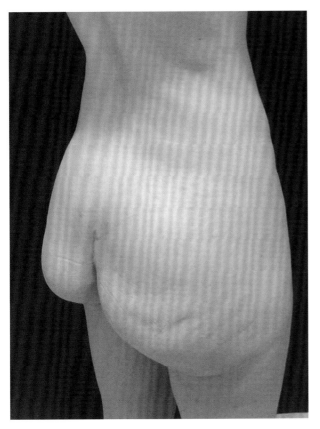

图 33.6　患者接受液体硅酮注射后 8 年出现无菌性脓肿

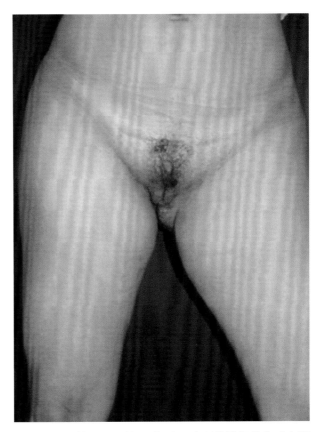

图 33.8　液体硅酮注射 18 年后，硅酮从臀部移位到大腿内侧

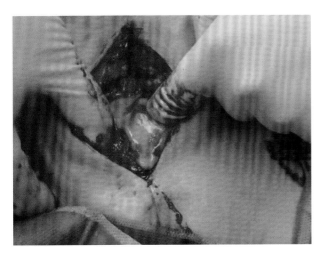

图 33.7　臀部无菌性脓肿的手术引流

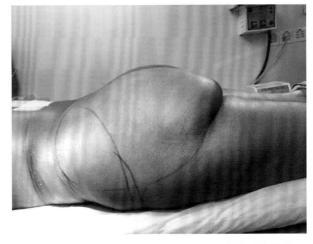

图 33.9　臀部下方硅酮移位导致不美观的带蒂肿块状外观

免手术切除，因为很少能完全切除材料，并可能导致臀部明显畸形。最后的选择才是完全切除和组织瓣或移植物覆盖重建。

33.5　结论

使用未经批准的填充物注射丰臀可引起严重的健康问题。它在跨性别女性中非常流行，可能影响所有人群。患者教育似乎是预防其并发症的唯一预防措施。对臀部注射未经批准的填充物后出现并发症的患者在进行治疗时，必须记住该材料可能是非医用级硅酮。更好地了解这些注射的病理生理学知识将引导我们改善和有效管理出现这些情况的患者。

参考文献

1. Lin DJ, Wong TT, Ciavarra GA, et al. Adventures and misadventures in plastic surgery and soft-tissue implants. Radiographics. 2017; 37: 2145-63.
2. Wallace PM. Finding self: A qualitative study of transgender, transitioning, and adulterated silicone. Health Educ J. 2010; 69: 439-46.
3. Mayer JE, Goldberg DJ. Injuries attributable to cosmetic procedures performed by unlicensed individuals in the United States. J Clin Aesthet Dermatol. 2015; 8: 35-7.
4. Styperek A, Bayers S, Beer M, et al. Nonmedical-grade Injections of permanent fillers: Medical and medicolegal considerations. J Clin Aesthet Dermatol. 2013; 6: 22-9.
5. Narins RS, Beer K. Liquid injectable silicone: A review of its history, immunology, technical considerations, complications, and potential. Plast Reconstr Surg. 2006; 118(3 Suppl): 77S-84S.
6. Redmond E, Forde JC, Flood HD. Filling the void: A case of sepsis following the injection of a penile bulking agent. BMJ Case Rep. 2014; pii: bcr2013203054.
7. Chasan PE. The history of injectable silicone fluids for soft-tissue augmentation. Plast Reconstr Surg. 2007; 120: 2034-40.
8. Wilkie TF. Late development of granuloma after liquid silicone injections. Plast Reconstr Surg. 1977; 60: 179-88.
9. Nasseri E. Gluteal augmentation with liquid silicone of unknown purity causes granulomas in an adult female: Case report and review of the literature. J Cutan Med Surg. 2016; 20: 72-9.
10. Wilson E, Rapues J, Jin H, et al. The use and correlates of illicit silicone or "fillers" in a population-based sample of transwomen, San Francisco, 2013. J Sex Med. 2014; 11: 1717-24.
11. Wosnitzer B, Mirtcheva R. Silicone granulomas following free silicone gluteal augmentation. Radiol Case Rep. 2015; 6: 491.
12. Park ME, Curreri AT, Taylor GA, et al. Silicone granulomas, a growing problem? J Clin Aesthet Dermatol. 2016; 9: 48-51.
13. Urdiales-Gálvez F, Delgado NE, Figueiredo V, et al. Preventing the complications associated with the use of dermal fillers in facial aesthetic procedures: An expert group consensus report. Aesthet Plast Surg. 2017; 41: 667-77.
14. Mundada P, Kohler R, Boudabbous S, et al. Injectable facial fillers: Imaging features, complications, and diagnostic pitfalls at MRI and PET CT. Insights Imaging. 2017; 8: 557-72.
15. Yahyavi-Firouz-Abadi N, Menias CO, Bhalla S, et al. Imaging of cosmetic plastic procedures and implants in the body and their potential complications. AJR Am J Roentgenol. 2015; 204: 707-15.

第4篇
臀部其他辅助治疗

第 **34** 章 皮下分离术® 治疗脂肪团

34.1 引言

脂肪团的特征是皮肤浮雕样变化，通常被描述为一种棉絮状、白干酪状或"橘皮"样外观，这是由于皮肤表面凹陷和隆起的病变[1-2]共同造成的。这是一种几乎影响所有青春期后女性的美容问题[3]。最常见的受累部位是臀部和大腿，此处有大量的脂肪组织沉积。它也可见于腹部、手臂和腿部[2,4]。

30多年前发表的尸体研究描述了脂肪团的解剖学基础，研究称它是受累区域皮肤和皮下组织正常结构的表现[5]。女性将脂肪储存在比男性更大的脂肪小叶中，真皮也比男性薄。脂肪小叶被坚硬的结缔组织壁（也称为纤维间隔）包围。这些隔膜起源于肌筋膜，穿过脂肪组织，并将皮肤与皮下结构连接起来[2,4]。在女性中，纤维间隔是垂直的；而在男性中，它们大多是倾斜的。隔膜的牵引力将皮肤向下拉，与堆积的脂肪一起，形成脂肪团中特征性的浮雕样皮肤松弛变化。事实上，正如磁共振成像（MRI）所观察到的那样，皮下间隔与脂肪团凹陷病变显著相关[6]。脂肪团的严重程度也与年龄和体质指数有关。

脂肪团严重程度量表（cellulite severity scale，CSS）是本章作者于2009年开发的一个全面的、经过验证的照片数字量表，用于脂肪团的临床评估。它通过不同的形态学维度来评估脂肪团，包括凹陷病变的数量和深度、隆起病变的存在和形态学外观，以及相关皮肤松弛的存在和程度[1]。

目前，它被广泛用于评估脂肪团治疗的结果。脂肪团的外观随着身体的位置而变化。站立时，凹陷病变更为明显，卧位时，其外观改善。肌肉收缩和手捏使凹陷的病变更加明显，因为这些动作增加了隔膜的张力。脂肪团的临床评估均应在患者站立的情况下进行。

34.2 手动皮下分离术®

皮下分离术®是 Orentreich 等最初描述的一种外科技术，用于治疗皮肤凹陷性病变，包括瘢痕和皱纹[7]。1997年，Hexsel 和 Mazzuco 描述了其用于治疗脂肪团凹陷病变，以及用于矫正因手术或其他类型面部创伤引起的皮肤浮雕样改变，这些改变通常发生在吸脂术后[8]。皮下分离术®可以使用皮下分离术®针头手动施行，或者使用切割隔膜的组织稳定引导皮下分离术系统（Cellfina 系统®）的设备，或者通过经皮皮下输送激光能量执行[9-11]。

患者报告单次治疗后的手术满意率高，临床症状改善显著，并且用脂肪团严重程度量表（CSS）进行长达7个月的追踪评估发现有显著的临床改善。此外，术前 MRI 评估显示，脂肪团凹陷病变下方的皮下组织中有一层较厚的纤维隔膜。术后 MRI 显示与脂肪团凹陷病变相关的中隔真皮下部分消失[12]。这可能是由于皮下分离术®针头切割的远端部分缺乏血管供应以及随后的萎缩所致[12]。皮下分离术®仅用于治疗脂肪团凹陷病变。它对松弛和隆起的病变没有治疗效果，虽然这些病变也可以用脂肪团严重程度量表进行评估[1]。

34.3 术前评估

术前咨询时应排除该手术的禁忌证，包括局部或全身感染、妊娠、出血、严重或无代偿性心血管疾病，以及使用影响凝血过程或与局部麻醉剂相互作用的药物。常规要求进行凝血试验，以排除凝血障碍或改变。除非有临床指征，否则不需要额外的实验室检查。血液稀释剂必须在手术前7天停用，以防止出血过多。术前1个月应避免服用含铁药物和摄入富含铁的食物，以防止术后铁沉积在皮肤上。考虑到手术是在臀部和大腿进行，靠近肛周和会阴部，建议使用抗生素治疗。通常在手术前 6 小时开始使用氟喹诺酮类药物，如环丙沙星 500 mg，随后每天 2 次，连用 3 天，可覆盖革兰氏阳性和阴性菌。

治疗前拍摄凹陷病变的照片，应在无闪光的情况下拍照，照明光线来自上方，患者站立时臀肌放松。当患者处于相同的体位时，标记出每个适用皮下剥离术®的凹陷病变。建议选择直径 ≤ 3 cm 的病变，或较大病变的 3 cm 部分[8]，以避免血肿和剥离平面过大而导致并发症。建议拍摄标记区域的照片，以便随后评估治疗效果并识别未治疗的病变[2, 9, 13]。

34.4　手术技术

术区必须用消毒溶液彻底清洁。使用无菌手术场地和无菌手术服。患者俯卧位。使用 0.05% 利多卡因溶液和肾上腺素行局部麻醉，在皮肤表面下方 2 ~ 3 cm 的皮下平面、标记病变周围以外 1 cm 处逆行注射（图 34.1）。较低浓度的利多卡因溶液可安全地治疗多个病变，同时仍坚持最大安全剂量：7 mg/kg 含血管收缩剂的利多卡因和 4 mg/kg 不含肾上腺素的利多卡因[2, 8-9, 13]。

皮下分离术®最好使用 BD Nokor 18 G 针头（图 34.2）。将针头插入皮肤表面下方约 2 cm 处，然后

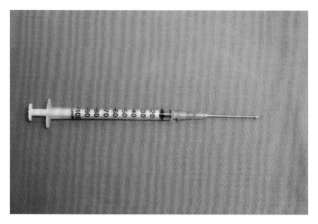

图 34.2　BD Nokor 18 G 针用于剥离隔膜

平行走行，针头的切割边缘朝向将被切断的隔膜。拔针时，将切割刀片水平压在要切断的隔膜上。重复此动作，直到目标隔膜被切断，释放对皮肤的牵引力（图 34.3）。只有那些在皮肤上有牵扯的隔膜才应该被切开，因为一些隔膜必须保留完整，尤其是臀部下方和大腿上部，以免皮下脂肪突出。对每个治疗部位进行轻微挤压，以确定是否有牵拉皮肤的残余隔膜以及是否需要切割[9]。由于结缔组织间隔周围的血管也被切断，可能会出现出血、挫伤和瘀斑，应在治疗部位施加均匀适度的压力以止血，持续 5 ~ 10 分钟。可以使用一个 5 kg 的沙袋，用无菌袋包裹，以便对治疗部位均匀施压。术后立即使用压力绷带并穿着束身衣（图 34.4 和图 34.5）[9, 13-15]。

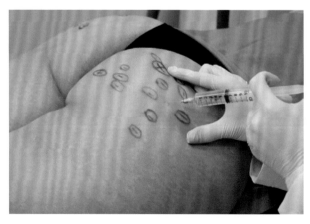

图 34.1　患者站立姿势标记病变后，在距离病变边缘 1.5 cm 处，在皮下分离术®针头的入针点注射局部麻醉药。麻醉应包括标记病变下方的整个区域并延伸到病变的边界之外

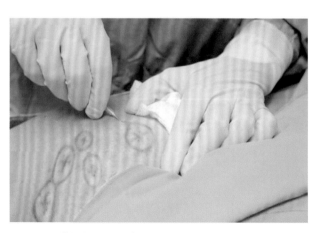

图 34.3　将针插入距离每个切口边缘约 1.5 cm 处，以剥离下方的纤维间隔

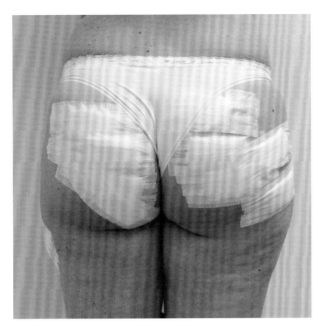

图 34.4　术后立即使用压力绷带

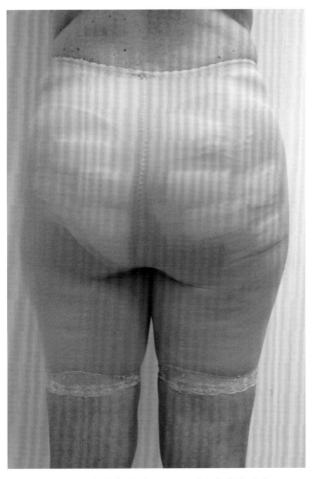

图 34.5　患者在术后 15 ~ 30 天内穿着束身衣

34.5　术后

术后可能会出现轻微疼痛，但在最初的 24 ~ 48 小时内并不常见。每 6 小时服用 500 mg 对乙酰氨基酚即可。具有抗凝特性的镇痛药如非甾体抗炎药和阿司匹林是禁用的。术后第一次复诊时间为术后 2 ~ 4 天。如果形成较大的血肿或担心感染，则延长抗生素治疗的疗程。从术后第 2 天开始，瘀青就很明显（图 34.6），可能持续加重到第 10 天才好转。一般来说，它会在 30 ~ 60 天内完全消退，并且手术的结果令人满意。出现瘀斑时应避免日晒。术后前 2 周避免体力活动和局部按摩。束身衣持续穿着至术后 30 天。这些术后措施可防止治疗区瘀斑恶化和过度反应（发展为隆起）。它还有助于治疗部位的愈合 [16]。皮下分离术 ® 不会留下瘢痕，因为纤维隔膜是通过皮肤的针孔进入的，隔膜是在皮下切割的。效果可长久维持，因为它剥离了皮下纤维隔膜，导致了治疗区域的解剖学改变（图 34.7 和图 34.8）[12]。

34.6　并发症

如果由经验丰富的专业人员使用适当的技术，并且患者遵循医嘱，并发症通常是罕见的且易于处理。术后预期会出现瘀青、瘀斑、血清肿和局部敏感，通常会自发消退。一些血清肿表现为瘀

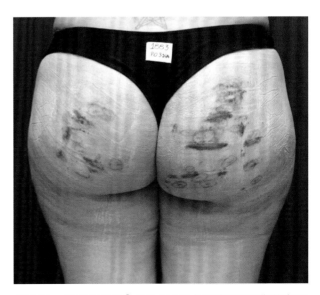

图 34.6　皮下分离术 ® 术后 3 天手术区域出现预期的瘀斑

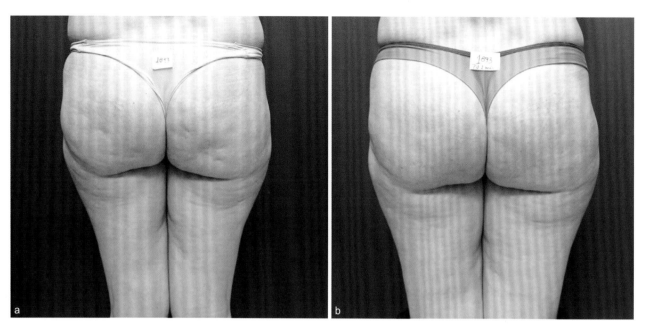

图 34.7 一名 47 岁女性的臀部区域出现脂肪团凹陷病变。(a)术前和(b)单次皮下分离术®后 1 个月

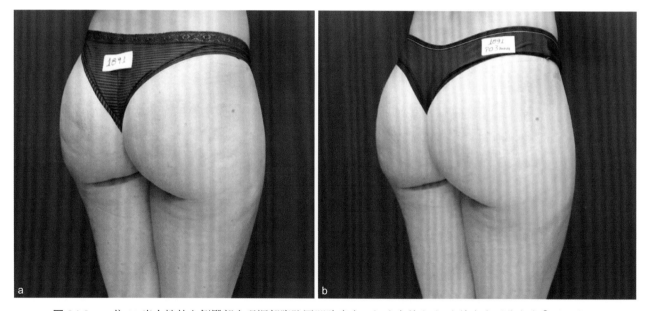

图 34.8 一位 38 岁女性的左侧臀部出现深部脂肪团凹陷病变。(a)术前和(b)单次皮下分离术®后 3 个月

斑区可触及的硬化结节,术后 3 个月内无须治疗即可自行消退。瘀青是含铁血黄素引起铁沉积在皮肤上,表现为棕色斑块,可能需要数月才能消退。如果未切断所有的隔膜或病变很深,可能会出现部分改善和效果不佳。同一部位再次手术至少要间隔 2 个月,前提是前一次手术没有残余并发症,如含铁血黄素铁沉积。

过度反应可转化为治疗部位的隆起病变。这可能是由于过度纤维化、脂肪疝出或束身衣未穿着满 30 天所致。当大面积治疗和血肿未得到充分控制时,可发生纤维增生。可通过曲安奈德局部浸润治疗。脂肪疝出可由某些区域的所有间隔被过度剥离或非常表浅的皮下剥离引起。它可以通过局部吸脂和长时间压迫来治疗。隔膜过度剥离和脂肪疝出的高危区域包括臀下部和大腿上部。如果术后 30 天内不持续使用束身衣，也会出现过度反应。

　　还可发生感染、出血、红斑、水肿和接触性皮炎。治疗部位的增生性瘢痕和瘢痕疙瘩形成或坏死未见报道。如果遵循术前、术中和术后建议 [2, 9, 13, 15]，大多数并发症都是可以避免的。这些并发症都是作者在过去 20 年中治疗的 2000 多名患者中遇到的。

34.7　通过组织稳定引导的皮下分离系统施行的皮下分离术®

　　Cellfina® 系统（德国 Merz）是基于手动皮下分离术® 的原理开发的，用于治疗脂肪团凹陷病变。它使用 0.45 mm 的微刀片，可以精确控制麻醉渗透（集成 22 G 针）及用户选择的治疗深度（0.6 cm 或 1 cm）和面积（5 cm 或 3 cm×6 cm）。组织释放通过往复（向前和向后）和横向（侧向）微刀片运动的组合来实现 [17]（图 34.9 和图 34.10）。

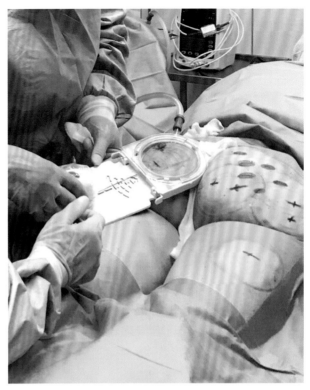

图 34.9　组织稳定引导皮下分离术系统（Cellfina®）治疗脂肪团

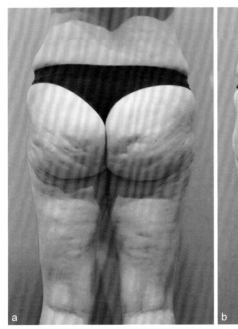
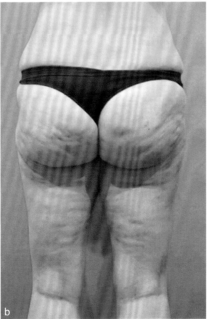
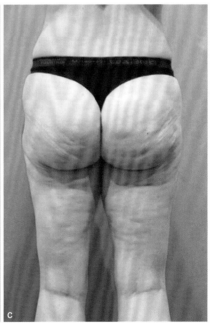

图 34.10　皮下分离术®治疗脂肪团凹陷病变。左侧采用手动皮下分离术® 完成，右侧使用 Cellfina® 系统完成。（a）术前；（b）术后 6 周；（c）术后 6 个月（图片由 Sonja Sattler 博士提供）

一项多中心枢纽研究评估了 55 名受试者的皮下分离术®真空辅助精确组织释放的单次治疗。初始释放深度为 6 mm，邻近 6 mm 处理的部位周边用 10 mm 深度，以防止血清肿形成。在术后 3 个月和 1 年时，CSS 评分比基线检查时显著降低。医生评分的全球美学改善量表（physician-graded global aesthetic improvement scale，GAIS）评估显示，在 3 个月和 1 年时，74.5% 和 72% 的受试者有显著改善。3 个月时的患者满意度为 85%，1 年时为 94%。在麻醉浸润过程中观察到最高的疼痛评分（0 ~ 10 分，平均 4.5 分），一些受试者在治疗后 6 个月内出现轻微的"疼痛"。其他不良事件包括瘀斑、水肿、可触及的僵硬感和刺痛都是轻微和暂时的，可自行消失。对 45 名患者进行了为期 3 年的随访评估，观察到了持久的结果[10]。这项研究肯定了食品和药品管理局（FDA）批准的 Cellfina® 系统的持久疗效。

34.8 激光皮下分离术®

通过经皮皮下输送激光能量也可以破坏皮下纤维间隔[11, 18]。尽管 1064 nm 和 1320 nm 的激光波长可有效用于此目的，但 1440 nm 激光设备（Cellulaze® 系统，Cynosure，Inc.，USA）在治疗脂肪团方面的研究最多。一项针对 25 名平均年龄为 40 岁的女性受试者的前瞻性研究评估了该装置对大腿后部及外侧 II 级和 III 级脂肪团的疗效[16]。独立的医师和受试者 GAIS 评分显示，在 6 个月（N=20）和 2 年（N=16）时，脂肪团的严重程度略有改善[16]。

另一项研究[11]对 57 名平均年龄为 43 岁的患者使用相同的激光进行了评估。双盲医师评估显示，在治疗后 6 个月，96% 的治疗区域的凹陷计数和轮廓不规则有所改善。1 年后的随访评估显示，90% 的治疗区域在这两方面都保持了改善。至少 90% 的医生和受试者对 6 个月时的结果表示满意[11]。一项类似研究[18]证实了这些发现，94% 的受试者在 6 个月时通过 3D 成像显示凹陷数量和轮廓不规则得到改善。在这两项研究中，不良事件（如水肿和瘀斑）都是轻微和短暂的[11, 18]。

34.9 结论

脂肪团是青春期后女性常见的美容问题。文献中提出了许多治疗方法，但临床疗效并不总是如预期的那样好。皮下分离术®是一种安全有效的治疗脂肪团凹陷病变的方法。它对皮肤松弛或隆起的病变无效，这也可能加重脂肪团的外观。皮下分离术®的效果是持久的。本章中讨论的建议对于治疗的成功和减少并发症非常重要。

参考文献

1. Hexsel D, Dal'Forno T, Hexsel C. A validated photonumeric cellulite severity scale. J Eur Acad Dermatol Venereol. 2009; 23(5): 523-8.

2. Hexsel D, Hexsel C, Dal'Forno T. Tratamento de Celulite e Estrias. In: Kadunc B, Palermo E, Addor F, Metsavaht L, Mattos R, Bezerra S, editors. Tratado de Cirurgia Dermatológica, Cosmiatria e Laser. Rio de Janeiro: Elsevier; 2013. p. 415-24.

3. Friedmann DP, Vick GL, Mishra V. Cellulite: A review with a focus on subcision. Clin Cosmet Investig Dermatol. 2017; 10: 17-23.

4. Dal'Forno T, Mazzuco R. Cellulite-associated clinical conditions of aesthetic interest. In: Goldman MP, Hexsel D, editors. Cellulite: pathophysiology and treatment. 2nd ed. New York: Taylor and Francis; 2010. p. 33-42.

5. Nürnberger F & Muller G. So-called cellulite: an invented disease. J Dermatol Surg Onco. 1978; 4(3): 221-9.

6. Hexsel D, Mazzuco R. Subcision: Uma alternativa cirúrgica para a lipodistrofia ginoide ("celulite") e outras alterações do relevo corporal. An Bras Dermatol 1997; 72: 27-32.

7. Hexsel D, Abreu M, Rodrigues T, et al. Side-by-side comparison of areas with and without cellulite depressions using magnetic resonance imaging. Dermatol Surg 2009; 35(10): 1471-7.

8. Orentreich D, Orentreich N. Subcutaneous incisionless (subcision) surgery for the correction of depressed scars and wrinkles. Dermatol Surg. 1995; 21(6): 543-9.

9. Hexsel D, Mazzuco R. Subcision: a treatment for cellulite. Int J Dermatol. 2000; 39(7): 539-44.

10. Hexsel D, Dal'Forno T, Soirefmann M, Hexsel C. Reduction of Cellulite with Subcision. In: Murad A, Pongprutthipan M, eds. Body Rejuvenation. New York: Taylor and Francis 2010; pp. 167-72.

11. Green JB, Cohen JL. Cellfina observations: pearls and pitfalls. Semin Cutan Med Surg. 2015; 34(3): 144-6.

12. Kaminer MS, Coleman WP 3rd, et al. A Multicenter Pivotal Study to Evaluate Tissue Stabilized-Guided Subcision Using the Cellfina Device for the Treatment of Cellulite With 3-Year Follow-Up. Dermatol Surg. 2017; 43(10): 1240-8.

13. DiBernardo B, Sasaki G, Katz BE, et al. A multicenter study for a single, three-step laser treatment for cellulite using a 1440-nm Nd: YAG laser, a novel side-firing fiberAesthet Surg J. 2013; 33(4): 576-84.

14. Hexsel D, Dal Forno T, Hexsel C, et al. Magnetic Resonance Imaging of Cellulite Depressed Lesions Successfully Treated by Subcision. Dermatol Surg. 2016; 42(5): 693-6.

15. Hexsel D, Soirefmann M, Dal'Forno T. Subcision for Cellulite. In: Katz B, Sadick N, eds. Body Contouring. New York: Elsevier 2010; pp. 157-64.

16. Sasaki GH. Single treatment of grades II and III cellulite using a minimally invasive 1,440-nm pulsed Nd: YAG laser and side-firing fiber: an institutional review board-approved study with a 24-month follow-up period. Aesth Plast Surg. 2013; 37(6): 1073-89.

17. Hexsel D, Mazzuco R. Subcisão. In: Ramos-e-Silva M, Castro M, eds. Fundamentos de Dermatologia. Rio de Janeiro: Atheneu 2009; pp. 2179-85.

18. Katz B. Quantitative and qualitative evaluation of the efficacy of a 1440 nm Nd: YAG laser with novel bi-directional optical fiber in the treatment of cellulite as measured by 3-dimensional surface imaging. J Drugs Dermatol. 2013; 12(11): 1224-30.

第 **35** 章　膨胀纹的结构性文身

35.1　引言

膨胀纹（striae distensae，SD）很常见，男女均可发生，但更常见于女性。虽然膨胀纹很少引起医学问题，但它们被认为是重要的美学问题，经常对个人的自尊和生活质量产生负面影响[1-2]。它可见于身体的任何部位，包括乳房、腹部、髋部、大腿和臀部[3]。妊娠、肥胖与膨胀纹的发生有一定关系[4]。在肌肉量快速增加的健美运动员中也可观察到[5]。膨胀纹一旦形成，就会变成永久性瘢痕，与邻近皮肤相比会出现色差[6-7]。

35.1.1　历史

在皮肤基质形成中起作用的主要有两种类型的胶原蛋白：Ⅲ型和Ⅰ型胶原蛋白。Ⅲ型胶原蛋白也称为胚胎胶原，由 3 条 1 链组成，具有中等稳定性、柔韧性和弹性。年轻人的皮肤含有大量的Ⅲ型胶原蛋白[8]。Ⅰ型胶原蛋白由 2 条 1 链和 1 条 2 链组成。它非常稳定，灵活性和弹性有限。老年人的皮肤中Ⅰ型胶原蛋白占 80%，Ⅲ型胶原蛋白仅占 20%，Ⅰ/Ⅲ型胶原蛋白的比例为 4 : 1。这一比例决定了皮肤的弹性。如果Ⅲ型胶原蛋白更多，膨胀纹就不那么容易发生；而如果主要的胶原蛋白是Ⅰ型，则膨胀纹更常见。此外，膨胀纹的形成有遗传倾向[9]。

35.1.2　膨胀纹的种类

膨胀纹有两种类型：红色条纹（急性）和白色条纹（慢性）[10]。红色条纹的特征是红斑，扁平或凸起，线状病变，垂直于皮肤张力线的方向排列，可能有症状。白色条纹的特征是萎缩、皱纹和色素减退[10-12]。

35.1.3　膨胀纹的治疗现状

为了使膨胀纹得到美学上的改善，已经提出了几种治疗方法[13]。预防膨胀纹形成的措施已通过使用面霜、按摩、体操和香薰等方式普及。然而，这些措施都是表面和短暂的[9]。虽然光和激光疗法对膨胀纹的外观已经显示出一些改善，但尚不确定哪种技术效果最好，以及应该在什么阶段（红色条纹或白色条纹）使用。有一些随机对照试验评估了各种局部治疗和基于能量的设备的长期疗效和安全性。根据临床和医生经验，与其他治疗方式（包括准分子激光、溴化亚铜激光、脉冲染料激光和 1064 nm Nd : YAG 激光）相比，非烧蚀性和烧蚀性点阵激光对膨胀纹显示出适度的改善[14]。激光主要用于早期膨胀纹的治疗。完全去除病灶是罕见的，因此建议尽早治疗。微针经皮胶原诱导是一种治疗方法，可刺激胶原生成，而不会导致烧蚀技术中出现的完全去上皮化[15]。

35.1.4　化妆遮瑕修饰皮肤缺陷

化妆遮瑕是一种替代治疗形式，用于补充医疗或外科治疗。它可以覆盖局部瑕疵和缺陷，如白癜风或黄褐斑[16]。永久遮瑕可以使用文身技术来改善皮肤缺陷的外观。

35.2　患者选择

出现红色条纹的患者是传统膨胀纹治疗的合适人选，而出现白色条纹的患者在后期反应不佳。纹路粗大和皮肤质地差异显著的患者膨胀纹外观改善率为 50% ~ 70%，但不会完全消失。没有纹理不规则的细纹患者效果最好，改善率为 80%

~100%。幸运的是，臀部和大腿的大部分纹路都很细（图35.1），因此效果更加明显。对于有色素沉着瘢痕倾向的患者，必须告知其治疗部位有暂时性色素沉着的可能，可能需要6~12个月才能消退。皮肤晒黑时应避免文身，因为文身会显得比周围皮肤更暗[10]。治疗后，如果患者决定自然晒黑，由于黑素细胞的缺失，治疗后的条纹将不会对阳光产生良好的反应，并可能再次出现。

35.3 材料和机器

35.3.1 文身机器

图35.2a是文身师最常用的机器。它由一个或两个硬币组成，产生磁力吸引铁棒（电枢），铁棒与针头相连，然后针头被引入真皮层。每次向下移动时，杆和接触螺钉之间的连接都会断开。这

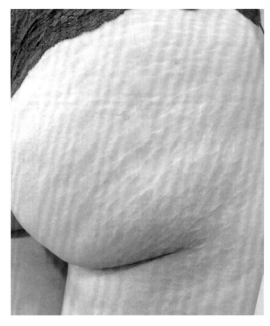

图35.1 适合采用结构性文身的白色条纹，具有可预测的良好结果

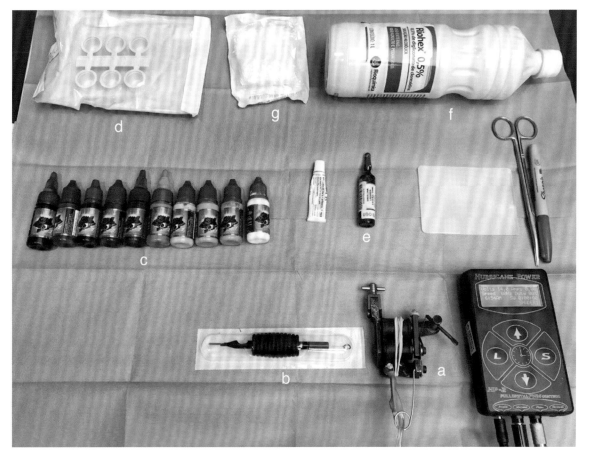

图35.2 用于文身的材料和机器。（a）文身机；（b）针线夹；（c）墨水；（d）墨水支持托盘；（e）凡士林；（f）氯己定溶液；（g）纱布；（h）电源

会阻止电流通过，磁力也会停止。当电枢棒返回其原始位置时，电流重新建立，再次产生磁力。这一过程持续发生，使皮肤重复穿孔，从而制造进入真皮乳头层的通道。这种机制允许医生管理和控制施加在组织上的压力，并调整文身墨水进入真皮层的深度。

35.3.2 文绣针

最常用的是 5 针或 7 针 magnum 安全针。当膨胀纹很细时，最好使用 3 针。使用兼容的手柄支撑相应的捆绑针。在调整过程中或机器关闭时，针尖必须缩回手柄中，以免在操作过程中对组织造成潜在的损坏。手柄和针都是无菌的，使用后丢弃（图 35.2b）。

35.3.3 文身墨水

每个国家都有关于文身墨水类型和使用的具体规定。所有对结构性文身感兴趣的医生应用经批准使用的墨水（图 35.2c）。如有可能，建议使用无毒载体和色料。在特殊情况下，可使用不含动物副产品的纯素墨水。

35.3.4 材料

支撑托盘（图 35.2d）用于盛放不同颜色的墨水，一个位置用于放凡士林（图 35.2e）。氯己定溶液用于消毒（图 35.2f）。使用无菌纱布（图 35.2g）、手套、口罩和帽子。

35.4 颜色选择

选择颜色可能是这个过程中最具挑战性的部分。医生必须区分墨水之间色调的细微差别。色调上的细微差别会对结果产生显著影响。用于遮瑕条纹的颜色有：米肤色、浅肤色、深肤色、白色、黄色和浅棕色。它们可以单独使用，也可以混合使用。墨水的分子量可能不同。因此，应注意使颜色和纹理均衡混合。最好分层单独使用所有颜料，确保在每个阶段使用适当数量的颜料。所有文身墨水必须在打开后 3 个月丢弃，以降低

污染风险。

35.5 麻醉

在手术前 1 小时，在要治疗区域涂抹局部麻醉药膏。然而，一些患者可能仍会感到不适和疼痛。因此，可注射利多卡因必须放在托盘上，以便将其添加到墨水混合物中，并在文身机操作过程中使用。不建议使用利多卡因浸润麻醉，因为它会改变皮肤的厚度，并且墨水可能会分布到错误的皮肤层次。这将导致墨水的渗透过浅，导致遮瑕效果不持久。

35.6 操作技术

文身机用于色料的植入。它可以实现更高的精确度，在适当的护理下，并发症发生率低，结果可预测。文绣针应进行调整，以使针穿透皮肤的最大深度为 1 mm。文身墨水应该沉积在乳头状真皮层中。机器应设置为 5～7 伏，以防止损伤表皮。用酒精氯己定消毒后，将无菌凡士林涂在皮肤上，以减少创伤。针头必须与条纹呈 60°，以便将色素注入真皮。

瘢痕和条纹是线状的，因此它们是可见的。色料的使用方式应能中断这些线条。将针平稳地拖过要治疗的区域，以分散的方式产生凹坑和穿刺，从而中断线条。这与 W 成形术和 Z 成形术的概念相同。如果墨水是线性植入的，条纹会变得更明显。

35.7 术后

操作后，条纹立即消失（图 35.3a）。几分钟后，整个治疗区域出现肿胀，持续 1～2 天（图 35.3b）。患者可用液体肥皂清洗治疗部位。不要涂抹油膏，衣服也不要太紧。15 天内不要游泳，2 个月内不要晒太阳。

35.8 结果

最终结果在手术后约 40 天可见（图 35.4）。如果需要，患者此时可以进行额外的治疗以提高

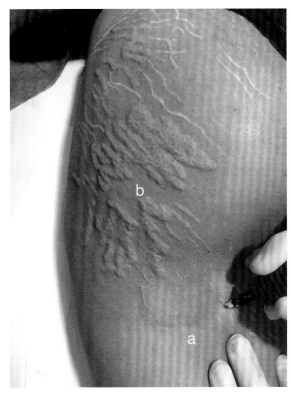

图 35.3　结构性文身操作过程中的两个阶段。（a）白色条纹在操作过程中消失；（b）操作后即刻可观察到因操作引起的肿胀

疗效。在某些情况下，如果条纹彼此靠近，肿胀会使区分每条条纹和适当的治疗变得困难。必须告知患者条纹的颜色、平滑度和线性外观将发生变化；但是，皮肤的纹理和厚度不会改变。随着时间的推移，文身可能会随着色素浓度的降低而褪色。为了掩盖条纹，可以重复该治疗过程。

35.9　并发症

- 难以将自然肤色与合成材料匹配：当专业人员没有使用不同颜色墨水的经验时，可能会出现技术困难。在这种情况下，用于伪装条纹的颜色混合物可能无法与周围皮肤混合。墨水也可能涂得太深，褪色很快。在这些情况下，必须重复结构性文身。
- 着色过度：如果患者在治疗过的文身周围区域出现着色过度，则应进行保守治疗，如避免日晒、皮肤补水治疗（图 35.5）。
- 感染：如果没有采取适当的无菌措施，治疗区域可能会发生感染。口服抗生素 5～7 天。感染情况发生后，使用过的文身墨水应丢弃。
- 过敏反应：对红色文身色料的过敏反应最为常见。这种色素中所含的汞被认为是过敏源；

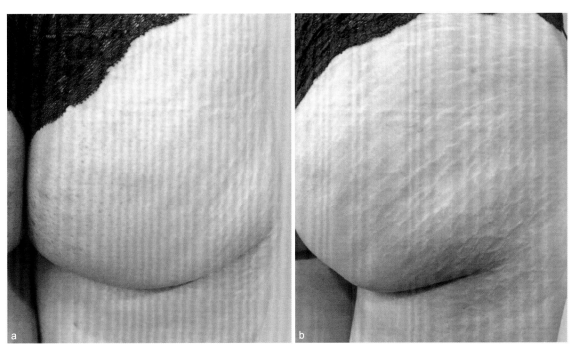

图 35.4　右侧臀部白色条纹采用结构性文身遮瑕。（a）术前（后视图）；（b）术前（斜视图）

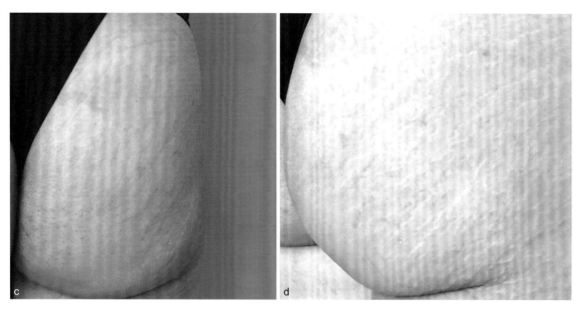

图 35.4（续）（c）术后 40 天（后视图）；（d）术后 40 天（斜视图）

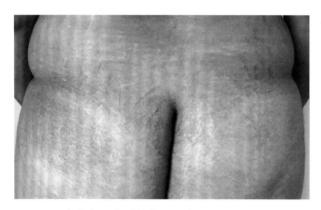

图 35.5　白色条纹接受结构性文身遮瑕后 40 天，色素沉着并发症的演变

然而，尽管大多数色素不再使用汞，但红色文身过敏反应仍有发生[17]。

斑贴试验已被用于确定对氯化汞的过敏反应，但它们不能确定赤色硫化水银（朱砂）过敏。已有替代的红色染料，但是过敏反应仍有报道[18]。因此，对于敏感患者，强烈建议避免使用红色墨水。

35.10　结论

结构性文身是掩盖缺陷的有效遮瑕方式，尤其是在臀部。从心理和生理角度来看，患者和从业者的进一步反馈得出了积极良好的结果。

参考文献

1. Wollina U, Goldman A. Management of stretch marks (with a focus on striae rubrae). J Cutan Aesthet Surg. 2017; 10: 124-9.
2. Valente DS, Zanella RK, Doncatto LF, Padoin AV. Incidence and risk factors of striae distensae following breast augmentation surgery: A cohort study. PLoS One. 2014; 9: e97493.
3. Salter SA, Kimball AB. Striae gravidarum. Clin Dermatol. 2006; 24: 97-100.
4. Thomas RG, Liston WA. Clinical associations of striae gravidarum. J Obstet Gynaecol. 2004; 24: 270-1.
5. Garcia HL. Dermatological complications of obesity. Am J Clin Dermatol. 2002; 3: 497-506.
6. Zheng P, Lavker RM, Kligman AM. Anatomy of striae. Br J Dermatol. 1985; 112: 185-93.
7. Stamatas GN, Lopes-DaCunha A, Nkengne A, et al. Biophysical properties of striae distensae evaluated in vivo using non-invasive assays. Skin Res Technol. 2015; 21: 254-8.
8. Piérard-Franchimont C, Peters S, Hermanns JF, et al. Striae distensae, colors and mechanobiology. Rev Med Liege. 2014; 69: 151-4.
9. Safonov I. Comprehensive guide to the treatment and correction of scars. In Atlas of Scar Treatment and Correction. Heidelberg: Springer; 2012.
10. Elson ML. Topical tretinoin in the treatment of striae distensae and in the promotion of wound healing: A review. J Dermatol Treat. 1994; 5: 163-5.
11. Kang S. Topical tretinoin therapy for management of early striae. J Am Acad Dermatol. 1998; 39: S90-2.
12. Kim BJ, Lee DH, Kim MN, et al. Fractional photothermolysis for the treatment of striae distensae in Asian skin. Am J Clin Dermatol. 2008; 9: 33-7.
13. Elsaie Mlm Baumann LS, Elsaie LT. Striae distensae (stretch marks) and different modalities of therapy: An update. Dermatol

Surg. 2009; 35: 563-73.

14. Ross NA, HO D, Fisher J, et al. Striae distensae: Preventative and therapeutic modalities to improve aesthetic appearance. Dermatol Surg. 2017; 43: 635-48.

15. Lima E, Lima M, Martins S. Percutaneous collagen induction with microneedles. In: Issa M, Tamura B, editors. Chemical and physical procedures. Clinical approaches and procedures in cosmetic dermatology, vol. Vol 2. Cham: Springer; 2018.

16. Sarkar R, Sethi S, Gokhale N. Camouflage for brown skin with melasma or vitiligo. In: Handog EB, Enriquez-Macarayo J, editors. Melasma and vitiligo in brown skin. New Delhi: Springer; 2017.

17. Khunger N, Molpariya A, Khunger A. Complications of tattoos and tattoo removal: Stop and think before you ink. J Cutan Aesthet Surg. 2015; 8(1): 30-6.

18. Hutton Carlsen K, Køcks M, Sepehri M, et al. Allergic reactions in red tattoos: Raman spectroscopy for 'fingerprint' detection of chemical risk spectra in tattooed skin and culprit tattoo inks. Skin Res Technol. 2016; 22: 460-9.